PUHUA BOOKS

我们一起解决问题

U0300305

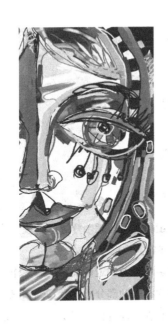

认知行为
疗法入门

郭召良◎著

人民邮电出版社

北　京

图书在版编目（CIP）数据

认知行为疗法入门 / 郭召良著. —— 北京 ：人民邮
电出版社，2020.4
ISBN 978-7-115-53467-5

Ⅰ. ①认… Ⅱ. ①郭… Ⅲ. ①认知—行为疗法 Ⅳ.
①R749.055

中国版本图书馆CIP数据核字(2020)第032076号

内 容 提 要

认知行为疗法是一种已在国内推广多年且认可度很高的心理治疗方法，该方法通过改变人们的认知与行为来解决心理问题，尤其对抑郁症、焦虑症有效。

本书作者实践与推广认知行为疗法多年，现将多年经验和理论集结成册。作为认知行为疗法的入门读物，本书首先介绍了与认知和行为相关的部分心理学基础知识以及认知行为疗法的基础理论，然后进入实践领域，按照心理咨询过程介绍了评估性会谈、咨询性会谈及结束会谈环节，并讲解了咨询中各环节的重点攻克内容——自动思维、中间信念和核心信念，最后还从如何拥有健康人格的角度，将认知行为疗法中的部分技术进行了生活化的普及。

希望本书能够帮助各位心理咨询师、认知行为疗法的初学者和爱好者以及有心理自助需求的朋友掌握认知行为疗法技术，并在工作与生活中有效应用。

◆ 著　　郭召良
　　　责任编辑　姜　珊
　　　责任印制　彭志环
◆ 人民邮电出版社出版发行　　　北京市丰台区成寿寺路 11 号
　　邮编 100164　　电子邮件 315@ptpress.com.cn
　　网址 https://www.ptpress.com.cn
　　涿州市般润文化传播有限公司印刷
◆ 开本：700×1000　1/16
　　印张：20　　　　　　　　　　2020 年 4 月第 1 版
　　字数：250 千字　　　　　　　2025 年 4 月河北第 31 次印刷

定　价：79.00 元

读者服务热线：（010）81055656　印装质量热线：（010）81055316
反盗版热线：（010）81055315

自 20 世纪 20 年代起，在欧美国家的临床心理学领域，先后出现了精分、行为、人本、认知等心理治疗理论和方法。

20 世纪 70 年代后，将认知疗法与行为疗法有机整合在一起的认知行为疗法，因其科学实证、短程高效和结构清晰而广被认可，逐渐成为心理咨询与治疗的主流方法。

近三十年来，已有学者将认知行为疗法引进中国，但大多是译作和简单应用，很少有人做系统而全面的研究。

我的学生郭召良博士，对认知行为疗法情有独钟。他经过多年潜心研究和临床应用，收获颇丰。特别是在认知行为疗法的推广与普及方面，他也做出了令人瞩目的成绩。

这套"认知行为疗法心理咨询师实践必读丛书"，就是召良多年心血的结晶。

该系列系统全面地介绍了认知行为疗法的基本理论、技术方法、心理问题解决方案以及咨询技能培训可能遇到的各种问题。

熔理论与实践于一炉，铸科学性与实用性为一体，具有很强的可操作性，是该系列的重要特色。

作为召良读博士时的导师，我愿负责任地将这套书推荐给广大心理咨询师和心理咨询爱好者。

长江后浪推前浪，一代更比一代强！

我为弟子骄傲，我为召良点赞！

郑日昌

中国心理卫生协会常务理事

北京高校心理咨询研究会理事长

认知行为疗法作为在国内比较普及的心理治疗方法，其实用性已在多年的推广中被证实。郭召良老师一直是前线推广中的一员，今年他将自己对认知行为疗法的理论认识与多年的实践结合，完成了这套"认知行为疗法心理咨询师实践必读丛书"。这套书最大的特点就是手把手，细致拆分每个知识点，并配上个案实践过程，这种讲解方法对认知行为疗法的学习者很有益处。

许燕

中国社会心理学会前任会长

北师大心理学部博士生导师

　　我们已经迈入 21 世纪 20 年代，随着我国经济的不断发展，人们的财富逐步增加，大家对心理咨询和心理健康的兴趣越来越大。许多人都希望通过学习心理学知识，帮助自己提升生活品质，帮助家人获得幸福，助力社会更加和谐。

　　心理咨询流派和疗法众多，令人眼花缭乱，对于初学者而言，往往不知从何着手。许多心理咨询疗法在国内都有介绍，不仅有图书出版物，也有培训课程。在阅读图书和参加培训课程的人中，不仅有专业的咨询师，也有心理学爱好者，更有存在心理困惑、希望从中得到解决方法的自助者。

　　在众多心理咨询疗法中，认知行为疗法（Cognitive Behavior Therapy，CBT）是目前国际心理学界主流的心理咨询疗法，是众多心理问题和心理疾病的首选治疗方法，在欧美等国家被广泛推广与应用。

　　认知行为疗法主要因其科学实证、短程高效和结构化而被认可和接受。和其他一些心理疗法相比，认知行为疗法能够治愈绝大多数心理疾病，并已经得到科学验证，尤其是研究发现，认知行为疗法在治疗抑郁障碍和焦虑障碍等方面有着很高的治愈率，在预防复发方面也有其优势。而其他一些心理疗法往往只能报告成功个案，缺少大量研究报告支持其疗法的有效性。

　　认知行为疗法的科学实证还表现在它的理论观点和技术方法是以心理学知识为基础发展起来的。相比而言，有些心理咨询疗法缺少心理学理论和技术的支撑。从这个角度讲，认知行为疗法是一种科学的心理咨询疗法。

　　相当多的心理咨询疗法，是创始人根据自己多年的实践经验总结出来的，与心理学知识之间并没有直接联系。这些研究者提出一些怪怪的名词术语，姑且不论这些疗法是否有效、有用，仅这些名词术语就已经增加了学习者和患者理解的难度和障碍。相比而言，认知行为疗法的理论观点和技术方法便于在生活中实践，概念术语也容易理解，因此容易被大家所接受。

短程高效是认知行为疗法的重要优势之一。认知行为疗法强调对症治疗，会针对患者存在的症状去规划治疗方案，安排咨询会谈。这样的会谈就非常有效率，普通的抑郁症、焦虑症、强迫症、恐惧症等心理问题经过十几次会谈一般就能得到解决。

相比其他一些疗法过多强调陪伴，而对心理咨询过程缺少规划，**认知行为疗法是非常结构化的**，它更关注明确的咨询问题和具体的咨询目标，有清晰的咨询计划。认知行为疗法从诊断患者问题开始，然后确定咨询目标，制订咨询计划，规划整个咨询进程。

结构化也就意味着标准化，它规范了心理咨询的各个阶段和环节。心理咨询机构可以制定各环节的规范和质量标准，对心理咨询进行质量管理，让心理咨询变得更加标准化。如果没有结构化优势，要把心理咨询过程规范化和标准化是不可想象的。

无论你是心理咨询师，还是心理学爱好者，如果你只想学习一种疗法，或者先学习某种疗法再学习其他疗法，我的建议就是先学习认知行为疗法。我从本科到博士都是主攻心理学专业的，博士阶段的研究方向就是心理咨询和心理测评，学习期间对心理咨询的各个流派积累了一定的了解，比较各种疗法后我开始对这种短程高效的心理疗法感兴趣。我发现欧美等国家的主流心理咨询疗法就是认知行为疗法，又鉴于国内比较多的心理咨询培训是精神分析方向的，对认知行为疗法的推广甚少，因此我选择了认知行为疗法作为研究、培训和实务的主要方向。

有些人学习某个疗法后会发现自己不能完全解决患者的问题，便去学习其他疗法，希望通过学习更多的疗法来武装自己。其结果就是，习得的心理咨询流派技术往往是零散的、不成系统的，这个学派了解一些，那个流派学习一些。这些人所学的理论和技术往往是杂糅的，应用时没有规划，咨询质量得不到保障，还美其名曰"折中"或"整合"。其实就像一堆砖头，没有系统、没有结构，就不能盖成一栋房子。这类咨询师遇到具体咨询个案的时候，想用什么就用什么，并且在多数时候回避自己解决不了的问题。

实际上，这不是因为他们学习的疗法不够多，而是这些疗法不够系统，以及其所受的训练不完整。造成这种局面的原因是很多心理咨询培训不够系统全面，心理咨询类图书也不够系统全面，学习者自然难以提升自己的实战能力。

要解决这个问题，**我们需要系统的出版物和系统的培训课程**。

目前，国内也陆续出版了一些认知行为疗法的相关图书，但主要是国外的译作。对于已经出版的图书而言（包括其他疗法的图书），它们的主要问题是，不同认知行为疗法专家的观点不同，所使用的概念术语差异很大。相同的内容，不同的研究者使用到的词汇或概念不同，这就给读者带来了理解上的困难，妨碍了其进一步应用。此外，想加深学习的读者也难以只关注一位研究者，因为很多研究者往往针对认知行为疗法只出版一本专著，如果读者想进一步学习其理论与观点，也没有更多的书可读。

为了解决心理咨询师系统培训的问题，出版一本书是不够的，需要出版一套书，这样才可以解决心理疗法培训系统性问题和图书之间概念术语差异的问题。基于这样的思考，我撰写了这套"认知行为疗法心理咨询师实践必读丛书"，全面系统地介绍了认知行为疗法的基本理论、技术方法、心理问题解决方案、咨询技能培训的方方面面。心理咨询师可以系统学习认知行为疗法的理论知识和实务技能，心理咨询爱好者也可以选择自己感兴趣的内容阅读，满足对心理咨询的好奇心并解决自己的困扰。

心理咨询行业流行"江湖派"和"学院派"的划分，这样的称呼不过是为了肯定自己和否定对手的标签战术。当我们说对方是"学院派"，给对方贴上"学院派"的标签，表面上我们的意思是指对方空有理论缺乏实践，但我们实际上是想肯定自己具有丰富的实战经验；当我们说对方是"江湖派"，给对方贴上"江湖派"标签的时候，表面上我们的意思是对方缺乏理论修养，实际上我们是想肯定自己的理论素养。你可以发现，当我们贬低别人的时候，我们其实对别人没有什么兴趣，只是想通过贬低别人来肯定自己。

如果从正面来解读"学院派"和"江湖派"，他们各有优势，"学院派"具有理论素养优势，"江湖派"具有实践经验的优势。作为一位合格的心理咨询师，既要有实践经验也要有理论素养，二者都不可偏废。咨询师要在累积丰富实践经验的同时，也要加强理论学习。行走江湖的人也要能登大雅之堂，而从事理论研究的人，也要通过积累实践经验来滋养理论研究，否则难有突破。

那我是什么派呢？我把自己定位在"学者行走江湖派"。

学者必须要有研究，我在这套书中给大家介绍了自己多年来在认知行为疗法领域的研究心得。在一些人眼中，认知行为疗法是"治标不治本"的，其实认知行为疗法是"治标又治本"的。在这套书中，我从认知行为疗法的角度分析了心理问题的成因，这个成因既有当下的直接原因，也有源于童年的深层原因。认知行为疗法不仅仅关注当下的具体问题，它还可以深入，回到个人成长的过去，探究现在与过去之间的联结。

"行走江湖"必须要有实践，接待来访者只是心理咨询实践的一小部分。作为咨询师，我们能接待的人数是有限的，因我们的咨询而受益的人数也是有限的。我们不仅要自己能做咨询，还要让更多的心理咨询师能做咨询，让更多人去帮助更多人。

为了实现这样的目标，我自 2015 年起在全国 20 多个城市巡回开展认知行为疗法的培训工作，经过这几年的努力，认知行为疗法已被更多人了解、喜欢和使用。我还将把培训进行下去。

"认知行为疗法心理咨询师实践必读丛书"的出版是昭良心理整个努力工作成果的一部分。

为了培养更多认知行为疗法取向的心理咨询师，我将在本丛书出版的基础上开设有关认知行为疗法的网络学习课程，并逐步提供更多见习、实习和进修提升的机会。我们还将推出认知行为治疗师的注册和认知行为治疗师评级项目，建设认知行为治疗师的培养、评定和认证体系。你可以关注微信公众号 CBTmaster，获取最新信息，了解相关进展。

在此基础上，我们将在全国建立以认知行为疗法为技术核心、以昭良心理为品牌的心理咨询连锁机构。在这里，我们欢迎经过认知行为治疗师系统培训的心理咨询师加入我们，成为认知行为疗法大家庭中的一员，共同推动心理咨询在我国的普及和提升。在这里，我们也欢迎有着心理困扰并希望生活更加幸福快乐的朋友，我们将以正规的、可信赖的理念为你提供高质量的心理健康服务。

让我们共同努力创造健康人生。

郭召良
2020 年 2 月于北京

/ 目录 /

本书是认知行为疗法的入门读物，是为对心理咨询感兴趣，特别是希望了解认知行为疗法的读者和心理咨询师而撰写的。它介绍了认知行为疗法的基本理论、技术和心理咨询如何展开方面的内容。本书并没有像教材或学术著作那样，追溯说明认知行为疗法的历史与分析发展现状，也没有引经据典地佐证观点，只是希望能够用通俗易懂的方式给大家介绍认知行为疗法的**理论观点**、**技术方法**和**咨询过程**，希望大家能了解它，接受它，喜欢它。

考虑到有些读者没有心理学基础知识，本书特地安排了"心理学基础"一章。这一章为大家介绍与认知行为疗法相关的心理学基础知识，了解这些知识能帮助读者理解认知行为疗法理论观点和技术方法，同时也能认识到认知行为疗法有着心理学的坚实基础，是科学的心理咨询疗法。

"认知行为疗法基础"这一章，介绍了认知行为疗法的基本理念、认知行为疗法的理论模型和疗法疗效实证结果的内容，帮助大家形成对认知行为疗法的初步印象。

接下来，本书按照心理咨询过程和心理咨询阶段安排相关章节。

从心理咨询过程的角度，本书安排了**"咨询过程""评估性会谈""咨询性会谈"**和**"结束会谈"**四章，帮助大家认识到心理咨询是一个有序展开的过程，并不是简单的问答。

从心理咨询阶段的角度，本书安排了**"自动思维""中间信念"**和**"核心信念"**三章。这些章节分别介绍了相关理论知识、咨询流程和相应的技术方法。由于本书的定位为入门读物，着重介绍在自动思维阶段的技术方法，至于中间信念和核心信念方面的干预技术方法内容被安排在"认知行为疗法心理咨询师实践必读丛书"的《认知行为疗法进阶》一书中。

我们学习的目的是为了应用，学习心理咨询的目的是为了自己更加健康，为此本书专门安排了**"健康人格"**一章，给大家介绍健康人格的内涵，说明了如何让自己变得更健康以及如何养育健康人格的孩子等实用性知识。

本书包含我对认知行为疗法理论和技术方法的研究心得，包括：

（1）从认知行为疗法的角度解释心理问题的成因；

（2）剖析心理问题的本源——核心信念的形成过程；

（3）细化补偿策略的类别；

（4）强调咨询不仅要改变具体的认知内容还要改变更为根本的认知方式；

（5）重视证据在认知改变中的作用；

（6）从维持心理健康的角度提出了十种思维方式。

希望这些研究能够丰富和发展认知行为疗法以及助力学习者。

第1章
心理学基础

本章是为没有心理学基础的读者准备的，如果你学习过相关的心理学知识，可以直接跳过。尽管如此，我还是建议你阅读本章内容，相信它花不了你多少时间，这对你深刻理解认知行为疗法的理论基础还是有帮助的。

1.1 心理现象

我们学习心理学时需要了解心理现象。心理现象纷繁复杂，心理学家对它们进行了大致的分类，了解这些分类有助于你对心理现象的把握和理解。

1.1.1 心理过程

心理过程可以分为认识过程和情意过程。

认识过程

认识过程是指个体对外部世界和自身世界的了解和觉察的心理现象，包括感知觉，思维、想象和记忆等心理现象。

感知觉是指个体通过感觉器官对外界事物的直接认识。例如，眼前有一朵花，你睁开眼睛看到了它，并且意识到这就是一朵花的时候，这就是感知觉。又例如，通过身体上的感觉器官，觉察到自己心跳加快、呼吸急促、手心出汗的时候，你意识到自己处于焦虑紧张中，这同样也是感知觉。

思维是透过事物表面现象深入思考这些现象背后本质的心理过程。例如，看到太阳每天都是从东边升起来西边落下，你去思考这个现象背后的原因的时候就是思维。又例如，当你竭尽全力学习，考试分数却不高时，你想知道为什么会这样的时候也是思维。

想象是借助于对现实世界的认知，创造出一个新形象的过程。神话传说和文学作品中就包含非常多这一类的想象，当然有些想象后来成了现实。例如，嫦娥奔月、后羿射日、夸父逐日等神话故事就是想象。又例如，电影《阿凡达》中的人物形象和故事也是想象。再例如，有社交焦虑的来访者往往有"假想观众"的想象，他认为自己的一言一行都会被审视和评价，其实这并不是真实的，别人并没有兴趣关注你。

记忆是把我们认识到的世界、经历的事情、体验过的情感等内容，储存在大脑中保留下来，必要时候提取出来的过程。例如，你学过的各个学科的知识、背过的唐诗宋词是记忆；你能回忆起来的童年的快乐时光、和父母一起外出旅游的情形，这些也是记忆。

情意过程

情意过程包括情绪情感过程和意志过程。我们把它放在一起，是因为这两个过程都和人类的需要（或欲望）有关系。有些心理学家把这两个过程分开来表述，这样一来，心理过程就可以分为三个过程：认识过程、情绪情感过程和意志过程。

情绪情感过程是个体对客观事物与个体需要之间关系的态度体验。当外部发生的事情如你所愿时，你体会到的就是积极情绪，如快乐、兴奋、高兴、愉悦；当外部发生的事情与你的愿望背道而驰时，你体会到的就是伤心、悲哀、恐惧、愤怒、抑郁、焦虑等情绪；而当外部发生的事情与你的愿望并无关联时，你就没有情绪。

意志过程也与需要有关，当客观世界不符合你的需要时，你发现自己可以做一些事情，使得它更符合你的愿望，你采取某种行动去改变外部世界的过程就是意志。当我们照镜子发现自己身体发胖，腰上的肉太多时，这往往不是我们期望的状况，我们希望自己身材好些，更健康些，于是我们下定决心去锻炼，去减肥，这就是意志。当我们认识到吸烟有害健康的时候，我们努力去戒烟，这是意志。当我们意识到拖延并不是一个好习惯的时候，我们立即行动起来，挑战拖延症也是意志行为。

注意与意识

心理过程中还有一种叫作"注意"的心理现象，**注意**是对我们的心理能量或资源的一种分配或控制。我们注意什么，就是我们把自己的心理能量或资源指向什么。老师上课的时候要求学生注意听讲，就是要求学生把自己的心理能量朝向老师所讲的内容，不要去关注无关的事情；过人行横道时，我们要注意往来的车辆，防止行驶不当的车辆伤害自己。

和注意相关的一个词叫"**意识**"，当我们注意到某个东西的时候，我们也可以说自己意识到某个东西。例如，我注意到自己心跳加快了，也可以说，我意识到自己心跳加快。有心理学家把意识区分为"意识"和"下意识"两个水平。所谓**意识**水平，就是你知道你当时正在做的事情，例如，你意识到自己正在读书，或正在听课，或正在看电视，或正在听人讲话等。

所谓**下意识**就是你当下在做的事情没有被你注意到。例如，你一边走路一边和人说话，你能意识到自己在说话，也能意识到自己在前行，可你并没有意识到你是怎么抬腿，怎么走路的，前者就是意识，后者就是下意识。其实"下意识"这个词并不是一个专业术语，有些心理学家喜欢用"前意识"或"无意识"来称呼它。

精神分析学派的心理学家西格蒙德·弗洛伊德（Sigmund Freud）把意识分为意识、前意识和潜意识三个层次。所谓潜意识，就是那些埋藏在意识底层的东西，其不可能被人直接了解和认识，但却影响我们的情感和行为。例如，在人际交往中，你可能会发现自己莫名其妙地喜欢某些人而不喜欢另一些人；尽管你周围有很多人都很优秀，但你却发现自己只喜欢某些类型的人，这些都是潜意识起作用的结果。

我们之所以把认识、情绪情感和意志称为心理过程，是因为这些心理现象它都有一个发生、发展和结束的历程，它是动态的，也是变化的。

1.1.2 心理动力

推动人去认识世界和改变世界的是人的心理动力。心理动力是人一切活动的源泉。人的心理动力有需要、动机、兴趣、理想、价值观等内容。

需要是一切心理动力的根源，是其他心理动力的基础。人本主义心理学家亚伯拉罕·马斯洛（Abraham Maslow）提出了需要层次理论，他把人的需要分成生理需要、安全需要、归属和爱的需要、尊重的需要和自我实现的需要五个层次。

具体来说，生理需要就是免于饥渴和希求温饱，我们对于阳光、空气、水源、食物、衣物和性的需要都是生理需要，它是个体存在于世所必需的。安全需要是指生命和财产有保障、社会有秩序以及工作和生活稳定的需要，实际上它反映的是个体对能持续生存下去的需要。顺便说一下，保险满足的就是人的安全需要。归属和爱的需要是人对关系的需要，俗话说，物以类聚人以群分，孤独对人来说是难以忍受的事情。为了免除孤独，人总是希望和别人保持某种关系，与他人建立友谊、加入某个群体、与某人成为恋人或夫妻等都是这类需要的具体表现。尊重的需要是个体在群体内希望得到认可和尊重的需要。人们对权力、名誉、地位和成就的追求，可以看作是尊重需要的具体体现。自我实现的需要就是人们追求实现个人价值和人生理想的需要。

除了这五种需要外，马斯洛还提及另外两种需要：求知需要和审美需要。这两种需要未被列入到他的需求层次排列中，他认为这二者应居于尊重需要与自我实现需要之间。

在外部诱因的条件下，个体采取行为满足自身需要时，需要就变成**动机**。例如，在数小时未进食的情况下，个体这时就存在进食需要。如果这时外部存在可供食用的食材和餐具，个体就可能去煮饭、做菜、填饱肚子。这个时候进食的需要就变成个体上述行为的动机，即进食的动机。

个体的动机可以分为生物性动机和社会性动机。生物性动机包括进食动机、饮水动机、睡眠与觉醒动机、性动机等；社会性动机包括成就动机、交往动机和权力动机等内容。

兴趣是人认识需要的心理表现。它使人对某些事物优先给予注意，并愿意把更多时间用在这样的事情上。例如，对音乐感兴趣的人，总是对乐器以及有关音乐的书籍、刊物优先关注，无论歌剧、广播，还是报纸上有关于音乐的报道，他都愿意了解。对他来说，自己愿意把闲暇的时间用在有关音乐的事情上面。

理想、信念、世界观和价值观等也是心理动力的表现形式。它表现为个体会为了自己的理想、信念及世界观和价值观而努力奋斗，追求自己理想、信念、世界观和价值观的实现。革命年代，许多仁人志士为了自己的信念和崇高的理想而抛头颅洒热血，牺牲自己、奉献自己就是其具体表现。现代人为了社会的公平正义、民族复兴、国家富强而努力也是其具体表现。

1.1.3 心理特征

世界上没有完全相同的两片树叶，世界上也没有完全相同的两个人。心理学中用来描述人和人之间稳定差异的心理现象，我们把它称为心理特征。心理特征可以分为两个方面，一方面是能力，另一方面是人格。

能力

能力就是指人在做事情或者完成任务的过程中，所表现出来的活动方式、活动效率和完成质量等方面的差异。有些人擅长观察，有些人擅长记忆，有些人擅长推理，有些人擅长想象，这些是能力结构方面的差异；有些人活动质量完成得高，有些人活动质量完成得差，这是能力水平方面的差异。

能力分为一般能力和特殊能力，一般能力就是我们通常所说的智力，有些人智力超常，有些人智力落后，多数人则智力正常，心理学家为了测量人的智力水平，还发明了智力测验。特殊能力是指人从事某些特殊活动所表现出来的能力水平，例如，音乐能力、运动能力、绘画能力、人际关系能力等。有些人擅长音乐，则音乐能力强；有些人擅长绘画，则是绘画能力强；而有些人则擅长处理各种人际关系，这就是人际关系能力强。

美国哈佛大学教授霍华德·加德纳（Howard Gardner）提出了多元智能

理论。他认为人类的智能至少可以分成七个方面：语言能力、数理逻辑能力、空间能力、身体-运动能力、音乐能力、人际能力、内省能力。后来他又补充了自然探索能力和存在能力。

人格

人格是指一个人在为人处事过程中所表现出来的稳定心理特点和行事风格，它以个体对自我、他人和世界的态度为核心，以稳定的行为方式为表现形式。例如，有人对未来乐观，有人则对未来悲观；乐观者容易超前消费，预支未来的收益，悲观者则愿意积蓄，以便应对不时之需。有人喜欢新奇、意外和刺激，盼望来一场说走就走的旅行；有人则讨厌意外，喜欢一切都是熟悉的、有秩序的和规律的，愿意在熟悉的地方久待。有人外向乐群，喜欢与人交朋友，愿意在闲暇时间呼朋引伴，乐在人际中；有人则性格内向，不喜欢与人交往，愿意独处，闲暇时间与书为伴，与自然为友。

人格就其形成原因的不同，可以区分气质和性格。气质一词往往是先天的、与遗传相关的心理特征，日常生活中人们往往会用"脾气""秉性"来描述气质。"江山易改本性难移"这句话就是用来说明一个人的气质通常难以改变，气质之所以难以改变是因为它是遗传决定并且受个体生理特征所决定的。

美国心理学往往把个体二岁以前所表现出来的特征称为气质。玛丽·罗斯巴特（Mary Rosebart）和约翰·贝特斯（John Bates）把气质定义为情绪、动机、注意反应以及自我调节方面的先天差异。A. 托马斯（A. Thomas）和 S. 切斯（S. Chess）在他们的纽约追踪研究中，发现 141 名婴儿中的大多数可以被归为下面三种气质类型。

容易型气质：容易相处的儿童脾气好，通常会表现出积极心境，具有求新性和适应性，他们的行为有规律，而且可预测。

困难型气质：困难型儿童表现活跃、暴躁，行为习惯不规律，常常对日常生活中的变化反应过度，对陌生人和环境适应得很慢。

慢热型气质：这些儿童不太活跃，略显忧虑，对陌生人和环境适应得较慢。但是与困难型儿童不同，他们对新奇事物反应适度，而不是报以激烈、消极的反应，例如，他们可能用转头来拒绝拥抱，而不是踢打或大叫。

性格通常用来描述在后天环境和教育过程中形成的心理特点，这些特征是在气质（也就是先天特征）基础之上形成的。例如，有人谦逊顺从，容易通融，而有人则好强固执，不容易沟通；有人严肃审慎，冷静寡言，而有人则轻松兴奋，随遇而安；有人有恒负责，而有人则苟且敷衍；有人冒险敢为，而有人则畏怯退缩；有人理智现实，而有人则感情用事；有人固执己见，而有人则信赖随和；有人自由激进，而有人则固守传统……

关于人格或性格类型，心理学家有很多分类方法，比较简单的分类是内向性格或外向性格的划分。心理学家卡尔·荣格（Carl Jung）依据个人心理能量是指向外部还是内心而将人区分为外向型和内向型。把心理能量指向外部的性格类型称为外向型或者外倾型；心理能量指向内部或者内心世界的类型，称为内向型或内倾型。

外向型的人，喜欢参与外部活动和与人交往，喜欢与陌生人打交道；情绪外露，喜怒哀乐溢于言表，容易动感情；做事往往凭直觉，缺乏深思熟虑，经常是做了再说，富有创造性。内向型的人，喜欢独处，偏好安静。不太喜欢主动和陌生人交往，但愿意与熟人往来，情感深藏，不喜欢表露自己的情绪，沉默寡言，喜欢做白日梦，常和现实脱节。

生活中，我们会依据星座、属相、血型、体型和神经系统类型将人划分为不同性格类型，社会上流行的九型人格也是一种性格类型划分方式。

有心理学家认为，按照某个标准划分为简单的类型，容易出现个体符合某些性格类型特征，但并不符合另外的特征，他们认为应该把人格分为若干个维度或方面，分别评价个体在该维度的特点。最著名的是雷蒙德·卡特尔（Raymond Gattell）的人格特质理论，卡特尔把人的性格分为16个因素，并且他还编制了问卷来测量这些因素，这个问卷被称为《卡特尔16种人格因素问卷》。

卡特尔的16种人格因素似乎过于烦琐，其他心理学家的人格维度则有些简单。不少学者对已有的人格因素问卷进行了重新的分析，试图对这些人格因素进行整合。其中科斯塔（Costa）提出的大五人格模型最为有名。

科斯塔提出的五个人格特质如下：

（1）外倾性（extroversion）：具有热情、社交、果断、活跃、冒险、乐观等特质；

（2）神经质（neuroticism）：具有焦虑、敌对、压抑、自我意识、冲动、脆弱等特质；

（3）适意性（agreeableness）：具有信任、直率、利他、依从、谦虚、移情等性质；

（4）认真性（conscientiousness）：具有胜任、调理、尽职、成就、慎重、自律等特质；

（5）开放性（openness）：具有想象、审美、感受、行动、观念、价值等特质。

1.2 心理现象间的关系

1.2.1 心理过程内部关系

认识过程和情意过程之间存在一种相互作用的辩证关系。具体而言：

认识过程是情绪和意志过程的基础。 个体对外界事物进行心理活动，首先发生的是认识活动，然后再出现情绪和意志行为。例如。当你站在镜子面前，发现自己有些胖了（认识），对于自己的胖感到有些沮丧（情绪），然后下定决心要减肥，并少吃多锻炼（行为）。又例如，在考试成绩出来后，你发现考试分数超出自己的期望（认识），感到非常兴奋（情绪），然后下定决心努力学习，争取在下次考试中取得更好的成绩（行为）。

情绪反过来也会影响认识。 例如，我们常说的"情人眼里出西施"就是一个典型的例子，当你喜欢一个人的时候，你会觉得他／她的一切都是好的；当你讨厌一个人的时候，他的一切都是不好的。有一个故事正好说明这个道理：教室里，一位老师发现两个学生在睡觉，其中一位是好学生，另一位是学习不太好的学生。这位老师把正在睡觉的学习不太好的学生叫醒，并斥责他道："你看看你，这么不努力，学习的时候都在睡觉，你看看人家睡觉的时候都在看书。"同时用手指着那位睡觉的好学生。在这个故事中，对自己喜欢的好学生，老师认知其为"睡觉都在看书"，而对不喜欢的成绩差的学生，老师就认为其"读书都在睡觉"。

又例如，有社交焦虑的人，对于人际交往或者公众演讲存在焦虑情绪，这种焦虑情绪就会影响他们对社交活动的认识。他们往往会认为别人会关注并且评价自己的一举一动，并借此贬低自己。事实上这些并不是事实，而是在焦虑情绪影响下的认知歪曲。

行为或者意志行为也会影响认知。有位来访者担心闹钟不能叫醒自己，于是在闹钟响铃之前醒来后，便不再入睡了。当咨询师邀请他做一个行为试验，看看闹钟是否真的不能叫醒自己时，这位来访者同意了。他回去进行试验，在闹钟响铃之前醒来后继续入睡，直到闹钟响铃。经过多次试验后，来访者发现闹钟响铃时，自己能够醒来。这就是一个行为影响认识的例子。在这里来访者改变了行为，继续入睡，结果他发现自己能够醒来了，原来的"闹钟不能叫醒自己"的想法被改变了。其他如爱锻炼的人和不爱锻炼的人对锻炼的看法是不一样的，有吸烟习惯和不吸烟的人对吸烟的看法也是不同的。这些列子都说明了行为对认识的影响。

情绪与行为也是相互影响的。在这里我们以强迫洗涤为例进行说明。有强迫洗涤行为的来访者对于脏东西会感到非常焦虑，这会激发出其洗涤欲望并进行洗涤行为，洗涤后其焦虑就减轻了。过了一会儿他可能会再次感到焦虑，于是进行又一轮的洗涤。焦虑与洗涤行为之间相互影响，焦虑激发洗涤行为，洗涤行为降低焦虑。

1.2.2 情意过程与心理动力的关系

情绪和意志的产生除了外部客观世界以外，也和个体内部需要或愿望（即个体心理动力）有关系。可以这么说，没有心理动力就没有情绪和意志。

情绪与个体愿望是否得到满足相关。凡是心想事成、得偿所愿的事情就会引发积极情绪，如喜悦、惊喜、惊奇、愉快等。例如，久旱逢甘霖、他乡遇故知、金榜题名时和洞房花烛夜等人生四大喜事就是具体例子。而与愿望相反的事情则会引发消极情绪，如沮丧、失望、哀伤、愤怒、焦虑和抑郁等。例如，失业、失恋、离婚、身患重病、遭遇抢劫等与人愿望相悖的事情就会引发消极情绪。但外界事物并不总是和人的愿望有关系，那些与人愿望无关的事物就不会引发情绪体验。

意志行为或行为也与愿望有关。人之所以采取某种行动，是为了达成某个目标，实现自己的愿望。例如，学生努力学习是为了考个好分数，工人认真工作是为了更好的业绩，有个好分数或好的工作业绩就能得到自己想要的东西，满足自己内心的愿望和欲求。

1.2.3 心理过程与心理特征的关系

如果说心理过程是动态的，描述的是个体在与外界互动过程中的心理现象，那么心理特征就是静态的，描述的是个体具有的稳定的心理特征，表现的是人与人的共性和差异。

心理过程与心理特征二者之间的关系可以这样表述：在先天遗传基因的基础上，婴幼儿个体凭借心理过程与外界互动，逐渐形成了稳定的心理特征；而已经形成的心理特征又对心理过程产生影响。

例如，个体在与外界互动的过程中，发现自己的表现总是达不到老师和家长的期望或要求，进而形成"自己是无能的"的认知，做事时就会形成退缩回避、自卑等性格特征。而这些已经形成的退缩回避、自卑等性格特征和无能的认知又会反过来影响到他对待生活中问题的态度和行为倾向。他们往往会高估学习或生活中遇到的问题和困难，把这些问题看作是威胁，进而采取退缩回避的行为方式加以应对。

相反，如果个体在学习或生活中，发现自己与他人相比显得更优秀更讨人喜欢，就会形成"自己是有能力的和受人欢迎的"的认知，形成自信、敢于面对挑战、外向乐观等性格特征；这些性格特征又会反过来影响他面临生活问题的心理活动。他会更倾向于把问题和困难看作是挑战，愿意采取积极措施去应对和解决。

1.3 情绪及情绪认知理论

1.3.1 情绪的概述

1.3.1.1 什么是情绪

俗话说，人非草木孰能无情。人具有喜悦、愤怒、悲哀、快乐、恐惧、苦恼、郁闷、忧郁、焦虑、紧张、沮丧等各种各样的情绪。虽然情绪多种多样，但就本质而言，情绪是客观现实与主观需要之间关系的态度体验，它包含情绪体验、情绪表现、情绪生理机制等有关内容。

关于情绪与需要之间的关系，我们在上一节就已经说明它是以需要为基础，或者说是以需要是否满足为基础的。也就是说，没有需要就没有情绪。情绪的这种态度体验又包含多个侧面的内容，他有情绪体验、情绪表达和情绪生理机制等侧面。

情绪体验

情绪体验就是情绪发生时候的主观感受。我们通常所表达的快乐、悲哀、愤怒、恐惧、焦虑、抑郁、沮丧等就是所谓的情绪体验。对于我们的基本情绪，各领域有着不同的说法。我国古代有七情的说法，即《礼记》提到的"喜、怒、哀、惧、爱、恶、欲"等情绪。北京大学心理学教授孟昭兰从情绪发生的角度考虑，认为婴儿有六种基本情绪：快乐、兴趣、厌恶、恐惧、痛苦和愤怒。我国心理学家林传鼎[①]从《说文》中找到354个字是描述人的情绪的，按照这些字的意思情绪可以被分为18类：安静、喜悦、愤怒、哀怜、悲痛、忧愁、忿急、烦闷、恐惧、惊骇、恭谨、爱抚、憎恶、贪欲、嫉妒、傲慢、惭愧、耻辱。

---

① 黄希庭，郑涌.心理学导论［M］.北京：人民教育出版社，2015：492.

1.3.1.2　情绪表达

情绪表现（或称**情绪表达**）就是我们通常所说的表情。情绪的具体表达主要体现在面部、言语和身体姿态上。因此我们把表情分为面部表情、语调表情和身段表情。

表情具有先天遗传的模式，所有儿童在受伤或悲哀时都会哭泣，快乐的时候都会发笑。达尔文认为，人类的情绪表达是从其他动物的类似表达进化而来的，我们的情绪表达有着许多原始的意义印记，显示着某些生存价值的遗传模式。达尔文发现全世界的人无论彼此相隔多远，他们都表现出相同的面部表情模式，故此表情是遗传的，而不是习得的。

有些表情似乎全世界都是一样的，代表着相同的意义。心理学家认为，人类这种与生俱来的情绪表达能力是与生存需要密切相关的。例如，婴儿微笑会讨人喜欢，从而获得成人的关爱；婴儿有恐惧厌恶的表情，会引人注意，从而保护其免于危险。又例如，成年人常有焦虑情绪，它使人警惕，让人调动身心能量，应对可能的危险。

面部表情就是我们体验到某种情绪时面部肌肉的变化。兴奋时表现为眉眼朝下，眼睛追踪着看，倾听；愉快时表现为笑，嘴角朝外朝上扩展，眼笑（环形皱纹）；悲痛时表现为哭，眼眉拱起，嘴角朝下，有泪，有韵律地啜泣；恐惧时表现为眼发愣，脸色苍白，面部出汗，发抖，毛发竖立；愤怒时表现为皱眉，眼睛变狭窄，咬紧牙关，面部发红。

语调表情就是人说话的时候语音语调的变化而表现出来的情绪。我们可以通过人说话的音调的变化来觉察个人的情绪。兴奋的人语调高亢、急速；情绪低落的人声音低沉、缺少变化，而且语速迟缓；情绪紧张的人声音发抖等。

身段表情就是由头和四肢表现出来的情绪变化。例如，自信时昂首挺胸，悔恨时捶胸顿足，焦虑时来回踱步，等等。

1.3.1.3　情绪的生理基础

情绪有着身心一体的性质。一方面，情绪是主观感受和体验，有着心理性质，另一方面，情绪有着具体的生理变化和相应的生理基础，有着生理的性质。正是因为情绪有身心一体的性质，像大家熟悉的焦虑抑郁等情绪问题，既可以通过心理治疗的方式应对，也可以通过药物的方式进行治疗。

情绪心理学家发现，大脑中的下丘脑、边缘系统和大脑皮质等部位与情绪有着密切的关系。研究者用微弱电刺激的方式对动物下丘脑进行刺激，可以引发动物的战斗/逃跑反应；刺激边缘系统等不同部位可以引发快乐和愤怒的情绪反应，刺激中隔区和下丘脑可产生奖赏的感觉，刺激其他邻近部位时，可产生惩罚的感觉。也就是说，边缘系统和下丘脑的某些部位可以分别产生快乐和痛苦，我们把它称为"快乐中枢"或"痛苦中枢"。大脑皮质在情绪的发生中也有重要作用。例如，厌恶作为一种与危险相关的情绪，有着帮助其机体躲避有害刺激的进化意义，通过脑电分析发现，厌恶表现为大脑皮质活动，先抑制后增强。

当人们处于情绪状态时，体内的自主神经系统支配的内脏器官和内分泌活动会发生变化。例如，愤怒时血压上升，恐惧时呼吸和脉搏加快，胃活动停止，消化液也停止分泌，甚至发冷及汗腺分泌发生变化。

1.3.1.4 情绪的意涵

我们如何通过一个人的情绪来探求其内心的世界。当我们高兴的时候，表达的是什么意思？愤怒时又在表达什么需要？焦虑意味着什么？抑郁有什么意义？

由于情绪是与需要是否满足相联系的，因此我们可从需要是否满足的角度来分析情绪的意涵（见表1-1）。下面我们对常见情绪的意涵进行简单的分析，这里只是个人见解，用以启发大家思考，或许存在不准确的地方。

表 1-1　基本情绪的常见意涵

需要	情绪意涵	情绪词汇
愿望达成	心愿得以实现，心想事成	快乐、喜悦、高兴、愉快
	心愿落空，自己的期望没有达成	沮丧、失望
	心愿有可能实现	盼望、希望
	心愿能否实现不在掌控中，并且有可能无法实现	焦虑、不安
	事情没有取得进展	烦躁、心烦、苦恼

需要	情绪意涵	情绪词汇
回避危险	事情受阻导致愿望落空	生气、愤怒、气愤
	心愿已经不可能实现	抑郁、忧虑
	失去自己拥有的重要东西	伤心、悲伤、哀伤、难过
	面临可能损害个人生命、财产和形象的情形	恐惧、恐怖、紧张、害怕
	面临自己并不期望的事物或言语行为，虽然这不会造成威胁或损害	厌恶、恶心、讨厌

人的基本行为可以被描述为"趋乐避苦"，对好的东西，我们总是要去追求，对不好的东西，我们总是希望回避。人的基本情绪表达的就是对好东西追求和对不好东西回避时所体验到的情绪。

对好东西的追求表现为个体的心愿、愿望、期望和目标等具体形式，对不好东西的回避表现为避险、避苦和避坏等具体形式。人在趋乐避苦的过程中处于不同的状态，就会有不同的情绪体验。根据人处于的不同状态，我们在表 1-1 罗列了 10 种基本情绪体验。这些情绪体验分为两个类别：其一是愿望达成，其二是回避危险。

在社会生活中，人与人的互动过程会产生一些比较复杂和高级的情感体验。这些情感体验也是与人的愿望相关联的，但这些愿望与他人有关（见表 1-2）。

表 1-2　社会情感的常见意涵

情感意涵	情感词汇
关系需要得到满足	爱
关系需要被剥夺	恨
希望自己也能拥有他人的东西（财富、才华、地位、荣誉等）	羡慕
认为自己比他人更应该拥有这些东西（财富、才华、地位、荣誉等）	嫉妒
为自己取得的成绩而自我肯定	自信、自豪、自尊
觉得伤害或损失是由于自己的过失造成的	内疚、自罪感
觉得客观事件的损失或失败是对自己形象和尊严的贬损	耻辱
觉得自己不如他人，感到被他人贬低	自卑

1.3.2　情绪的认知理论

有些情绪理论探讨情绪的生理过程，例如，外周情绪理论，以及丘脑情绪理论。有些情绪理论探讨情绪的心理过程，如认知评价理论以及激活归因理论。关于情绪的生理过程的理论在这里就不做介绍了，只介绍情绪心理过程的两个理论。

1.3.2.1　认知评价理论

认知评价的情绪理论，由美国心理学家阿诺德·拉扎勒斯（Arnold Lazarus）提出，后又为美国应激理论现代代表人物之一的理查德·拉扎勒斯（Richard Lazanus）进一步扩展。该理论被称为认知评价理论或者情绪评估——兴奋学说，它强调认知评价在情绪中的作用。

阿诺德认为，我们总是直接地、自动地、不由自主地评价遇到的任何事物，情绪就是一种朝向评价为好或者评价为坏的东西而产生的感受倾向。他认为，刺激或情境并不直接决定情绪的性质，从刺激出现到情绪的产生，要经过对刺激的估量和评价，情绪产生的基本过程是：刺激/情境——评估——情绪。同一刺激/情境，由于对它的评估不同，就会产生不同的情绪反应。评估的结果可能认为对个体"有利""有害"或"无关"。如果是"有利"，就会引起肯定的情绪体验，并企图接近刺激物；如果是"有害"，就会引起否定的情绪体验，并企图躲避刺激物；如果是"无关"，人们就予以忽视。

理查德把阿诺德的评价扩展为评价过程，这一过程包括筛选信息、认知评价、应付冲动、交替活动、身体反应反馈和活动后果知觉等成分。他认为评价既包括对活动情境的评价，也包括对采取行动可能结果的评价和行为后果的再次评价。他认为，客观情境中的事物只要被评价为与个人生活的重要方面有联系就会有情绪体验。

让我们举例对上面的理论做一个说明。例如，在漆黑的夜晚，你走在回家的路上，突然一个人站在你面前拦住了你的去路，他右手拿着刀，然后对你说："打劫！"这时你会产生什么情绪体验呢？你的情绪体验与你对情境的评估有关系。如果你认为这个情境是威胁，对方会抢劫你的钱财甚至伤害你的生命，你就会感到恐惧和不安；相反，如果你认为对方弱小无法伤害到你，你就会感到放松和平静。

上面这段解释是按照阿诺德的观点来进行分析的，这里只涉及对情境的认知评价。而在理查德看来，认知评价不仅涉及对情境的评价（有人要打劫自己），还包括对自己可能采取的行动的评价（自己是与对方战斗、逃跑还是顺从）以及自己采取某种行动后会产生什么结果的评价。

按照理查德的观点，当你意识到有人打劫的时候，你会评价自己可能采取的行动，是战斗，或逃跑，还是顺从。如果你发现自己可能斗得过他或者能够成功逃脱，你就会感到兴奋和紧张；如果你觉得自己无法逃脱只能乖乖就范，你就会感到害怕和恐惧。假如你最终采取的行动是顺从，劫匪成功地从你手里把钱拿走了，对于这个结果，你可能会责怪自己懦弱，并为此感到有些耻辱和自责。

这个理论说明情绪是基于认知而产生的。在这个理论中，对情境的认知、对行为的认知和对行为后果的认知都会影响人们的情绪体验。

1.3.2.2　激活归因理论

美国心理学家 S. 沙赫特（S.Schachter）和 J.E. 辛格（J.E.Singer）提出的情绪激活归因理论认为，情绪不仅来自人们对情境的认知评价，也有来自对生理反应的认知评价。情绪所引发的生理唤醒可以因为对其认知评价不同，而产生不同的情绪体验。沙赫特认为生理唤醒本身是一种未分化的模式，认知过程对这种生理唤醒做出不同的解释或者归因，就会产生不同情绪。

例如，当你觉察到自己心跳加快、呼吸急促的时候，你是什么情绪呢？其实你也无法知道自己是什么情绪，如果你的面前正好有着迷人的帅哥或美女，你可能会把这种生理唤醒解释为自己深深地喜欢上了对方，此时的生理反应 / 唤醒是一见钟情的情绪体验；但如果你面前站着的是一个恶狠狠的劫匪，你则会把这种生理唤醒解释为紧张和恐惧；或者，如果这时是你所在的球队即将取得胜利，你又会把这种生理唤醒解释为激动和兴奋。

沙赫特和辛格为了证明这个理论的正确性，专门做了一个实验。他们给参与实验的人注射肾上腺素或者是生理盐水。肾上腺素会引起人们出现心跳加快、血压升高、手发抖、脸发热等生理反应。他把所有参加实验的人分为三组：正确告知组、错误告知组和不告知组。前两组的人被注射肾上腺素，第三组的人被注射生理盐水。正确告知组的人注射肾上腺素以后，会被告诉知其注射以后会有哪些反应；错误告知组的人在注射肾上腺素后会被告知错误的反应信息（如没有感觉，可能有发麻、发痒和头痛等反应）。对于不告知组，他们仅仅被注射生理盐水，也未被告知相关反应的说明。

每组被试中一半的人被分到欣快情境中，而另外一半的人被分配到愤怒情境中。所谓欣快情境就是实验助手在房间里非常开心，他们唱歌、玩耍和跳舞，当被试到来的时候，实验人员会邀请被试一同玩耍。所谓愤怒的情景就是，实验助手正在填写调查问卷，他会表现出非常愤怒的情绪，不断地指责，并最终把调查表撕得粉碎，被试也被要求填写同样的调查表。结束后实验者询问被试当时的内心体验。

实验者的目的是，想看被试是否会受到实验助手的影响而采取相同的行为。研究发现错误告知组的被试最容易受到实验助手情绪的影响，而正确告知组和不告知组则不受（或者几乎不受）影响。实验者对此的解释是：错误告知组的被试把注射肾上腺素以后的生理反应归因为情境因素，故而与实验助手产生相似的欣快和愤怒情绪，而正确告知组则把心跳加快、血压升高、脸发热等生理反应解释为药物注射的结果，从而没有产生欣快或者愤怒的情绪。对于不告知组，由于他们被注射的是生理盐水，并不会引发心跳加快等生理反应，所以他们缺少欣快或愤怒的生理唤醒基础。

第2章
认知行为疗法基础

按照惯例，这一章应当为大家介绍认知行为疗法的发展历史。考虑到普通读者对这样的内容缺乏阅读兴趣，并且其他书中也有相关介绍，故此本书对这个问题就略过不提，感兴趣的读者可以阅读相关书籍。本章将对认知行为疗法的基本理念、理论模型、心理治疗实证研究结果、疗法的特点与优势做一个概要的介绍。

2.1 基本理念

认知行为疗法的英文是 Cognitive Behavioral Therapy，常被简称为CBT。我们从认知行为疗法的字面就可以知道，它是认知疗法和行为疗法的结合，这个疗法以认知改变和行为改变为主要干预途径。

了解认知行为疗法的基本理念，有助于你理解认知行为疗法的基本原理、病理模型和心理咨询技术方法。

2.1.1 观念决定情绪

认知疗法的基本模型为：情境→认知→情绪。在这个模型中，情境是产生某种情绪体验的背景或者前提。而决定个体产生何种情绪体验主要取决于认知（即观念）。这么说的意思并不是表示情境在情绪产生中不重要，而是想说明：（1）在相同的情境之下，认知不同，情绪体验就不同；

（2）对个体来说，很多时候情境是不可避免的，在不可回避、不可改变的情境下，你的情绪体验是什么取决于你的认知。

观念决定情绪的意思是说，在相同情景下有不同的想法就有不同的情绪体验。例如，老师宣布两周以后将举行期末考试，听到这个消息，有的学生感到非常焦虑，而有的学生则感到非常开心。在相同情境下（老师宣布两周后举行考试），不同的人感受到了不同的情绪（有人高兴，有人焦虑）。这是因为他们有着不同的想法（或者观念），感到开心的人可能是想到很快就要放假了；感到焦虑的人可能是担心自己会考得不好。

有句话说："塞翁失马，焉知非福。"有的人会想：自己的马丢了是财产损失，因而感到沮丧、不开心。但有的人却认为"祸兮福所倚"，损失的背后也有某种益处。正因为他能这么想，故而心态平静。

当然，生活中像这样的例子有很多。对同样的一件事情，人们的想法不同，情绪体验也就不一样，在这里我们就不做过多举例了。

2.1.2 经验决定观念

既然观念决定情绪，那观念又是由什么决定的呢？实际上，观念是由经验决定的，就是个体的经历所决定的。经历过灾荒的人，和生活在物质丰裕年代的人对财富的看法是不一样的；生活在小城市的人，和居住在大城市的人，对交通和距离远近的认知是不同的；20 世纪 60 年代出生的人和90 年代出生的人的人生追求和审美偏好是不一样的；老师和医生，对教育和卫生保健的看法是不一样的。

在心理咨询过程中，如果我们要改变来访者的观念，我们就需要从经验入手，通过改变他的经验结构，来改变他的观念。例如，一个高考生，因为 3 月的第一次模拟考试没有考好，便觉得自己的高考会失败，出现了抑郁情绪。这个学生认为自己高考会失败的原因是"一模没考好"的经验决定的，如果我们能让学生意识到其在过去的考试中（进入高三以来的考试，或者进入高中以来的考试）那许许多多的成功的考试经历，以及正常发挥的考试经历，他的经验结构就会发生改变：过去想到的仅仅是一次失败的"一模考试"，而现在除了失败的"一模考试"，还有许多正常发挥和成功的考试经历。在这样的经验结构的基础上，他的认知就会发生改变：高考时自己是能够正常发挥的。认知变化了，情绪也就发生了变化，抑郁不见了，对考试也充满了希望。

在上面这个例子中，我们改变观念是通过让来访者意识到过去经历中存在的相反经验，当来访者意识到这些经验后，他的观念自然而然地就发生了改变。如果来访者并没有支持相反想法的经历或经验，我们又该怎么办呢？我们可以用行为试验。

所谓**行为试验**，就是让来访者尝试用行为来验证其的想法是否是正确的。尝试过，就有了经验，这些经验就能证明或者否定原来的观念。我们举一个咨询的例子，有位来访者换了新的工作单位，每天上班前她都担心，过去在原单位中不开心的事情会在新单位重演。这个担心是否是对的，或者说是否有必要呢？为此，我建议她寻找经验来证明或者否定它，邀请她做个试验：每天晚上写下自己担心第二天上班时可能发生的事情，然后在第二天晚上核对自己所担心的这些事情是否发生，如果发生了就画一个勾，如果没发生就画个叉。坚持一个星期后，她发现：自己担心的事情并没有发生。就这样，她的想法被纠正了，她的忧虑也就缓解了。

我们从上面的叙述可以知道，改变观念的经验有两个来源：一是过去的经验，二是未来的经验，也就是行为试验。如果过去经验不足以改变观念，我们就需要进行行为试验。也就是说，过去经验是我们改变观念的首选。

认知疗法引入行为疗法，并结合成认知行为疗法，就是因为改变行为可以改变认知（改变行为在这里就是指行为试验）。不同行为有着不同的后果，从这些行为后果差异就能改变我们的认识。

2.1.3　经验需要比较才有意义

经验要获得意义，就需要进行比较。把自己的经验和某个标准相比或者和某人相比就获得了意义。

例如，你参加某次考试得了 75 分。75 分有意义吗？没有意义。但如果告诉你 60 分是及格，75 分与 60 分相比，你及格了，你就会感到有些高兴和安慰，毕竟你通过了考试。但接下来告诉你说，和你一同参加考试的朋友他们的得分都在90分以上，你发现自己不如别人，就会感到有些失落和沮丧。

有一个《私奔》①的故事非常有趣，形象地说明了经验需要比较才有意义，同时也说明了比较标准不同，意义也就不同了。

私奔

父亲发现15岁的女儿不在家，她留下一封信，上面写着：

"亲爱的爸爸妈妈，今天我和兰迪私奔了。兰迪是个很有个性的人，身上刺了各种花纹，只有42岁，并不老，对不对？

我将和他住到森林里去，当然，不只是我和他两个人，兰迪还有另外几个女人，可是我并不介意。我们将会种植大麻，除了自己吸食外，还可以卖给朋友。我还希望我们在那个地方生很多孩子。

在这个过程里，也希望医学技术可以有很大的进步，这样兰迪的艾滋病就可以治好。"

父亲读到这里，已经崩溃了。

然而，他发现最下面还有一句话："未完，请看背面。"

背面是这样写的：

"爸爸，那一页所说的都不是真的。真相是我在隔壁同学家里，期中考试的试卷放在抽屉里，请打开后签上字。

我之所以写这封信，就是告诉你，世界上有比考试没考好更糟糕的事情。你现在给我打电话，告诉我，我可以安全回家了。"

父亲当即泪奔！

在这个故事中，父亲感到崩溃是因为他发现15岁的女儿和一个有着42岁年龄且还有其他女人、罹患艾滋病、有吸毒等问题的男人私奔了，女儿

---

① 马金诚.世界最佳微型小说精华［M］.吉林：时代文艺出版社，2011.

的未来就毁了。可当他了解到事情的真相，私奔只是一个虚构的故事，真相却是期中考试没考好而已。这时他的心就放下了。他心里想：和女儿的未来被毁相比，期中考试没考好，只是小事一桩。期中考试没考好，可以期末再努力考好；这学期没考好，可以下学期再努力考好。总体来说，都还是有希望变好的。想到这里，父亲的眼泪不禁流了出来。

让我们换一个场景看一下，结果会怎么样呢？这样的场景是在我们家庭中经常发生的：15岁的女儿，拿着期中考试成绩回家，让父亲在成绩单上签名。父亲看到女儿的考试成绩不如预期，于是勃然大怒狠狠地骂了女儿几句，甚至有可能揍她。

同样的考试成绩，为什么在《私奔》的小说中父亲有的是庆幸，而在现实的情形中（后一种场景）父亲却是勃然大怒呢？其实这是因为比较标准的不同所致。在小说中，与女儿和42岁男人私奔所导致的后果相比，父亲觉得糟糕的考试成绩就算不了什么了；在后一个场景中，糟糕的考试成绩与期望成绩相比，就显得非常不理想，甚至让父亲感到挫败，有"恨铁不成钢"的感觉。可见比较标准的不同，会导致认知和情绪体验不一样。

其实和这个故事类似的，有一个大家熟知的"半杯牛奶"的隐喻。有人看到半杯牛奶会很高兴，有人看到半杯牛奶会很沮丧。感到高兴，是因为他把半杯牛奶和空杯相比；而感到沮丧的人是把半杯牛奶和满杯牛奶相比。同样是半杯牛奶，比较标准不同，感受就不一样了。

在心理咨询中，我们把空杯叫作**零点**，把满杯叫作**完美点**。人的许多的心理上的问题和糟糕的情绪体验，其实和比较标准有关。我们往往习惯于把自己的表现与完美标准（完美点）进行比较，这个完美标准（完美点）常见的就是自己的愿望或期望。

一旦将自己的实际表现与期望相比，你就会发现不如人意因而会感到沮丧、失望等消极情绪。心理咨询，所需要做的事情，就是要改变来访者的比较标准，或者说参照的点。把来访者与完美点相比的习惯，调整为与零点相比，这样一来，心情就会好转。

前面《私奔》这个故事完美地呈现了这一做法。用糟糕的期中考试成绩，和父亲的期望（完美点）相比，父亲就会感到沮丧，表现出愤怒；如果与女儿私奔，与未来被毁相比，父亲就会感到庆幸，心中稍感安慰。

生活中有一句话叫"破财免灾"，其实也是改变比较标准的做法。例如，你不小心丢了1万元钱，这时有人开解你说："就当作生病花掉了1万元吧。"如果你真能这么想，你的心情就会好转。丢1万元，如果与不丢钱（完美点）相比，这当然是一个损失。但如果和生病花去1万元相比，你就会感觉好得多。这是因为生病不仅会花去1万元，还会让你痛苦，耽误你上班或学习的时间，有可能被扣奖金，甚至需要人陪护，等等。

2.1.4　人对同样事情的看法有差异

由于每个人的成长背景和生活经历不同，看世界的方式自然有差异。从CBT的角度来讲，我们需要承认不同的人对同样事情的看法有差异。在沟通中我们要去了解别人的看法，不能仅仅站在自己的立场来思考问题。

例如，对同样一个词语或者一句话，不同的人的理解就不一样，说者是一个意思，而听者则会理解为另一个意思。

有这么一个笑话叫作《少抽点烟》：

一大爷咳嗽得厉害，让大夫给看看。

大夫就对他说："回去少抽点烟吧。"

一个多月过去，大爷又来找大夫，因为他咳嗽得更厉害了。

大夫感到不解就问："让你少抽点烟，你抽多少啊？"

大爷如实地回答："一天不到半盒啊。"

大夫又问："那你以前抽多少啊？"

大爷说："以前我不会抽啊……"

这个笑话让大家感到好笑的地方在哪里呢？其实就是大夫说让"少抽点烟"的本来意思是减少抽烟的量（我们读者其实也是这样理解的），可是这位大爷把"少抽点烟"理解为适量抽一些烟，这就闹出笑话来了。可见，对同样一句话，人们的理解可能不同。我们是不是应当了解对方是如何理解这句话的呢？

上面说的是笑话，我们来说一说生活中真实发生的事情。一个妈妈对女儿说女儿是捡来的，可女儿却发现，其实妈妈才是捡来的。为此，这位小朋友还写了一首叫《秘密》的诗。这首诗的全文是这样的。

秘密

妈妈说我是捡来的

我笑了笑

我不想说出一个秘密

——怕妈妈伤心

我知道

爸爸姓万

哥哥姓万

我也姓万

只有妈妈姓姜

谁是捡来的

不说你也明白

嘘！我会把这个秘密永远藏在心中

这位聪明的小朋友，居然从一家四口的姓氏中，得出一个结论，妈妈的姓与其他人不一样，可见妈妈才是被捡来的。小孩子理解的"捡来的"和我们成年人理解的是不一样。这也正是这个故事的有趣之处。

既然人与人之间存在着看法不同、理解不一样的情况，我们就应当除了了解自己的立场之外，学着去理解对方是如何看问题的，只有这样人和人之间才能更好地交流和沟通。

有这么一个女面试官与男应聘者之间的互动故事。

面试结束后，这位女面试官对男应聘者感到非常不满意，于是在微博上写了这么一段：刚面试了个人，简历很漂亮，北大毕业，MBA。我约在咖啡店，结果俺买单，他丝毫客气都没有，饮料都是我端的，大男人家家的，这般不懂人情世故。注重细节，成就自己。

　　对这件事，这位男应聘者自然有不同的视角。他在微博上也写了一段：今儿我被通知面试，很奇怪，没有在他们公司，而是选择了一家环境优雅的咖啡厅。后来发现面试官是一女的，我以为就是聊一聊，所以叫了杯柠檬水，没想到那女的点了一大杯拿铁。聊完了，那女的暗示我买单，还说一个男人应该大气些云云。我拒绝了，对她说："我是来找工作，不是来相亲的。"

　　就站在自身的立场而言，这位女面试官和男应聘者的立场和看法，都是可以理解的。但从提高情商或人际沟通能力的角度来说，两个人的看法就都是有问题的。首先，对这位女面试官而言，当前二人的关系不是男女朋友关系或者恋爱关系，而是招聘应聘关系或者工作关系，她弄错了关系的性质；对这位男应聘者而言，虽然他说的是对的，他是来应聘的，不是来相亲的。但在花费不多的情况下，考虑到对方是一位女士而主动买单，这样的话，就可以看出他做人做事考虑周全，最终提高面试的成功率。

　　可见，学习从多个角度思考问题很重要。人不能执着于自己的思维和立场。如果这样，两个人就没法交流了。

　　有一位妻子讲了一件她与她老公互动的小事，她对老公的反应感到不解。

　　我对老公说："水烧开了！"老公过去看了一眼："对，水开了。"我说："那你在干吗？关火呀！"老公跑过去把火关了又回来了。我说："你把火关了，怎么不把水灌壶里呀？"老公抱怨说："那你不能索性一次说完吗？害得我跑三趟。"

我感到不解："这还用说吗？水烧开了不就是关火，然后灌到壶里吗？难道我说饭好了，你不是直接来吃，而是看一眼说，'对，好了。'然后我喊你拿筷子，你才拿筷子，然后我再说'吃饭'，你才开始吃饭吗？"

这位妻子觉得自己的思维方式很有道理，丈夫的反应难以理解。这个故事非常形象地说明了男女有别。男性和女性对生活中某些问题的理解的确是不一样的。如果你能尝试从对方的角度去思考其为什么会这么想问题，两个人的沟通可能就会变得更加有效一些。

关于男女有别的例子还很多，例如，一位女士抱怨说："阳台上晾着衣服，早上我上班离家的时候告诉老公说：'晚上顺便收一下。'当我晚上 10 点钟回到家时，发现衣服还在外面晾着，我就问他：'早上跟你说了，怎么衣服还在外面呢？'他说：'我没去阳台，顺便不了啊。'"

让这位女士难以理解的是，丈夫竟然以"没法顺便"为借口。没有完成自己交代的任务。这时我们就很好奇了，为什么这位妻子交代丈夫收衣服的时候要加上"顺便"二字呢？直接安排他把这件事做了不就行吗？也许她不想把这件事变成是强制的或者让老公感到他是被迫去做的吧。

我们知道男性和女性理解问题有差异，因此我们就需要去观察和注意这些差异，按照对方能理解的方式与对方进行交流，这样的交流才是有效的。

例如，有位女士说："跟我老公讲话不能绕弯。我跟老公说，'我病了，不舒服，你给我倒杯水。'他能听懂。可要是我跟他说：'老公我发烧，口渴。'他就不懂，他会冷静回复我：'那你多喝水呀。'"

能不能站在对方的立场理解问题，这是需要具备一定的智力水平的。儿童心理学家让·皮亚杰（Jean Piaget）有一个非常有名的实验——三山实验。实验者在平面上摆放三个不同位置和高度的山的模型，从不同位置看过去这三座山的样子不一样。就像"横看成岭侧成峰"描绘的样子。实验要求这个孩子绕着山转圈，从不同角度观察这三座山，然后站在山的正面要求他想象山对面的布娃娃所看到的三座山是什么样子，并且从实验者提供的四幅图片找出其认为的答案。皮亚杰发现一般六七岁以下的孩子选择的照片就是自己看到的样子，无法想象出对面的布娃娃所看到的山是什么样子。而六七岁以上的孩子则能做到这一点（随着孩子年龄的增加，能做到这一点的人数越来越多）。这个三山实验说明站在他人立场上思考问题，和年龄水平或智力水平是相关的。

为什么人和人之间对同样的事情看法和认知不同呢？主要是因为每个人过去经验和认知方式不同。

例如，夫妻之间，有人成长于家庭关系亲密的家庭，有人成长于家庭关系比较疏离的家庭，来自这样两个不同家庭的人生活在一起。前者追求夫妻之间亲密无间，心理距离越近越好，而后者则希望保持适当的距离，不愿意有过多的情感互动。

又例如，在家庭中，父亲的强势和母亲的强势，对孩子未来婚姻关系的影响也是不一样的。在父亲强势的家庭中成长起来的男孩子，也比较容易强势一些和有担当一些，但在母亲强势的家庭中成长起来的孩子，则比较顺从听话，不太果敢。

每个人的学习经验或学习经历对认知也有很大的影响。一个只念小学的人，和一个读大学甚至研究生毕业的人，他们对问题的看法自然是不同的；一个高中学文科的同学，和一个高中学理科的同学，他们对问题的看法也不相同；大学里学文、学理、学工、学医、学农的同学，他们对问题的看法也不尽相同。

和学习经验不同相类似，人的职业经验不同，对事情的看法其实也不一样：一般做老师的，都有诲人不倦的耐心；做销售的都比较主动积极；做医生的都比较爱清洁卫生，做会计的都比较心细，精于计算。

认识方式不同也是人与人之间看法不一样的原因。例如，对于未来的事情，有些人倾向于看到糟糕的可能性，这样的人就显得悲观；有些人倾向于看到好结果的可能性，这样的人就显得乐观。有些人习惯于从自身找原因，无论事情的成败；有些人习惯于从外部找原因推卸责任，特别是在事情办砸后；而有些人则把成功归功于自己，把失败归咎于别人。有些人总是以最高标准来要求自己，对自己严格，对别人宽和；有些人以低标准来要求自己，对自己宽松却对别人严格。

2.2 认知行为疗法模型

所有认知行为疗法的专家都关注四个概念：**情境**或**刺激**、**认知**、**情绪**及**行为**，尽管他们对这些概念可能在用词方面有些差别。这四个概念的关系图示，就是我们所说的认知行为疗法的模型。

2.2.1 流程图模型

流程图模型也称**链式模型**，这种模型是以流程形式来描述他们的关系，是最简单的**认知疗法模型**，即情境→认知→反应（情绪、行为、生理反应）模型（见图2-1）。这个模型说明了情境是心理产生的背景因素或者说诱因，而心理活动的认知、情绪和行为三个因素中，则是先有认知，然后有情绪和行为。这个模型重点强调的是认知中介因素，也就是说认知是情绪和行为产生的基础。

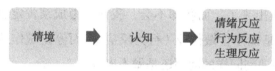

图 2-1　认知疗法模型

我们以考试焦虑为例来说明上面这个模型：学生想到即将到来的考试，出现担心考试结果不理想的认知，于是产生了焦虑情绪，停止了看书的行为，胸部有一种压抑感的生理反应。这个模型描述了考试焦虑的一个片段：想到即将到来的考试的时候，考试可能失败的认知引发了焦虑情绪、分心行为和生理反应。

从这个模型中我们知道，即将到来的考试是不可避免的（即情境无法改变），如果我们希望缓解学生的焦虑，帮助学生避免分心行为，需要做的事情就是改变学生的认知。如果我们能够让学生认识到他还是很有希望考好的，那么他的焦虑就会缓解，就会把更多的时间用在学习上，而不是去想别的事情。

你可能在其他书中看过，有的 CBT 专家把情绪和行为对认知的反作用也包括进去了，模型中用更为复杂的双向箭头来表述概念之间的相互影响。具体那些模型图形是什么样子，在这里就不再赘述了。

认知疗法模型基础上，把行为因素考虑进去后就变成**认知行为疗法模型**。这时这个模型就变成如图 2-2 的样子：

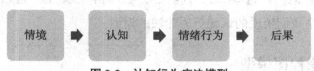

图 2-2　认知行为疗法模型

和认知疗法模型相比，这个模型里多了一个概念"后果"，就是**情绪和行为的后果**。在认知行为疗法中，除了探讨不同认知引发不同的情绪和行为外，也会探讨不同的情绪和行为引发不同的后果。因此，在这个模型中最终的后果由先后两个因素决定：首先是认知，其次是行为（含情绪）。

我们还是以上面说到的考试焦虑为例来说明。例如，学生做家庭作业时，发现有一道题思考半天也做不出来（情境），于是他想：试题太难了，但其他人肯定做出来了，而我却不会，我的月考成绩肯定会很糟（自动思维即认知）。于是他停止做作业（行为反应），而停止做作业的后果却是知识没学会，之后遇到同样的问题还是做不出来。

2.2.2　环路模型

有些书将上面这些概念做成一个环路，即情境→认知→情绪→行为→情境（见图 2-3）。这个模型想表达什么意思呢？其实有这么几点：第一，认知引发情绪，流程图模型其实也有这个意思；第二，情绪引发行为，这一点是这个模型最重要的方面；第三，行为作用于环境。

在上述的三个要点中，第二点和第三点尤其重要。我们在解释焦虑障碍和抑郁障碍的原因的时候，就会提到一个重要的观点，那就是"情绪影响行为"。

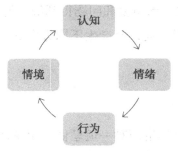

图 2-3　认知行为疗法环路模型

对于抑郁的来访者而言，当他感到情绪抑郁和低落的时候，他不会想采取积极的行动，而是会倾向于独处、卧床、看电视、不与人交往、不学习、不运动等。对于焦虑障碍的来访者来讲，他会因为感到焦虑而驱使他做某些事情。例如，有强迫洗涤的行为的来访者，他会因为担心身边的物体不干净而生病，这种担心和焦虑逐渐累积起来，他在忍受不了时就会出现反复洗涤的行为。对有社交恐怖或社交焦虑的患者而言，一旦参加社交活动，他们就会感到非常焦虑，而这种焦虑会导致他们采取回避行为，也就是尽量不再参加社交活动。

流程图模型中的"行为影响后果"这部分，在这里就变成了"行为作用于情境"，结果就是情境改变，于是又引发新一轮的认识行为活动循环。

我们以上面提到的有考试焦虑的学生为例，看看环路模型和流程图模型的区别在哪里。首先，学生发现一道题做不出来（情境），于是他想：试题太难了，但其他人肯定做出来了，而自己却不会，月考成绩肯定会很糟（认知）。这个想法引发沮丧的情绪反应，沮丧情绪导致他停止做作业，把手机拿出来玩（行为）。这样做的后果就是这个作业题并没有被做完与学会，这就构成了新的情境。当他再一次面对不会做的作业的情形时，会加深他原来的认知：自己的月考成绩会很糟糕，这让他变得更加沮丧，更不愿意做作业。

假如他改变自己的认知：尽管自己不会，但我可以向别人求助。在这样认知的基础上，他会产生希望感，这种希望感会促使他采取向别人求助的行为。而求助的结果很可能就是问题得以解决。

问题没有得到解决的新情境和问题得到解决的新情境有本质不同，后续引发的认知也会有所不同，会产生不同方向的循环。前者是恶性循环，后者是良性循环。

2.2.3　T字模型

上面我们提到这个学生面对一道题做不出来时，他想：试题太难了，但其他人肯定做出来了，而自己却不会，月考成绩肯定会很糟。为什么他会认为自己做不出来而别人做得出来呢？

当年我们在学校读书遇到难题时是不是也像他那么想。我想不同的读者应当有不同的想法。为什么遇到难题时人们的想法会不同呢？答案不应当从情境中去思考，而是应当从别的地方来寻找。

贝克认知疗法所创造的T字CBT模型正好回答了上面这个问题（见图2-4）。这个模型是在原有认知模型的基础之上的一个叠加。这个模型的最重要的地方是T字形的一竖，这一竖解释了表层的认知（即自动思维）的来源，它说明为什么对于相同的情景，不同的人却可以有不同的认知的原因。

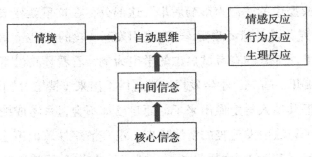

图2-4　认知行为疗法T字模型

T字模型中，人的认知可以分为三个层次：自动思维、中间信念与核心信念。自动思维是具体情境中的具体认知，中间信念是具体某个心理领域（或侧面）的一些心理策略，核心信念则是有关自我、他人和世界的最一般、最概括性的认识，后者比前者更为抽象，这三个信念是由具体到抽象的关系。核心信念决定中间信念，中间信念决定自动思维，自动思维归根结底是由核心信念决定的，这三个信念又是决定与被决定的关系。

回到前面这个例子，这个学生为什么会认为自己：题目做不出来，月考考不好？这是因为他的核心信念，他的核心信念是"自己是无能的"（至于为什么是这样的核心信念，在这里不做分析，我们只把答案告诉给大家）。自动思维是核心信念的具体体现（或者说被核心信念决定），一个认为自己是无能的人，在面对难题的时候认为自己做不出来而别人能够完成，这就是非常自然的思考方式。

认知行为疗法给人的印象（特别是给精神分析学派的印象）是治标不治本的，其实认知行为疗法既治标也治本。

在 T 字型的模型中，纠正表层的自动思维就是治标。这是因为具体情境中的认知改变了，来访者的情绪问题解决了，来访者的行为也就改变了。而行为的改变也就促使问题情境得以解决。

在认知行为疗法看来，造成来访者心理问题的直接原因是自动思维，而决定自动思维的则是核心信念。如果只解决自动思维而不解决决定它的核心信念，心理咨询当然只做到治标而没有治本。

但如果我们去解决来访者所存在的负性核心信念，把负性的核心信念转变为正性的核心信念，就是在根本解决问题。

在上面学生考试焦虑的例子中，如果我们能通过咨询最终修正学生的负性核心信念（我是无能的），把它转变为正性核心信念（我是有能力的），那么学生的考试焦虑就能得到根本解决。考试时他不会再焦虑，甚至在未来工作后面临巨大的工作压力时，他也不会焦虑。

2.3 实证效果说明

认知行为疗法作为最主流的心理咨询与治疗流派，在欧美各国得到了最为广泛的应用，也是被医疗保险和商业保险所认可的心理咨询流派和方法。认知行为疗法具有广泛的治疗范围，能够治疗绝大多数心理疾病。

从 1977 年发表第一个认知行为疗法治疗效果研究报告以来，已经有500 多个研究结果证实了认知行为疗法在各种不同精神障碍、心理问题和身心疾病的治疗中具有良好的效果。表 2-1 列出了认知行为疗法能够成功治疗和解决心理疾病的范围。

表 2-1　认知行为疗法能够成功治疗的障碍清单（部分）①

精神障碍	心理问题
重度抑郁障碍	
老年抑郁症	
广泛性焦虑障碍	
惊恐障碍	
广场恐惧症	
社交恐惧症	
强迫症	婚姻问题
品行障碍	家庭问题
物质滥用	病理性赌博
注意力缺陷多动障碍	复杂性哀伤
健康焦虑	看护者痛苦
躯体变形障碍	愤怒和敌意
进食障碍	
人格障碍	
性侵犯者	
习惯性障碍	
双相障碍（伴随药物治疗）	
精神分裂症（伴随药物治疗）	

从表 2-1 中我们看到常见的精神障碍（左边一列），也就是精神科医生药物治疗的疾病，是可以用认知行为疗法去解决的。上面说到的抑郁障碍、广泛性焦虑、惊恐发作、恐惧症、强迫症、物质滥用、进食障碍、人格障碍等，以及特别提到的重性精神疾病如双相障碍和精神分裂症可以在药物治疗的同时辅以认知行为治疗。

"心理问题"一列，其实就是我们常说的心理咨询中常见的问题。婚姻问题、家庭问题、情绪问题和行为问题等方面，都是可以透过认知行为疗法的方式来解决的。

心理疾病的咨询和治疗有许多不同的流派，例如，大家熟悉的心理动

---

① 贝克.认知疗法：基础与应用［M］.张怡，等，译.北京：中国轻工业出版社，2013：5.

力学流派或精神分析学派、认知行为疗法学派、存在人本主义学派、家庭治疗学派等，这些学派对精神疾病的治疗效果如何呢？有人也进行了相关的比较研究（见表2-2）。

表2-2　认知行为疗法疗效有效性的证据

疾病	认知行为疗法	人际关系疗法	家庭干预疗法	心理动力疗法
抑郁症	√	√	◎	?
惊恐发作	√	◎	◎	◎
广泛性焦虑症	√	◎	◎	◎
特定恐惧症	√	◎	◎	◎
社交恐惧症	√	◎	◎	◎
强迫症	√	◎	◎	◎
创伤后应激障碍	√	◎	◎	?
厌食症	?	◎	?	?
暴食症	√	◎	◎	◎
（部分）人格障碍	√	√	◎	√
精神分裂症	?	◎	√	◎
双相障碍	?	◎	◎	◎

注：√疗效明显的证据；? 疗效部分有证据；◎缺乏有效证据。

　　表2-2[①]比较了四种疗法对常见精神疾病的治疗效果的证据。在上面所列的 12 种精神疾病中，认知行为疗法对 9 种疾病有疗效明显的证据支持，另外 3 种疾病也取得了部分有效证据。而人际关系疗法，这个源自于精神分析学派的疗法，只在抑郁症（顺便说，这个疗法就是从治疗抑郁症当中提出来的）和部分人格障碍上有疗效的支持证据。其他 10 种疾病就没有相应的支持证据了。而家庭干预疗法，这个来自家庭治疗学派的疗法，则只在精神分裂症方面有疗效的支持证据，厌食症方面具有部分疗效支持证据。心理动力疗法，这个在国内极具影响力的心理治疗流派，在疗效的实证研

---

　　① 韦斯特布鲁克.认知行为疗法：技术与应用［M］.方双虎，等，译.北京：中国人民大学出版社，2014：17.

究方面得到证据表明人格障碍治疗是有效的，其他疾病如抑郁症、创伤后应激障碍和厌食症有部分有效支持证据。

综合看来，认知行为疗法对绝大部分成人的心理疾病治疗是有效的，与其他疗法相比，认知行为疗法得到了更多方面的证据支持。

表2-3将认知行为疗法与药物治疗和其他疗法进行了比较[①]，并且就认知行为疗法在治疗疾病中的有效成分进行了归纳。在上表所列的 20 种精神疾病中，认知行为疗法均有肯定的效果证据，其中在特定恐惧症、社交恐惧症和惊恐障碍方面认知行为疗法被列为首选。

表 2-3　不同精神障碍或问题的疗法总结

疾病	治疗	肯定效果	相对于药物治疗效果	相对于其他心理治疗的效果
单相抑郁	CBT	+	+	~
双相障碍 *	CBT	+		=
特定恐惧症	暴露和认知重建	++	+	+
社交恐惧症	暴露和认知重建	++	~	~
强迫障碍	暴露和反应阻止；认知重建	+		+
惊恐障碍	暴露和认知重建	++	~	+
创伤后应激障碍	暴露和认知技术	+		=
广泛性焦虑障碍	CBT	+	+	+
神经性贪食	CBT	+	+	+
暴食症	CBT	+		=
神经性厌食	CBT	+	+	=
精神分裂症 *	CBT	+		+
婚姻问题	CBT	+		~
愤怒和暴露侵犯	CBT	+		
性侵犯	CBT	+	-**	+
慢性疼痛	CBT	+		~

<hr>

① 杠布森.认知行为治疗手册［M］.李占江，译.北京：人民卫生出版社，2015：52.

疾病	治疗	肯定效果	相对于药物 治疗效果	相对于其他心理 治疗的效果
边缘性人格障碍	CBT	+		~
物质滥用障碍	CBT	+		=
躯体形式障碍	CBT	+	+	+
睡眠障碍	CBT	+	+	+

注：++ 表示首选的治疗方法；+ 表示阳性证据；= 表示疗效大致相当；~ 表示证据不明确；- 表示阴性证据。

* 表示 CBT 通常作为药物治疗的辅助治疗。

认知行为疗法对这些疾病的有效成分的研究中，特定恐惧症、社交恐惧症和惊恐障碍三种疾病的 CBT 有效成分均为"暴露和认知重建"；强迫障碍的有效成分为"暴露和反应阻止"加上"认知重建"；创伤后应激障碍的有效成分为"暴露和认知技术"；其他疾病的 CBT 有效成分未知，CBT 技术作为整体有效，故此在表格中为"CBT"。需要注意的是，表中说明就双相障碍和精神分裂症来说，CBT 通常作为药物治疗的辅助治疗。

将认知行为疗法与药物治疗进行比较，研究结果发现：在单相抑郁、特定恐惧症、广泛性焦虑、神经性贪食、神经性厌食、躯体形式障碍和睡眠障碍方面，认知行为疗法优于药物治疗。

将认知行为疗法与其他心理治疗效果比较，研究结果发现：在特定恐惧症、强迫障碍、惊恐障碍、广泛性焦虑、神经性厌食、精神分裂症、性侵犯、躯体形式障碍和睡眠障碍方面，认知行为疗法更有优势。

大家也许会好奇，为什么在上述研究中没有常见的心理问题（如婚恋情感、亲子教育、职业压力等）的 CBT 治疗效果的证据呢？

前面几个表当中所罗列的精神疾病实际上是精神科医生的工作对象。这些精神科医生或者学者需要发表研究报告，具有研究动机，将心理治疗与药物治疗进行比较，将心理治疗与其他心理治疗方法进行比较，是他们研究选题之一。

而常见的心理问题，如婚恋情感、子女教育、职场压力和职场关系这样的问题，通常是由社会机构的心理咨询师来完成。这些心理咨询师少有发表研究报告的需要，因此，他们通常不会就这些心理问题进行 CBT 有效性研究，不用将认知行为疗法与药物治疗进行比较，也不用将认知行为疗法与其他心理治疗方法进行比较研究。他们需要做的是进行案例报告，或者写作来发表自己的观点。

从上面 3 个表的分析，我们可以做合理的推论：如果认知行为疗法对重性精神疾病是有效的，那么它对于程度更轻的常见心理问题自然也是有效的。

鉴于认知行为疗法具有广泛的适用范围，能够咨询或治疗的心理疾病，我们成立了以认知行为疗法为技术核心的昭良国际认知行为心理中心（简称昭良心理），这个中心将在国内各大中城市的大众中开展心理咨询服务。凡是认知行为疗法能够解决的问题，我们都能处理，不能解决的问题就交给医院和其他心理咨询学派的机构解决。

2.4　认知行为疗法的特点与优势

相对于其他心理咨询流派，认知行为疗法具有如下特点。这些特点甚至是认知行为疗法所独有的。这些特点也正是它能成为心理咨询流派之首，被广泛使用的原因。

2.4.1　聚焦问题，目标导向

认知行为疗法是针对来访者存在的问题，采取相应的技术手段加以解决，以实现预期的咨询目标。

有来访者来到咨询室，坐下来后对咨询师说，自己看过很多心理咨询方面的书籍，如精神分析的书籍、认知行为疗法的书籍、催眠方面的书籍等，有些咨询师会这么想，"他跟我说这些是什么意思呢？是想表明他比我还懂心理咨询吗？"说不定咨询师和来访者就较起劲来。其实大可不必，咨询师只需要对来访者说："你希望我帮助你解决什么样的问题呢？"

和其他心理咨询的理论相比，认知行为疗法首先关注来访者当下存在什么问题，然后针对存在的问题确定明确的咨询目标。明确咨询目标后，所有的咨询活动都围绕目标实现而进行。

在聚焦问题方面，认知行为疗法关注来访者存在哪些问题。咨询师需要从各个方面详尽了解来访者是否存在问题以及问题的严重程度。例如，睡眠问题、饮食问题、性功能问题等心理生理方面问题，焦虑、抑郁、恐惧、沮丧等情绪方面的问题，学业、职业、人际交往等方面的问题，以及与孩子的关系、与配偶的关系与父母的关系等方面的问题。

这里需要注意，**认知行为疗法关注的是当下存在的问题，而不是过去的问题**。例如，与父母关系的问题，咨询师需要讨论的是来访者当下与父母之间的关系存在什么问题，而不是把重点放在来访者与父母在其童年时代的纠结与恩怨。虽然现在是过去的延续，但认知行为疗法重点讨论的是当下的问题。

一旦我们明确此刻需要解决的问题有哪些，接下来的工作就是确定咨询的目标。在认知行为疗法看来，目标就是问题的另一个方面，或者说，目标就是问题解决之后的样子。我们可以把问题看成起点，把目标看成是终点。如果仅有起点而没有终点，我们就并不知道该向何处去。因此，认知行为疗法要求咨询应当有明确的咨询目标，这个目标应当是具体的、可实现的、可观察的。

例如，一个来访者有睡眠问题，有职业压力大的问题，有职场人际关系紧张的问题。那么这次咨询对应的就应当有三个方向的目标（每个问题都对应一个方向的目标）。

当然，就每个方向的目标而言，它的具体表述可能不止一条，可能有多条。例如，睡眠问题的咨询目标可以表述为：（1）养成定时入睡和起床的习惯；（2）每周平均睡眠时间达到7小时以上；（3）学习睡前放松的技巧。又例如，针对职业压力大问题的咨询目标，可以表述为：（1）学习应对压力的放松技巧；（2）参加培训以提升相关职业技能；（3）学习团队协作或求助技能等。

2.4.2 评估引导，效果客观

心理咨询是否有效果？效果如何？这是需要客观评定的。认知行为疗法特别重视这一点。

　　明确而具体的咨询目标是咨询效果评估最客观的依据。例如，我们前面提到的改善来访者的睡眠状况，我们可以考察来访者每周平均睡眠时间是多少，如果来访者咨询前平均睡眠时间不到 6 个小时，经过 3 个月咨询以后他的平均睡眠时间达到 7 个小时以上。这表明咨询效果改善，而且达到了预期的咨询目标。

　　这样客观的、以数量为指标的咨询目标，就要比那些抽象的表述要好得多。例如，有人以个人成长为目标，有人以天赋的发挥为目标，有人以生活幸福开心为目标。这样的目标就不具有客观性，也许咨询的一方认为咨询已经见效，但另外一方却认为没有达到预期。解决这个问题的办法就是**要用客观变化和量化指标来描述咨询目标**。

　　除了设定明确的可量化的咨询目标以外，认知行为疗法在咨询过程中还需要及时进行评估，本次会谈是否有效，效果如何？最常见的评价内容是对信念和情绪进行评估。

　　例如，一位来访者不敢向别人表达请求，是因为他觉得别人会拒绝他，因而对请求感到焦虑。认知行为咨询师帮助来访者之前，往往会邀请来访者对其想法和情绪进行评分，这个评分通常是要求来访者以 0~100% 的某个数进行评估。假如，这位来访者干预前对他的想法“如果表达请求，别人会拒绝我”的相信程度是 100%，焦虑情绪的程度是 50%。在得到最初的评估分数后，认知行为治疗师开始运用相应的技术对这个想法进行处理，并对行为方式进行调整。干预结束后，咨询师会再一次邀请来访者评分。如果这次的评分结果是对“如果表达请求，别人就会拒绝我”的相信程度降为 50%，焦虑情绪降为 30%。这就说明刚才的干预是有效的，因为它降低了来访者对负性想法的相信程度和负性情绪的程度。

　　但因为来访者的这个想法的相信程度还没有达到认知行为疗法所要求的标准（通常情况下认知行为疗法要求来访者对旧信念的相信程度降低到 30% 以下，消极情绪的程度要降低到 20% 以下），所以需要继续咨询下去。直到得到我们期望的结果为止。

　　由此可见，认知行为疗法非常注重评估，这不仅可以客观地描述心理咨询和治疗是否达到预期的目标，也可以帮助我们判断这次的会谈是否有用有效。评估还可以帮助我们判断某个信念或者某个话题是需要继续还是结束。

2.4.3　时间限制，短程高效

认知行为疗法"聚焦问题和目标导向"的特点，使得咨询的会谈围绕来访者问题和咨询目标进行，与求助问题和目标无关的话题就不在会谈之中。这样就能够节约会谈的次数和时间，咨询也变得更短而且效果更好。

例如，当我们以夫妻关系问题作为咨询的求助问题，以改善夫妻关系为咨询目标的时候，咨询会谈就会围绕夫妻间互动和夫妻关系与感情等方面进行，我们就不会花时间去讨论来访者是否需要健身减肥，也不会去讨论职业发展规划之类的问题。因为这两个问题并非咨询问题和目标，除非你更新咨询目标，把这两个问题包括在内。当然，你一旦更新咨询目标就意味着咨询的疗程会变长。

认知行为疗法能做到短程高效，主要原因有这几个方面：（1）围绕求助问题和咨询目标开展工作，把会谈的时间聚焦在问题的解决上；（2）制订咨询计划与方案，并按计划进行每次会谈；（3）每次会谈开始之前，设置议程避免话题跑偏；（4）限制每次的会谈时间。

对许多咨询派别来说，下次咨询会谈会讨论什么话题是未知的，而认知行为疗法并非如此，因为认知行为疗法的会谈是按计划进行的，下次会谈的内容其实早就在计划之中了。有计划进行会谈要比随机应变的会谈的效率更高。

针对每次会谈，认知行为疗法都会进行议程设置，即咨询师和来访者一起商量今天讨论话题的清单，并从清单中挑选出优先讨论的话题。一个话题讨论完以后再从清单中挑选其他话题进行讨论。这样一来，我们就可以确保重要的话题得到优先讨论。如果不这样做，而是随意地开始一个话题的讨论，就可能出现咨询时间结束时，来访者还有更重要的话题需要讨论而不得不延时的情形。

正规的心理咨询都是在限制时间之内进行会谈，并不是需要谈多久就谈多久。我曾听说一位咨询师与来访者谈了一个上午，用了将近 4 个小时的时间，很显然，这位咨询师表现得非常不专业，没有受过严格的咨询师训练。一次心理咨询的会谈，国外一般的时间长度为 45 或 50 分钟，国内有人实行的是 60 分钟。不管是 50 还是 60 分钟，咨询都是有时间限制的，不能随意延长。

正是因为认知行为疗法的高效会谈，所以一般的心理问题都能在 20 次会谈以内得到解决。这样一来，来访者的费用负担就减轻了，不像有些心理治疗动不动就要 50 次以上，甚至要用两三年的时间。短程高效的认知行为疗法的会谈能够促使心理咨询更为普及，让更多的社会大众享受到心理咨询的服务，促进国内心理咨询健康水平的提高。

2.4.4　咨询笔记，家庭作业

如果从咨询的外部表现来看，认知行为疗法有两个显著的特征：其一是需要做咨询笔记，其二是需要完成家庭作业。

在咨询会谈中，有些来访者得到了咨询师的共情和理解，把多年积压在心里的委屈或憋屈倾诉出来，边说边流眼泪，甚至有人放声大哭。看到这样的情形，有的咨询师感到很满意，因为咨询有了效果——来访者情绪得到宣泄。有的来访者在咨询会谈和讨论中显得非常开心，看到这样的情景，有的咨询师感到非常满意：来访者心情好，说明咨询有效果。

无论来访者在咨询室内流泪哭泣还是开怀大笑，但是当他离开咨询室以后还可以做什么呢？如果你拿这个问题去问咨询师，他可能没法回答你。如果你问来访者，他可能也想不清楚自己的收获或者收益到底是什么？

如此一来，一场畅所欲言、随心所欲的会谈，到底能给患者带来多大的收获和改变，其实是未知的。

认知行为疗法的会谈不会注重来访者的情绪变化，把来访者情绪的变化看成是咨询效果的体现。我们注重来访者的认知改变和行为改变，帮助来访者巩固这些改变。具体的形式就是我们开头讲的咨询笔记和家庭作业。

在认知行为疗法会谈中，来访者和咨询师都需要把当前会谈的内容要点或者咨询的收获记录在本子上，这个本子就叫咨询笔记。有了咨询笔记，来访者在离开咨询室以后，可以回顾笔记上的内容。当他回顾这个笔记的时候，他就知道这次咨询的收获是什么，他明白了什么。不仅如此，回顾咨询的行为，还能加深对会谈过程的印象，这使得后面的会谈不用花很多的时间巩固前面讲过的内容，这样一来，整个咨询会谈的疗程就可以缩短。

家庭作业是认知行为疗法的最大特色，也是它区别于其他心理咨询学派的重要所在。认知行为疗法认为，改变不仅要在咨询室发生，也要在生活中发生，如果我们能指导来访者在生活中改变，那么来访者改变的效率就会提高，整个疗程就会缩短。

认知行为疗法倾向于在结束咨询后，给来访者布置一些家庭作业，要求来访者在生活中，努力去实施行为改变。一旦行为改变带来预期的效果，那么来访者的认知改变就得到巩固，他所面临的问题情境就得到了解决。

第 **3** 章
咨询过程

心理咨询在我国并不普及，很多人并没有心理咨询经历，不了解心理咨询是怎样的一个过程。他们以为心理咨询就是："我提出一个问题，你告诉我怎么办就可以了。"

例如，有些家长一上来就问："我家孩子写作业拖拉怎么办？"有的妻子见了咨询师就说："老公有外遇了，我怎样挽救婚姻呢？"有来访者问咨询师："我抑郁了怎么办？"还有来访者问咨询师："我有恐惧症怎么办？"在来访者说出了自己心中的问题和困惑以后，会希望咨询师立刻告诉自己该怎么办。就像老师在课堂上提出一个问题后，希望学生能够回答一样。

其实，心理咨询并不是仅仅寻求一个答案，而是问题解决的过程。如果用一个比喻来说的话，心理咨询不像是去医院开药，而像是在医院做手术。即使咨询师告诉你了这个问题怎么办，你也做不到。因为你不具备自己解决这个问题的能力和方式方法，而是需要在咨询师的引导下逐步解决问题。这就像病人可以自己服药，但没法给自己做手术一样。

3.1 咨询进程

3.1.1 评估性会谈

心理咨询的第一步就是评估性会谈。评估性会谈就是对你的问题做出一个判断，明确心理问题的类别，判断能否通过心理咨询解决这个问题。在这个过程中，咨询师需要围绕你的问题了解相关的信息，甚至谈到你的原生家庭、你的童年等相关内容。

除会谈外，还需要完成一定的心理检查（这一点和医院的检查一样），也就是需要完成一定的心理测试，心理测试项目的内容会根据你的问题而定。

咨询师根据会谈结果和心理检查结果，对你的问题做出判断。如果你的问题不属于心理咨询范围，她会建议你去精神科医院或其他地方寻求帮助；如果你的问题属于心理咨询范围，但她并不擅长，她会给你转介其他心理咨询师；如果你的问题她能解决，咨询师会和你讨论咨询的目标（也就是心理咨询的结果），然后会告诉你咨询计划和时间安排等方面内容。

评估性会谈通常需要 1~3 次，问题比较单一且患病时间短的个案一般仅需要一次会谈，而那些病史比较长且问题涉及面广的个案就需要多次会谈。

3.1.2 咨询性会谈

进入咨询性会谈阶段，心理咨询才正式开始，咨询师会和你一起解决你的面临的问题。咨询师按照疗程进行心理咨询，为此来访者需要按照疗程付费。一般而言，CBT 的一个咨询疗程为 7 次（或小时）左右。

来访者需要多长的疗程来解决问题呢？这与咨询问题的严重程度和病程有关，一般需要 1~3 个疗程，个别情况可能需要更长的疗程。大致来讲：

- 存在问题越多，疗程越长；
- 问题持续时间越长，疗程越长；
- 涉及原生家庭、童年经历，疗程更长；
- 涉及深层的性格问题，疗程更长；
- 如果有共病，疗程更长；
- 咨询期间出现新问题，疗程就会延长；
- 咨询目标改变，疗程就会延长；

• 发现新问题需要解决，疗程就会延长。

此外，来访者的求助动机、改变意愿、个人领悟能力、行动力以及与咨询师关系密切程度也会影响到疗程长短。

随着咨询目标逐步达成，心理咨询就进入尾声，也就是结案阶段。

咨询结案主要内容包括回顾咨询过程，总结咨询收获，展望未来，协助来访者把学到的东西应用到未来的实践中，预防疾病的复发，应用所学的技能处理生活中的新问题。

结案并不意味着咨询关系的结束，只是进入了由来访者独立处理问题的时期。以前是咨询师陪着你走，现在是你一个人独自前行。故此，在来访者独立前行之前，咨询师需要告知其有关的注意事项。

咨询结案一般要安排 1~2 次会谈时间。

3.1.3　巩固性会谈

巩固性会谈一般为 1~3 次，每次时间间隔为 3~6 个月。

有些心理或精神疾病有复发的可能，特别是遇到新情况、新问题的时候。为了降低复发的可能性，精神科医生会建议病人坚持用药来降低复发的可能性，而心理咨询则是通过巩固性会谈来降低来访者复发的可能性。

每天都是新的一天，来访者在咨询中学到的技术方法解决了过去存在的问题，但来访者能自觉地应用这些方法来解决新问题吗？这就不一定了。如果来访者能够回来与咨询师进行巩固性会谈，从咨询师那里获得支持，学到解决新问题的方法，就能最大限度地保持健康生活。

3.2　咨询阶段

在咨询性会谈阶段，我们按照先治标后治本的原则，先处理心理问题的具体临床表现，即心理问题的具体情境及相应的情绪和行为问题，然后再处理来访者功能失调的认知和行为模式，最后处理来访者源于童年的、心理问题的疾病根源——核心信念，即先处理自动思维，然后处理中间信念，最后处理核心信念。

我们先看一个案例，一位女士来到昭良心理北京中心求助，主要原因是女儿早恋不听劝阻，自己忧心女儿恋爱会影响学习，前途被毁。下面是经过评估性会谈搜集到的个案基本资料。

基本信息：

张女士，46岁，系某公司中层干部。该女士育有一女，女儿15岁，在某重点中学读高一。

个人陈述：

一个多月前，我在为女儿整理房间时，发现她的床单下藏着几张她和一个男生比较亲密的合影。我认识那个男生，他是他们班的体育委员，很受老师和同学的喜欢。我的直觉告诉我，女儿和这个男生恋爱了，我当时很生气。小小年纪不好好学习，谈什么朋友。女儿放学回家后，我拿出相片和她对质，她承认了。

我和丈夫都很生气，丈夫骂女儿"不要脸"，还要伸手打她。我想女儿这么大了，打她也没用，就拦住丈夫。对女儿好言相劝，可她根本听不进去。后来我跟随观察并在学校调查，发现她还和那个男生密切来往。我和丈夫商量干脆给女儿转个学校，把他们拆开。女儿知道后急了，威胁我们说："如果敢给我转学，我立马就离家出走，不再上学了。"我们担心把孩子逼急了，她会什么都干得出来。

现在她的眼里好像只有男朋友，哪里还有我们父母。

我的女儿以前很听话、很乖，不知道现在怎么变成了这个样子。她的成绩一直不错，我们都相信她一定能考上重点大学，有个美好的未来，可现在出了这样的事情，我觉得一切都完了。

这段时间自己老想着女儿这件事情。要是到放学回家的时候，女儿还没有回家，我就会想女儿会不会和那个男生约会去了，担心她和那个男生做出蠢事。女儿在房间看书，有时自己从外面经过的时候，心里会忍不住想，女儿恋爱会影响学习，孩子的大好前程就这样被恋爱毁了，将来怎么办呀。躺在床上睡觉的时候也经常东想西想：自己不能眼看着女儿的未来被毁，一定要做点什么才好，可女儿不听我的。心里常感到十分着急。

个人成长史：

张女士在家中排行老大，有一弟一妹。父亲任某煤矿书记，母亲为小学教师。她从小规矩懂事。上学后，张父要求严格，觉得自己的女儿必须优秀，要求考第一。她自述小时候自尊心强，追求完美，做事谨慎小心。学习上一直名列前茅，成绩很少掉下过前三名。恢复高考后，她通过自己的努力以优异的成绩考入省内的一所名校。毕业后分配到现在的工作单位，由于毕业自名牌大学，能力又强，从开始就受到领导重视，加之自己工作努力，业绩突出，35 岁就被提拔为单位的中层干部，成为单位最年轻的中层领导。

我们以上面的个案为例说明 CBT 咨询的阶段安排。在这个案例中，我们首先要处理的是自动思维，然后是中间信念，最后是核心信念。

3.2.1 自动思维阶段

自动思维阶段首要的事情是确定自动思维的内容，要进行相应的概念化。从上面的会谈资料中，我们可以有三个自动思维的概念和内容。我们列一个表（见表 3-1）来显示。

表 3-1 确定自动思维内容

情境	自动思维	情绪
放学时，女儿到点未回家	和男生约会了，做出蠢事	担忧
女儿在房间看书，自己从外面经过	恋爱会影响学习，大好前程被毁	焦虑
躺在床上，想到女儿恋爱	女儿的未来被毁了，自己要做点什么才好，可女儿不听自己的	着急

自动思维阶段的主要任务是，处理来访者的情绪并解决相应的问题情境。在这个个案中，CBT 咨询师首先要解决的是母亲的担忧和焦虑情绪，并助其恰当地应对女儿恋爱这件事情。

按照认知行为疗法的基本理念，自动思维是引发情绪的直接原因。认知行为治疗师聚焦来访者的自动思维，并针对自动思维开展工作。在上面的例子中，认知行为治疗师就来访者提到的自动思维，应用认知行为的技术来进行处理。例如，第一个概念化当中的自动思维"和男生约会了，做出蠢事"，认知行为治疗师可以应用发散性思维技术处理"和男生约会了"这个想法，让来访者认识到女儿除了约会这种可能以外还有其他的可能性，如塞车、和闺蜜在一起玩、学校放学晚了等。一旦认识到存在其他的可能，她的担忧就会减少。即使女儿真的和男生约会了，认知行为治疗师也可以和来访者讨论"做出蠢事"这个想法，这时可以应用可能区域技术来加以处理，通过讨论的确存在最糟糕的可能，就是做出蠢事（发生性关系并怀孕），但也有最好的可能，如一起讨论学习、相互促进，当然最现实的可能是一起玩，发生些搂搂抱抱的身体接触的事情。通过这些讨论，则可以帮助来访者认识到自己存在过分担心的情况，这些想法的真实性不够，这样她的担忧和焦虑情绪会得到相应程度的缓解。

上面的部分属于改变认知的内容，认知行为疗法强调认知改变和行为改变两个部分，在这个案例中自动思维阶段还要指导来访者改变她的行为，就是要改变来访者与女儿沟通恋爱这件事的行为方式。如果母亲能够改变沟通方式，不是简单地要求女儿听话不再恋爱，而是表达担忧，并指导女儿处理好恋爱和学习的关系，做好自我保护的工作，待时机成熟，他们俩的关系自然就终结了，或者回归正常状态了。

一旦来访者情绪持续好转，并且女儿早恋这件事情也得到恰当解决，自动思维阶段的咨询就算结束了。当然在这里，并不是说女儿不再恋爱了，而是家长担心的"恋爱影响学习、前途被毁、做出蠢事"这样的担忧消除了，也许女儿还在恋爱，但学习没有受到影响甚至有所促进，恋爱关系保持在一个合理的度上。

3.2.2 中间信念阶段

如果来访者的问题仅仅是女儿早恋这一件事情，自动思维阶段做完了也就结束了。从评估性会谈中，我们发现母亲与女儿之间还存在关系问题。以前女儿很乖、很听话，现在变得不怎么听话了。母亲以前的教养方式如命令和要求就不再起作用了，现在需要学习平等对话和协商了。母亲和女儿之间不仅在恋爱这件事情上有冲突，在生活中的其他方面也存在冲突。要想解决母子间的冲突，改善亲子关系，这就需要进入中间信念阶段的咨询。

中间信念包含**态度**、**假设**和**规则**三个部分。从上面的资料中，我们可以发现母亲对女儿不听话这件事非常敏感，一旦女儿不听话，继续恋爱，母亲就会有"恋爱影响学习，前途会被毁"的想法，这可以概括为"女儿不听话是很糟糕的"（态度）。她发现女儿不听话，继续恋爱的时候，就想到了命令和威胁的方式——要给女儿转学拆散他们。这可以看得出来，她的行为准则是"我必须想办法让她听我的"（规则）。为什么母亲必须要让女儿听话呢？她认为："如果女儿听我的，未来就会好。"（积极假设）"如果女儿不听话，未来就糟糕。"（消极假设）上面四句话具体是怎么得出来的，请大家看后面相应的章节，在这里就不做阐述了。

依贝克的观点，在态度、规则、消极假设和积极假设中，最重要的是消极假设。母亲与女儿在恋爱及其他方面发生冲突，其重要的原因是母亲担心"如果女儿不听我的，未来就很糟糕"，即消极假设在其中发生了重要的作用。故此中间信念的咨询主要围绕消极假设而展开。

中间信念的咨询，是认知行为治疗师运用相应的技术，让母亲认识到：在某些情况下，即使女儿不听自己的，女儿自主也能够发展得挺好，未来不会糟糕。一些情况下，母亲可以通过与女儿平等协商沟通，并达成一致意见的方式来处理问题，特别是在女儿还不具备相应能力的时候，母亲还是需要让女儿听从自己的安排。这样，来访者就修正了以前的消极假设——要求女儿一切听从自己的，现在变成了在有些情况下女儿需要听从自己的这个适应性的新假设。

母亲的认知改变了，与孩子相处的方式也就发生了改变，母女间的冲突就消失了，亲子关系也就和谐了。中间信念阶段的咨询相应地也就该结束了。

3.2.3 核心信念阶段

就绝大多数的个案而言，中间信念阶段结束，整个咨询也就结束了。但有些个案还需要继续做下去，直到最后一个阶段——核心信念阶段。一般而言，那些患病时间长和问题比较严重的心理问题，咨询就需要做到核心信念阶段。例如，像抑郁症、强迫症、焦虑症、恐惧症、人格障碍等心理问题。

上面我们提到的个案做到中间信念阶段就可以结束了。但在这里为了说明如何进行核心信念阶段，我们接着把她的咨询往下说。

在核心信念阶段，我们首先需要知道来访者的核心信念是什么。在贝克看来，个体关于自我的核心信念围绕能力、关系和价值三个方面形成。有心理问题的个体，他们的核心信念是负性的，通常他们会认为自己是无能的、不可爱的、没有价值的。当然不是全部有心理问题的人都同时具有这三种负性的核心信念，有人可能有其一，有人可能有其二，有人可能全有。

就我们上面提到的这位母亲来说，她的核心信念其实是"我是无能的"。这是因为她意识到自己的女儿在恋爱，这会影响学习，未来前途也会被毁掉，但对此自己却无能为力。这些自动思维的背后就是"我是无能的"。设想她的核心信念是"我是有能力的"，你觉得她对女儿恋爱这件事情会怎么想？她会认为，女儿恋爱，可能会影响到女儿的学习和未来，自己要想办法来解决这个问题。更多关于如何确定来访者核心信念的知识在后面的章节中再讨论，这里只是简单地提出来。

认知行为治疗师确定来访者的核心信念以后，要引导来访者应用相关的认知技术来修正其负性核心信念，变成正性核心信念。让来访者认识到她不是无能的，而是有能力的。在这里治疗师通常会让来访者监控每天发生的积极的事情和消极的事情，并且纠正她对积极事情和消极事情的看法，从而得到她是"有能力的"这样的一个结论。在随后一段时间里，应用核心信念作业表这样的技术来强化这样的一个结论，来访者会逐步形成并巩固正性核心信念——我是有能力的。

一旦来访者，形成正性的核心信念——我是有能力的，当她遇到问题的时候，就不会否定自己让自己陷入焦虑和绝望中，而是会想办法去解决。一旦发现自己无论如何努力，问题都没法解决的时候，她会坦然地接受，毕竟她并不是全能的。

面对问题，既能努力寻找解决办法，又能接受失败的结局的人，才是真正心理健康的人。有了这样的心态，在未来人生中，无论遇到什么样的事情，人都不会出现心理困扰，始终保持心理健康。

我们从上面三个阶段的描述可以发现，认知行为治疗遵循"先治标后治本"的策略，先解决来访者存在的症状和表面的问题，然后再来解决症状背后的深层次问题。另外，心理咨询既可以止步于问题的表面阶段，也可以进展到问题的深层阶段，这一切都随来访者的意愿而进行。

3.3 干预流程

前面我们已经提到，认知行为治疗分为三个阶段，分别是自动思维、中间信念和核心信念阶段。在每个阶段，认知行为治疗的干预流程都包括识别、评估、评价和应用四个环节。

3.3.1 识别

所谓识别就是要找出每个阶段所需要的认知观念，自动思维阶段就是要找出自动思维和情绪，中间信念阶段要找出中间信念（态度、规则、积极假设和消极假设），核心信念阶段就是要找出核心信念。

识别来访者的自动思维和情绪，通常用提问的方式来得到。例如，"当女儿放学到点没回家的时候，你体会到什么样的心情呢？"这个问句就是用来了解她的情绪，并要求来访者对情绪进行命名的。一旦来访者能够说明自己的情绪，就可以询问她处于这种情绪的时候在想什么："当你感到担忧的时候，你在想什么呢？"

而中间信念和核心信念的识别，不如自动思维那么容易，因为它们是隐藏在自动思维后面的，但有时也会在自动思维内容中表露出来。正如有些煤矿藏在地下深层里，有些煤矿却是裸露在外一样。对于隐藏在自动思维深处的信念，我们通常使用箭头向下的技术来挖掘。这个技术我们将在后面介绍，这里只提一下技术的名字。

3.3.2 评估

认知行为治疗特别重视评估，这是因为评估可以帮助我们了解咨询的效果，并可以据此决定咨询下一步的工作计划。在认知行为治疗师看来，来访者只有认知改变、情绪改变，然后才能有行为改变，最终达到结果改变。也就是说，咨询目标的最终达成是从认知和情绪改变开始的。因此，认知行为治疗直接评估认知和情绪。

评估先在识别后进行一次，在干预（就是评价）之后再进行一次，如果心理咨询中认知改变和情绪改变的目的没有完全实现，评估还要接着进行，直到目标达成。

认知和情绪评估通常用百分数标尺法，也是用0~100%的数字来加以评分。例如，前面提到的母亲的自动思维是"（女儿）和男生约会了"，情绪是担忧。在干预前，认知行为治疗师会要求来访者对这个自动思维和情绪进行评分，假如来访者对自动思维的评分是100%（因为她完全相信），而担忧情绪的评分是50%，处于高强度水平。然后，咨询师应用认知技术（如我们前面提到的发散思维技术）进行干预，干预后再次邀请来访者对自动思维和情绪进行评估。假如这次的评估结果是自动思维相信程度为50%，担忧情绪的程度是30%。表明心理咨询的会谈是有效的，它降低了自动思维的相信程度和情绪的程度，但这个会谈并没有完成最终的目标，还需要在未来的咨询中，继续讨论这个自动思维。

在认知行为的治疗中，我们对于认知和情绪改变的最终目标的通常要求是：旧信念（即来访者原有的自动思维、中间信念和核心信念）要下降到30%以下，新信念（即替代原来自动思维、中间信念和核心信念的思维或信念）要提高到90%以上，并稳定维持在这个水平，消极情绪要下降到20%以下。

如果认知和情绪的改变没有达到我们的预期标准，心理咨询仍将就这个话题进行下去；如果已经达成这个目标，我们将讨论另外的话题或者结束咨询。

3.3.3 评价

评价在这里其实就是干预的意思，它要求认知行为治疗师应用技术去处理来访者的认知、情绪和行为。这里之所以用评价这个词，是因为来访者的自动思维也许是正确的，如果用矫正这个词就暗含了"他的想法是错误的"意思。

在评价环节，就是应用认知技术来改变来访者的认知、改变来访者的行为和情绪。具体用什么技术，怎么去改变这些内容，在后面的章节我们再介绍，这里就不赘述了。

3.3.4 应用

应用在这里有两层含义。

其一，来访者把咨询会谈对某个议程（某个问题情境）的认知改变的内容和行为改变任务应用到实际生活中，遇到相同的问题情境时用新的认知内容和行为反应，替代原有的认知和行为，使得来访者的情绪好转且问题得到解决。简单来说，就是把咨询会谈中讨论的内容应用到实际生活中去。

例如，一位来访者登台演讲时很紧张，他认为人们会看出他的焦虑，并且因为看扁他，于是他总是低头念稿不敢看大家。在咨询过程中，咨询师和来访者一起针对自动思维"别人会看出焦虑并且看扁他"进行处理，得到新的认知内容（即替代思维）"或许会有个别人会注意到自己的焦虑，但没有人会看扁自己，人们更有可能的想法是认为自己缺乏演讲经验，所以自己应当把注意力集中在演讲任务上，不用关心别人的反应。"咨询师建议他不要低头念稿而是抬头目视前方。在咨询室，咨询师与来访者做角色扮演，当来访者尝试这样思考的时候，情绪就好多了，也自如多了。咨询师建议来访者在实际演讲中这样去想这样去做。

其二，来访者将学会的认知技能应用到自己的生活中，提升自己应对生活问题的能力和水平。例如，在自动思维阶段，咨询师会教导来访者识别和评价自动思维，来访者需要在生活中去应用这些技术，当自己情绪改变时候，去识别自己的思维，并用评价自动思维的技术去处理自动思维。一旦来访者能够掌握这些认知技能，自己就可以成为自己的咨询师了。在中间信念和核心信念中都有相应的认知技术需要来访者去学习、掌握和应用。

第 **4** 章
评估性会谈

　　评估性会谈是整个心理咨询过程的最初阶段，它的目的或者任务是了解来访者面临的问题，搜集相关资料，对问题做出判断，并据此确定咨询目标及制订咨询计划。咨询师的评估性会谈与医生在给患者开药、打针或手术前，需要对患者的病情进行全面了解以做出病情诊断类似。

　　只有完成了评估性会谈，心理咨询才能正式开展。

4.1　会谈任务

　　评估性会谈通常需要 1~3 次的会谈。一般而言，病情比较轻、患病时间短、症状比较少，1 次会谈就可以；如果来访者患病时间长、病情比较严重，那么可能就需要多次会谈。

　　评估性会谈的任务有五项：

　　（1）建立咨询关系；

　　（2）会谈结构化；

　　（3）搜集资料，做出诊断；

　　（4）个案概念化；

　　（5）明确咨询目标。

　　有关心理咨询效果的研究表明，心理咨询关系是影响咨询效果最重要的因素。所有的心理咨询（无论什么流派）都非常强调咨询关系的重要性。因此，在咨询初期，咨询师应该着力去建立并且巩固咨询关系，取得来访者的信任。

在建立咨询关系方面，咨询师应当本着人本主义的态度，耐心倾听来访者的叙述，尊重来访者的感受和想法，及时处理来访者的不满情绪，并且给予其真诚的理解和共情，给予其温暖的人性关怀。

会谈结构化，就是在会谈的开始对本次会谈的内容安排做相应的说明，让来访者在会谈开始就明了今天会谈的任务是什么，明了整个咨询阶段的安排，调整来访者对于心理咨询会谈的预期。

会谈结构化通常涉及两个方面，第一个是今天会谈的主题和任务，第二个是整个心理咨询会谈的安排。就第一个方面来说，咨询师需要告诉来访者，今天的主要任务是搜集资料和做出诊断，会向来访者了解相关的许多问题，会谈结束以后做出结论。就第二个方面来讲，咨询师需要告诉来访者，本次会谈属于评估性会谈，任务是搜集资料并做出诊断，从下一次开始就着手解决来访者面临的问题，进入咨询性会谈阶段；如果咨询目标达成，最后还需要进行一次巩固性会谈。

搜集资料和做出诊断，是评估性会谈的最重要的任务。咨询师通常需要根据来访者的主诉，了解问题的起因、症状、严重程度等相关内容，并据此对问题做出判断。

个案概念化也是评估性会谈中的重要任务。所谓个案概念化，就是应用认知行为疗法的模型去理解来访者问题的过程。通过概念化，咨询师知道了来访者的病因，心理问题发病机理，知道了这些，咨询师可以应用适合的技术去解决来访者的心理问题。

所谓**明确咨询目标**，就是咨询师在搜集资料、做出诊断并完成个案概念化以后，告诉来访者，心理咨询最终努力的方向和结果是什么。此外，咨询师还应当告知来访者，心理咨询大致需要多少次，咨询多久进行一次等内容，方便来访者做出是否继续咨询的决策。

来访者一旦决定继续咨询，心理咨询才正式开始，也就进入到咨询性会谈阶段。

4.2　会谈结构

我们在前面说过认知行为治疗的会谈结构包括开始环节、中间环节和结束环节三个部分。评估性会谈由于其主要任务是搜集资料、做出判断和进行概念化，故而与一般的会谈结构有所不同，下面我们介绍一下评估性会谈三个环节的主要内容。

4.2.1　开始环节

对许多人而言，迈出寻求帮助的第一步是让人望而生畏的，我们都遇到过这样的来访者，他们会反复考虑数月甚至数年之久才能真正打电话寻求咨询。因此，咨询师对于来访者的处境，及其可能感到不安或者尴尬要十分敏感，这非常重要。

第一，在开始环节，咨询师首先需要做的事情就是欢迎来访者的到来，并且表达对其心情的理解和共情。你可以这样告诉他们："非常高兴接到你的电话，作为咨询师，我知道告诉别人自己的隐私和极其苦恼的事情是多么不容易。"你还可以将来访者的顾虑正常化，例如，"你现在遇到的问题与我们诊所的很多人遇到的问题相似。"并且让他们放心，你会竭尽全力帮助他们。当来访者开始真正诉说的时候，对他们保持理解、冷静、无偏见的态度就可以了。一旦确定了这种氛围，绝大多数来访者，都会愿意继续向你叙述他们的问题。

第二，咨询师需要介绍本次会谈的结构，将会谈结构化。首先要让来访者了解，本次是评估性会谈不是咨询性会谈，本次会谈的任务是搜集资料，对来访者的问题做出一个判断，解决问题要从下一次会谈开始。另外，咨询师还需要大致介绍，本次会谈需要了解的问题，避免来访者随意叙述而浪费时间。

例如，咨询师可以这样对来访者说。

璎珞，欢迎你来咨询，对你的到来，我非常高兴，我愿意帮助你解决你面临的问题。

今天是我们的首次会谈，本次会谈我们将了解相关情况，对你的问题做出一个判断，明确咨询目标和咨询努力的方向。它不是治疗性的会谈，不会马上着手解决你的问题，下次会谈我们就会开始解决你的问题，因此请你耐心些。

在会谈正式开始之前，我想给你介绍一下在今天的会谈中我会和你聊的问题：

我想知道你目前面临的问题是什么，例如，你的情绪如何，以及你的饮食睡眠等情况。

我也想知道引发这些问题的生活事件，以及对社会生活和工作等方面有何影响，及其影响的程度。

我也会询问你学习、生活和工作的方面是否存在需要关注的内容。

了解上述问题以后，我会向你了解你小时候的成长经历。

在我的问题结束后，我会邀请你聊聊你觉得需要告诉我的问题。

在会谈的结束环节，我会和你反馈这次会谈得到的信息以及说明心理咨询能否帮到你。如果能够帮到你的话，我们咨询的目标是什么，需要多少次咨询，大致需要多久等信息。

你觉得可以吗？

第三，由于在会谈中咨询师需要记笔记，以及有可能打断来访者的谈话，为此，咨询师有必要进行预告，并做出相应的解释。例如，你可以这样说：

会谈中你会发现我做笔记，主要是为了记住属于你的重要的内容，避免与其他来访者的信息混淆。要是我记混了信息，张冠李戴，把别人的信息当成你的信息就不好了。

在会谈中，我可能会打断你的谈话，这主要是为了节约时间，获取更有效的信息。要是我打断你，让你感到反感或者不高兴，你可以告诉我吗？如果你能告诉我你的感受和想法，我会非常开心。

4.2.2 中间环节

中间环节主要有两项任务：（1）搜集问题的相关资料并做出判断；（2）在这个过程中，咨询师应用认知行为疗法的心理模型对个案的情况进行概念化。

4.2.3 结束环节

在咨询师收集到足够资料以做出判断，并且完成个案概念化后，会谈就可以进入结束环节。在结束环节，咨询师也有两项任务：（1）反馈会谈结果；（2）介绍心理咨询方案。

就反馈会谈结果而言，咨询师需要告诉来访者他的问题是否在心理咨询范围之内。如果在心理咨询范围内，自己能否解决他的问题；如果不在心理咨询范围以内，咨询师可以建议来访者去寻找能解决其问题的其他相关机构，例如，医院的精神科、政府相关机构等。

如果来访者的问题既可以用心理咨询解决，也可以用药物治疗解决，咨询师就应当告知来访者其有这两种选择的方案。由来访者来决定选择心理咨询还是药物治疗，或者同时进行心理咨询与药物治疗。

如果求助者的问题属于心理咨询范围内，而且也是咨询师所擅长的，这时咨询师就需要告知来访者未来心理咨询的目标和相关规划。咨询师需要告诉患者咨询目标（也就是努力的方向）是什么，最好用来访者所使用过的语言来表述。例如：

我想花点时间谈谈咨询目标和我们将如何开展咨询。

目标正好是问题的对立面。下次会谈我们会设定更加具体的目标，这次我们可以给出个大方向：如减少抑郁，让学业更好。你觉得可以吗？

一旦来访者认可这个咨询的目标或者方向，接下来咨询师就应当告诉来访者整个心理咨询需要多长时间和多少次会谈。以方便来访者做出是否咨询的决策。例如：

现在，我想告诉你我们将怎么开展工作，我也非常愿意了解你对此的看法

我们计划每周见一次，如果你明显感觉好转，我们就两周见一次，之后可能会三四周见一次。到时我们一起商量时间间隔。

即便我们觉得可以结束咨询，我也建议你偶尔几个月回来一次，让我们一起巩固效果。你觉得怎样？

我很难预测治疗要持续多久，影响会谈次数的因素很多，估计是8~14次会谈。要是在会谈中，我们发现你有更深层次的问题要处理，或者在这个过程中你有新的问题要解决，将会花费更长的时间。我们到时候再一起商量，行吗？

从上面这段对话中，来访者了解到需要8~14次会谈，如果每周一次，就需要2~4个月时间，按照每次会谈500元计算，费用总计就是4000~7000元。有了这些信息，来访者就可以决定是否继续咨询了。如果来访者觉得费用超出承受能力，或者不能等待这么长时间，他就可以选择放弃咨询。如果他能接受这个时间长度和费用，就会选择继续进行下去。

4.3 搜集资料，做出诊断

了解来访者有关问题的情形和搜集资料，有咨询会谈、心理测评和监测日志三种方式。

在心理咨询中，咨询师通常会使用各种心理测评的问卷，来了解来访者问题的严重程度和相关的因素，常用的有焦虑问卷、抑郁评定问卷、人格问卷、生活事件量表、社会支持问卷和压力应对问卷等。心理测评是一

种定量的描述方式，在正规的心理咨询中必不可少，它避免了咨询师主观会谈搜集资料可能带来的偏见。

监测日志是搜集资料的另一种常用方式，它要求来访者在日常生活中监控自己的情绪、行为、感受和想法。例如，抑郁障碍的治疗中所需的活动图表填写，焦虑障碍治疗中所需的焦虑日志的撰写。监测所得来的信息客观而真实，它要比来访者在咨询室中的口述准确得多。

4.3.1　评估会谈项目清单

在这三种收集资料的形式中，咨询会谈是最主要的搜集资料的形式，心理测评和监测日志只是起到辅助的作用。一个全面而系统的评估性会谈，包括下面这些会谈项目内容。

（1）来访者的相关个人信息，如年龄、性别、婚育、职业、文化程度、宗教信仰、居住信息等。

（2）主诉问题的临床表现、严重程度和对社会工作生活的影响程度。

（3）心理问题的诱因事件、持续时间、病程和期间的变化情况。

（4）全面搜集来访者社会生活工作中各个方面的信息，确认是否存在问题。

（5）生理健康方面信息，确认来访者是否存在身体残疾、慢性疾病和其他身体健康问题。

（6）既往病史信息，了解其过去是否曾经罹患过精神疾病，是否有精神病医院就医历史，是否有过心理疾病，是否有心理咨询经历。

（7）了解来访者早年教养经历、养育者方面的信息、来访者对养育者的印象以及和他们之间发生的记忆深刻的事件。

（8）了解来访者的成长历史，从小到大按照年龄阶段描述其印象深刻的事件。

4.3.2　关注当下，而非过去

对来访者相关资料的收集被分为现在和过去两个时间段。在上面 8 个会谈的项目中，前面 5 项属于现在时间段的信息，而后面 3 项则属于过去时间段的信息。鉴于认知行为疗法"关注当下，聚焦问题"的特点，以及心理诊断的需要，咨询师应当着力搜集前面 5 个方面的信息，并适当了解来访者的既往病史。如果会谈时间有限，对过去时间段的信息（第 7 项、第 8 项），可以简单地了解，在以后的会谈中有时间再详细探讨和搜集。

4.3.3　全面了解，系统搜集

在搜集资料的过程中，新手咨询师往往太过专注于来访者的主诉，忽略来访者可能存在其他方面的问题。这样一来，咨询师对来访者问题的理解和诊断就会出现偏差，而且在未来的咨询中咨询师会发现来访者不断地冒出新的问题（其实这些问题早就存在，只是咨询师并没有去了解而已）。

因此作为咨询师，我们应当养成全面系统搜集资料的习惯。不论来访者是否述及，作为咨询师都应当去了解，对来访者生活的各个方面做例行的询问。

为了做到全面的了解，咨询师可以根据来访者的各种身份或者角色，去了解其在每一种身份或者角色中的表现怎么样、关系怎么样。例如，一个 40 岁的母亲，就很有可能存在夫妻关系、亲子关系、与父母关系、与其他家庭成员关系、职场关系、人际交往（如果参加培训，还存在同学关系和师生关系等）、教育子女、职场表现、身体健康状态等方面的问题。对来访者在各个方面的表现，咨询师都应当系统地询问。

需要注意的是，当咨询师询问来访者某方面怎么样的时候，来访者可能会用"挺好""不错"等模糊的词语来回答。这个时候，咨询师应当邀请来访者做具体的表述，就关系而言，可以要求来访者描述他们具体的互动方式，就解决问题的能力而言，可以要求他们描述具体的表现和在组织中的排位等方面信息。

当你要求来访者详细描述相关情形的时候，你可能会发现，来访者不愿意讨论这个问题。这时，咨询师应当把这个内容存疑，待咨询关系建立以后，在未来的会谈中再了解相关的情况。

4.3.4　以淑芬的案例为例说明咨询会谈搜集资料的过程

我们以淑芬的案例为例，说明评估性会谈中通过咨询会谈搜集资料的过程。

8月下旬，虽然已经出伏，但北京依然很热。在炎热的下午，淑芬来到了昭良心理北京中心。她进入中心后，咨询助理引导其填写了一个基本信息的表格，然后带领她到咨询室就座。咨询师随后也到了咨询室，咨询师拿起淑芬填写的表格，看到上面所记载的个人基本信息。上面记载有：

> 淑芬，48岁，女，已婚，育有一子，19岁（孩子正在上大学），全职太太。

咨询师见到淑芬，伸出手与对方握手，并表示欢迎对方的到来。待双方坐定后，咨询师介绍了本次会谈的任务和目标，然后开始了相关信息的搜集。

淑芬先表明自己是医院的医生介绍她来做心理咨询的，医生认为她的问题可能是心理方面的原因。她说自己最主要的问题是越来越感到恐慌。咨询师询问她具体在哪些情况下有恐慌的感觉。她说：

> 白天我在家里努力学习的时候，感到晕眩，几乎就要晕倒，呼吸困难。有时候坐在书房里也会感到浑身发热，大量出汗。有时在超市购物会发现自己的手开始颤抖，我很担心别人会注意到我，认为我很奇怪。购物的时候，我觉得心跳得很快，担心自己会死于心肌梗死。甚至半夜醒来的时候，心脏也跳得很快，浑身出汗，有时还发抖。
>
> 我感到非常害怕，不知道什么原因，我很害怕这种感觉，认为它会在没有任何征兆的情况下降临到我的身上。我想，如果不能对此加以很好的控制，我就会疯了，我担心死了，我真的很担心。

淑芬上面这段描述，主要说明了她恐慌的临床表现，具体在哪些情况下会出现恐慌以及恐慌时都有哪些生理反应。对恐慌的临床表现进行了初步了解后，咨询师需要接下来确认的是恐慌的严重程度及其对来访者的社会功能的影响。

咨询师：这样恐慌的感觉，每天有多少次？持续多长时间？

淑芬：平均下来，每天有四五次吧，每次持续 5~10 分钟。

咨询师：这样的恐慌对你的生活、工作、人际交往等方面有影响吗？有哪些影响呢？

淑芬：影响肯定是有的。因为恐慌的原因，我减少了到超市购物的次数，以前我每周去两三次，现在我每周只去一两次。我的睡眠也受到一些影响，需要更长的睡眠时间才能睡好。

咨询师：这个恐慌对你的人际交往有影响吗？

淑芬：有明显的影响，因为我担心恐慌让我出丑，我减少了与朋友的社交活动，经常一个人待在家里。

咨询师在了解了恐慌的临床表现、严重程度和来访者社会功能受损方面信息后，接下来要了解引发恐慌的社会因素以及病程方面的信息。

咨询师：你从什么时候开始注意到自己有恐慌的症状呢？

淑芬：大致是半年前。

咨询师：在这半年的时间里，恐慌症状有什么变化吗？是越来越严重，还是时断时续？或者是别的情形？

淑芬：越来越严重了。特别是最近两三个月更严重，发生的频率越来越多。

咨询师：半年前你的生活中发生了什么事情吗？或者说，在半年前左右你的生活发生了什么改变？

淑芬：没有什么大的改变。

咨询师：更早一些呢？

淑芬：要更早的话就是去年9月孩子上大学。孩子上大学以后我就没有什么事可做，整天心里空空的。

咨询师：你可以多聊聊有关孩子高三和上大学期间的情况吗？

淑芬：好的。

　　了解淑芬存在恐慌症状后，咨询师需要了解引发恐慌的生活事件是什么？既然恐慌症状持续有半年之久，那么引发恐慌的事件应当在半年之前就已经出现。所以咨询师向淑芬了解半年前乃至更久一些时间，她的生活中发生了什么样的事情。从上面的会谈了解到，淑芬生活中最重要的事情是孩子上大学，对于一个全职妈妈，孩子上了大学是非常重要的改变：过去她的生活以照顾孩子为主，现在孩子并不需要照顾了。顺着这条线索，咨询师请淑芬聊得更多一些。

　　咨询师了解到，在孩子高三阶段，淑芬想到孩子进入大学以后，孩子可能就不会需要她了，自己也没有什么用处，便想出去找工作。其间，她与丈夫提过出去上班的事情，可丈夫并不喜欢这个主意。丈夫认为，家里有钱，不需要女人挣钱养家，如果自己的女人去上班，外面的朋友会怎么看自己。丈夫还表示，要是老婆去上班，自己回家的时候家里没有人空荡荡的，就没有家的氛围和温暖。听丈夫这么说，她也就犹豫了，加上孩子高三事情也多，当时她也就没有多想。

　　去年9月孩子进入大学，淑芬的生活完全改变了，自己作为全职太太，现在却没有人需要照顾，丈夫经常不在家，一周在家也就待一两天。想出去上班的念头也越发强烈了。除了丈夫的反对外，淑芬也担心出去上班还有没有单位愿意聘用自己，经过这么多年自己还能不能适应激烈的职场，还能不能拼得过年轻小姑娘。这样的思想斗争也没有一个结论，半年多来她一直在纠结这个问题。

　　从上面搜集到的资料显示，淑芬的恐慌与她想出去上班的纠结是有关系的。作为咨询师，我们还应当全面搜集更多的信息，避免有些信息方面的疏漏。

接下来咨询师会先就淑芬的关系方面的内容进行了解，然后再了解能力方面的内容。但是由于淑芬并没有去上班，所以暂可以不去了解职场关系和能力方面的内容。

咨询师开始了解来访者的夫妻关系。

咨询师：你们的夫妻关系怎样？

淑芬：我们关系挺好的，挺和谐的。

在这里，咨询师不要满足于来访者对于关系的评价，而是需要了解关系的具体表现是什么情形，以及她处理夫妻分歧的互动方式。

咨询师：可否举个生活中的例子说明你们关系和谐？

淑芬：有好多夫妻会为春节去谁的父母家过年而争执，而我们家就没有过。

咨询师：那去年你们是去谁的父母家过的春节呢？

淑芬：去他父母家过春节。

咨询师：是谁提出来的去他父母家过春节？

淑芬：是我老公提出来的。他说他父母年纪大了，他想回去看看，而且看一年少一年。我同意了他的说法。

咨询师：想必你父母年纪也大了。你有想过春节回去看看吗？

淑芬：想过。

咨询师：那你为什么没有跟他讲，你也希望回自己父母家过春节呢？

淑芬：我想他不会同意。我们家主要是他做主，以他的意见为准。既然他提出来回他父母家过春节，就按照他的意思办。而且，老公也主动提出过到我父母家过春节，他也会照顾我感受。

咨询师：还记得你们之间曾经比较激烈的冲突的情形吗？

淑芬：这种事情很少。

咨询师：那就是说偶尔也有，举个例子说说看？

淑芬：最近的一次是因为孩子上大学的事情。他希望孩子去留学，就像他周围朋友的孩子一样。而我觉得还是留在国内好一些，孩子常年都是我照顾，去国外生活肯定不习惯，而且在国内我们也能经常去看看她。

咨询师：后来你们讨论的结果怎么样？

淑芬：为这件事情我们争执了一个多星期。后来他很生气，不想跟我讨论这事，也不想和我说话了。

咨询师：看到你丈夫很生气，没按你的意见办，你是怎么去处理的呢？

淑芬：我想男人看问题可能更全面，考虑问题更长远些；女人可能还是有自己的局限，更加注重与孩子间的感情。我也就没跟他争了。

咨询师：那你有做些什么来缓和你们之间的关系呢？

淑芬：我主要是多做一些他喜欢吃的东西，给他父母多打打电话，从网上给他父母买点保健品寄过去。

咨询师：你们的关系多久缓和的？

淑芬：一个星期吧。

接下来，咨询师向淑芬了解了她与孩子的关系的状况。咨询师了解到，上中小学的时候，孩子听她的，现在孩子上大学了，就不听她的了。她说什么话，孩子都爱答不理。孩子在回家的时候，她找话题和孩子聊，孩子不爱搭理她，对她的关心很反感，不愿意跟她讲心里话。她非常希望能够恢复到过去母女无话不谈的状态，但她自己也不知道该怎么办？

往下，咨询师与淑芬聊到她与父母的关系。她说自己小时候很听话和自觉，一直在按照父母的要求去做事情，是父母眼里的乖孩子。结婚以后也经常关心自己的父母，给父母买东西。父母对自己也还算满意。

咨询师也与来访者聊到了社交关系的话题。她说由于自己是全职妈妈，所接触的朋友基本上也都是全职太太。和她们相处，自己的原则就是不要太计较，吃点亏也没什么。大家关系也算和谐。

上面的会谈内容，主要是围绕淑芬的各种关系而展开的。

再接下来，咨询师开始了解淑芬的能力方面的内容。由于淑芬并没上班，不存在职场方面的问题，主要工作是相夫教子。通过会谈咨询师发现，淑芬在做家务、照顾孩子和照顾老公方面自我评价不错，老公和孩子对此也还是认可的。

和来访者的会谈，还有一个不可忽略的问题就是健康问题。咨询师应当询问，来访者是否存在健康方面的问题。咨询师向淑芬了解她对自己的健康状况是否满意？淑芬认为自己并没有疾病，只是体重超标很多，BMI超过 25。尽管自己很想减肥，但怎么也成功不了。自己喜欢吃，就是吃各种零食。她去过许多减肥机构，尝试过许多减肥的办法，最终都没有成功。

经过上面的会谈，咨询师对淑芬的当下（即现状）有了一个相对全面的了解，接下来，咨询师还需要对淑芬的过去（即父母养育和成长史）做一个纵向的了解。

聆听淑芬的叙述，咨询师了解到以下情况：淑芬的父亲是市政府的机关干部，母亲是当地一所普通中学的教师。淑芳有一个哥哥，大她三岁。父亲给她的印象是权威的、严肃的，对于父亲的话是不能不听的。母亲是温和的、顺从的。在自己受到责罚后，母亲总是能够给自己温暖和安慰。哥哥是一个叛逆的孩子，经常惹父亲生气，也没少挨打。自己在家人（特别是哥哥）眼里，就是一个乖孩子。淑芬自我评价说小时候很乖、很懂事。在家里尽量按照父母的要求去做事，尽量不要惹父母生气和担心。在学校则认真完成老师布置的任务，与同学和睦相处。读小学和中学时成绩都处于中等偏上，最终考上省内一所普通的本科大学。毕业后，分配到本市一个效益较好的仪器厂工作。

关于感情生活，淑芬说自己因为长得漂亮，班上有许多男生喜欢，但父亲和母亲对此戒备心强，不让他们更多接触自己，也不准自己谈恋爱。自己在高一的时候喜欢一个男生班长，仅仅是单相思而已，并没有具体行动。大学里也没有恋爱，因为父母觉得不现实。

现在的丈夫是自己的第一个男友，是父母托人介绍的。男方的条件挺好，在政府机关上班。恋爱半年后，他们就结婚了。他们的婚姻算是"父母之命、媒妁之言"。工作两年多以后，由于怀孕的关系，丈夫看我上班辛苦，就让我辞职在家当全职太太。后来丈夫在20世纪90年代辞职"下海"了。

了解淑芬的个人成长史之后，咨询师对淑芬进行的搜集资料的工作就基本完成了。

4.3.5 心理诊断

在全面访谈和搜集各方面的资料之后，咨询师就需要对来访者的问题进行心理诊断了。国内心理咨询界并没有一个明确的诊断标准和方案。但在诊断比较严重的精神疾病（或称心理疾病）时，专业人员也有可依据的诊断标准。例如，美国的《精神疾病诊断与统计手册》（第5版）（简称DSM-5）、我国的《中国精神障碍分类与诊断标准》（第3版）（简称CCMD-3）、国际上的《疾病和有关健康问题的国际统计分类》（简称ICD-10），等等。

因为，心理咨询的对象常常达不到精神疾病的诊断标准，但是为了心理咨询实务的需要，我们还是需要一个心理问题的分类标准。把不同的心理问题归到相应的类别中去，在这里，我们从认知行为疗法的角度给大家一个心理问题的分类方案。

在认知行为疗法的框架"情境→认知→情绪/行为"中，认知是引发问题的原因，情绪表现和行为表现及由此引发的社会功能受损的后果则是心理问题的症状，情境则是心理问题发生的背景。故此，认知行为疗法是用"情境＋症状"模式来描述心理问题的。如果问题严重，就按照"情绪/行为"症状诊断心理问题，如果问题不太严重，就从"情境"角度诊断问题。（有关诊断分类的讨论属于理论问题，我们将在该系列中的其他书中讨论，对初学者而言就不涉及了。）

像我们上面提到的淑芬个案，她主要存在这些问题：

（1）恐慌发作问题；

（2）职业规划问题；

（3）亲子关系问题；

（4）健康问题（体重超标）。

在心理问题和精神疾病的诊断中，共病是一个非常普遍的现象。共病是指一个来访者或患者可能同时有多个方面的问题。上面案例中的淑芬就是同时具有四个方面的心理问题。共病的出现可能和心理诊断标准有关。

一旦对心理问题进行诊断，咨询师要做的工作就是确定咨询目标。我们在前面说过"目标就是问题的对立面"。一旦确定求助问题，其实咨询目标也就确定了。咨询师需要和来访者确定有哪些问题需要解决，每个需要解决的问题的最终结局如何（即咨询目标）。

确定咨询目标后，接下来的就是制订咨询计划。在这里我们先说到咨询目标为止，咨询计划另外介绍。

4.4 个案概念化

概念化就是用认知行为疗法的观点去理解来访者的问题，将认知行为疗法中的理论概念在个案中找到对应的具体内容。概念化也可以理解为理论概念的具体化。

个案概念化并不是一个单独的过程，它需要与搜集资料同时进行。我们只是为了叙述的需要把搜集资料与概念化分开介绍，其实概念化就是在搜集资料过程中完成的。咨询师通常是一边搜集资料，一边概念化的。

个案概念化这个部分会用到许多概念，到目前为止你可能还没有学过，因此你也许无法理解这个部分的内容。在你学习完后面的内容后，你就能理解，到时请你再回来重新阅读这个部分。之所以在这里安排这个内容，是因为个案概念化，是评估性会谈的任务之一，需要在这个部分交代大家如何进行概念化。

认知行为疗法概念化包括**横向概念化**和**纵向概念化**两个方面。横向概念化是对来访者当前心理问题原因的分析，纵向概念化则是对来访者心理问题的历史成因的分析。

4.4.1 横向概念化

认知行为疗法认为，来访者存在的心理问题，应当先从当下去寻找原因。因此，横向概念化就是理解来访者当下存在的问题、症状及其原因的过程。认知行为疗法的横向概念化主要涉及四个概念：情境、认知、情绪和行为。这四个概念组成了一个认知疗法的模型："情境→认知→情绪/行为"。

咨询师在搜集来访者当前存在的问题和症状（即心理问题的临床表现）的过程中，咨询师应用横向概念化的模型获取有关方面的内容（特别是认知方面的内容）。

横向概念化的操作流程如下：

第一步，咨询师应当确定来访者存在的症状，即情绪和行为方面的问题；

第二步，确定存在这些情绪和行为问题的具体情境，也就是在哪些情形下有这样的表现；

第三步，通过提问，挖掘其间情境和情绪行为之间的认知内容。

我们以常见的考试焦虑为例加以说明。学生告诉你他为考试而感到焦虑。这时咨询师就要先确认情绪表现为焦虑。接下来，咨询师就需要确认引发焦虑的各种情景，这个步骤实际上就是确认其临床表现，在认知行为治疗中这叫**具体化**。

学生会告诉你在哪些情况下其会感到焦虑，例如，当天的学习任务没有完成的时候；自己看书没有进展的时候；考试中有题不会做的时候；晚上犯困想睡觉而别人还在学习的时候；别人手里有自己没有的独家复习资料的时候。

一旦确认了情境和情绪，咨询师接下来的工作就是要确定情境和情绪之间的认知内容。咨询师需要询问在哪种情况下体验到某种情绪时，他是怎么想的或者他对自己说了什么。

例如，上面这位学生提到，自己看书没有进展的时候，就感到忧心忡忡，这时，咨询师可以询问他感到忧心的时候，他心里在想什么？或者他对自己说了什么？学生告诉咨询师说："读书没有进展，学习任务就不能及时完成，接下来的月考就会考不好。"

这样一个横向概念化就完成了：看书没有进展（情境）→学习任务不能及时完成，月考就会考不好（认知）→忧心忡忡（情绪）/停止了看书并走神（行为）。咨询师需要对考试焦虑的各种临床表现（即引发焦虑的各种学习情境）进行横向概念化。

横向概念化的模型表明：情境是引发焦虑和行为后果的环境因素，认知是直接原因。换句话说，情境和认知共同决定了来访者的消极情绪和行为后果。从心理咨询角度看，情境是客观存在的，对于学生而言考试是不可避免的，但认知是可以调整的。

横向概念化的最重要的工作，就是找到情境和情绪之间的认知。因为只有认知找到了，我们才可能通过改变来访者的认知来改变情绪体验和行为反应。

4.4.2 纵向概念化

在相同的情境下，不同的人会有不同的认识，认知不同的他们其情绪体验也不一样。在这里，你会不会好奇，为什么不同的人会有不同的认知呢？人和人之间不同的认知是怎么形成的呢？

在认知行为疗法看来，个体的表层的具体认知实际上是由更深层的认知信念所决定的（中间信念和核心信念）。纵向概念化就是要去寻找决定表层认知背后的深层信念内容的过程。

纵向概念化的模型如下：

自动思维→中间信念→补偿策略→核心信念→童年经历

在这个模型中，我们可以看到自动思维（就是表层认知）是由核心信念决定的，核心信念则是在童年经历中形成的。一旦核心信念形成，个体会发展出一种补偿策略来应对自己的核心信念，补偿策略体现在中间信念上，中间信念就直接决定自动思维所产生的内容。（这段内容涉及的概念较多，前面也没讲解，你也许不太懂，等你读过后面具体讲解中间信念和核心信念的章节时，就能理解这个部分的内容。）

核心信念的概念化，其实就是从自动思维开始，通过逆向回溯的方式，找到其决定自动思维的核心信念，找到决定其核心信念的童年经历以及其应对策略的一个过程。

纵向概念化实际上是在搜集来访者成长史的过程中进行和完成的。纵向概念化的起点是自动思维，咨询师通过箭头向下的技术，逐层往下挖掘，找到核心信念，然后再通过了解来访者的成长史来验证其核心信念，搜集童年经历信息并确认补偿策略的一个过程。

纵向概念化的操作流程如下：

第一步，以自动思维（即认知）为起点，通过箭头向下技术，确认来访者核心信念内容；

第二步，通过搜集早年父母养育等方面的童年经历，取得决定核心信念相关的童年资料；

第三步，通过了解其个人成长史方面的素材，确定其补偿策略类型；

第四步，根据其补偿策略和当下的问题情境，确认其中间信念内容。

在这里，我们以淑芬的个案为例说明如何进行纵向概念化。

我们先从自动思维开始。从淑芬与她老公的互动中关于回老公父母家过春节这个话题开始，咨询师应用**箭头向下技术**（箭头向下技术，就是假定对方的想法是对的，然后去了解这个想法背后的深层信念的过程）来确认其核心信念。

咨询师：去年春节前老公提出来去他父母家过春节，其实你希望去自己父母家。可是你没有提出来？那你当时的想法是什么呢？

淑芬：我想即使说出来，他也不会同意的。

咨询师：你后来说了吗？

淑芬：没有说。

咨询师：如果你真的说了他也真的没有同意的话，这对你意味着什么呢？

淑芬：我在他心里不重要。

咨询师：如果你说的是对的，你在他心里不重要，这又意味着什么呢？

淑芬：我就是没有价值的。

咨询师：如果你是没有价值的，会怎么样呢？

淑芬：我就是不好的。

咨询师：如果你真是不好的，这又是什么意思呢？

淑芬：人们就不喜欢我了，不认可我了。

在上面的会谈中，咨询师通过箭头向下技术了解到淑芬的核心信念是"我是不可爱的"（即人们不喜欢我，不认可我）。确定其负性核心信念以后，咨询师才有必要邀请来访者讨论起童年经历和成长史（这个部分我们在前面已经谈论过）。咨询师在淑芬的叙述中了解到这样一些童年经历决定了其负性核心信念：（1）父亲是权威的、严肃的，经常会因为孩子达不到自己的要求而惩罚孩子；（2）哥哥经常挨揍，而自己顺从听话就少挨批。

当童年的淑芬形成"我是不可爱的"负性核心信念以后，她又是如何做的，也就是说她的补偿策略是什么呢？咨询师从其个人成长史的描述中，了解到她的主要策略是"顺从策略"——听话、表现乖和讨好他人。具体表现为自己在家人（特别是哥哥）眼里，就是一个乖孩子。淑芬自我评价说小时候很乖、很懂事。在家里尽量按照父母的要求去做，尽量不惹父母生气和担心，在学校认真完成老师布置的任务，与同学和睦相处。遵照父母要求不谈恋爱，并听从父母之命结婚，等等。

淑芬案例的纵向概念化的最后一个内容是中间信念。我们分析淑芬当下多个问题的关系发现，淑芬出现恐慌和体重超标等问题的直接原因是她的职业选择问题，她想出去上班，但丈夫反对。也就是说，夫妻关系问题才是淑芬心理问题的关键所在。所以，咨询师围绕淑芬的夫妻关系问题来确定其中间信念。

咨询师：关于去年去老公家过春节的事情，我们再讨论一下好吗？

淑芬：好的。

咨询师：你刚才说，如果你说了自己的想法而他又没同意的话，就说明你在他心里不重要，是吗？

淑芬：是的。

咨询师：所以你很在乎他是否会同意？

淑芬：嗯。

咨询师：换句话说，他拒绝你，对你而言是一件糟糕的事情？

淑芬：是的。

咨询师：为了避免这样的事情发生，一般而言你都是怎么做的呢？

淑芬：我尽量避免说一些他可能会不同意的要求。

咨询师：如果你避免提出老公不同意的要求，会怎么样？

淑芬：我们的关系就会和谐

咨询师：也就是说，如果你避免提出老公不认可的要求，夫妻关系就会和谐，是吗？

淑芬：对。

咨询师：如果相反，你提出了老公不认可的要求，会怎样呢？

淑芬：我们关系就会很僵。

咨询师：也就是说，如果你提出了老公不认可的要求，夫妻关系就会很僵，是吗？

淑芬：是的。

中间信念包括三个部分内容，分别是态度、规则和假设（其中假设分为消极假设和积极假设）。在上面淑芬的个案中，她的中间信念是：

态度：老公拒绝自己是一件糟糕的事情；

规则：我应该避免提出老公会拒绝的要求；

积极假设：如果我避免提出老公不认可的要求，夫妻关系就会和谐；

消极假设：如果我提出了老公不认可的要求，夫妻关系就会很僵。

淑芬在夫妻关系中的中间信念不止这一个，她在处理关于孩子是否出国留学的夫妻分歧中，也体现了另一个中间信念。具体对话在这里就不呈现了，只把中间信念内容罗列于此：

态度：夫妻冷战是糟糕的；

规则：我应该想办法缓和夫妻关系；

积极假设：如果我表达对他和他父母的关心，夫妻关系就会缓和；

消极假设：如果我听任关系僵持，夫妻关系就会越来越糟。

前面我们说到，认知行为疗法关注当下，但它不意味着对过去的忽略。因为我们只有了解过去，才能知道患者的核心信念是怎么形成和发展起来的。

了解来访者的童年经历和成长史，就需要对其进行纵向概念化。在搜集过去成长史的过程当中，同时进行纵向概念化。只有进行纵向概念化，咨询师才能理解来访者童年所经历的、所作所为的意义。没有纵向概念化的聆听，只是听到了一个人的故事，对理解来访者和心理咨询并没有什么帮助。

限于首次会谈时间的限制，咨询师对童年资料和成长史的搜集可能并不充分，因而得到的纵向概念化可能也不准确，但有概念化总比没有强。咨询师可以在未来的会谈中，根据进一步搜集到的资料，对早期的概念化进行修正，这在心理咨询中是被允许的，过去我们也经常这么做。

第5章
自动思维

完成评估性会谈后，心理咨询就进入咨询性会谈阶段。咨询性会谈按照先后顺序进入自动思维、中间信念和核心信念阶段，所有的心理咨询改变都是由自动思维阶段开始的。

本章是本书最重要的部分，它包含的内容比较丰富，这里不仅有亚伦·贝克（Aaron Beck）的认知疗法提出的过程、自动思维的知识等理论性知识，也有自动思维咨询在实际操作方面的工作流程、相应的操作技能等内容。

5.1 亚伦·贝克与认知疗法

5.1.1 大奖殊荣

2006 年 9 月的某天，有着"诺贝尔奖风向标"之称的拉斯科医学奖颁奖礼在美国纽约举行。这一奖项被公认为是医学科学中在基础医学、临床医学和公共服务领域的最高奖项，是生理学和医学领域除诺贝尔生理学或医学奖外的又一顶级大奖。

颁发临床医学研究奖时，颁奖嘉宾宣布获此殊荣的是：澳大利亚干细胞研究者伊丽莎白·布莱克波恩（Elizabeth Blackburn）博士和宾夕法尼亚大学医学院教授亚伦·贝克博士。当亚伦·贝克博士走上领奖台时，人们发现这是一位满头银发的老人，身着黄色西装，内穿白色衬衫，配花色的蝴蝶结，精神矍铄、满脸笑容地以心理学家特有的气质向大家走来。

颁奖嘉宾与亚伦·贝克互致问候之后，嘉宾致颁奖词："亚伦·贝克博士发展了认知疗法，该疗法改变了我们对许多精神病的认识和治疗，如抑郁、自杀行为、广泛性焦虑、惊恐发作和饮食障碍等。"

接下来，亚伦·贝克博士从颁奖嘉宾那里接受颁奖证书和一个刻有象征战胜疾病和死亡的胜利女神像奖杯。

亚伦·贝克是该奖有史以来唯一获奖的心理治疗学者。事后评委会主席接受记者采访，解释为什么给予他如此殊荣的时候说："他发展的认知疗法是近50年来精神疾病治疗领域最具重要性的进展之一。"

这一年，亚伦·贝克85岁。

在漫长的人生旅途，他作为心理治疗大师获此殊荣，又经历了怎样的心路历程呢？

5.1.2 成长经历

亚伦·贝克出生于从俄罗斯移民美国的犹太家庭，1921年出生在美国罗德岛的普罗维登斯。在家里排行第三，是家里最小的孩子。

父亲哈里学过多种语言，知识丰富，经常在家里聚会，发起哲学、政治、文学等方面的讨论。哈里后来到大学研修心理学和文学课程，并喜欢写作。也许父亲对心理学的兴趣，后来潜移默化地影响到亚伦·贝克的职业选择。母亲和父亲一样，都喜欢学习和参加各种社会活动，非常能干和活跃。母亲非常想成为一名医生，可惜缺少学习机会，这个愿望终究未能实现。

两个孩子夭折，给亚伦的母亲造成了严重的心理阴影，并罹患抑郁症。他母亲终生没有走出这个阴影，最终死于抑郁症。母亲的遭遇激发了亚伦·贝克对抑郁症的关注，以至于他后来在从业过程中对抑郁症研究有着特别的兴趣，并最终从治疗抑郁症发展出认知疗法，这是不是冥冥中有天定一样呢？（我国诺贝尔医学奖获得者屠呦呦诞生之时，她父亲从《诗经·小雅》中"呦呦鹿鸣，食野之苹"中摘取了"呦呦"为她取名，这个暗含青蒿的名字，也许为屠呦呦想到从青蒿中提取青蒿素治疗疟疾做出了提示。）

由于两个孩子早夭，母亲害怕亚伦出现意外，于是给予亚伦·贝克过度保护，不准这样，不准那样。在这样的环境中成长，使得亚伦·贝克对周遭的许多东西都感到害怕。童年的时候，他害怕过窒息，害怕过被遗弃，害怕公开讲话，害怕高处，害怕手术，见血就会晕倒。

5.1.3　职业选择

为了克服自己的各种恐惧，亚伦·贝克选择了医学院。在大学学习期间，他对精神动力学显得非常抗拒，他自己认为这和自己是最小的孩子有关。在布朗大学和耶鲁学院的医学系，最初他曾作为一名神经科专业医师。他发现精神科医生短缺，出于就业方面的考虑，他遵从家里的安排进入了精神病学领域，实习期间成为精神科医师。

在该领域里，他和阿尔伯特·艾利斯（Albert Ellis，著名的认知行为疗法大师）一样，都接受了系统的精神分析训练，并在实践中完全按照精神分析模式进行咨询治疗。

1954 年亚伦·贝克进入美国宾夕法尼亚大学的精神病学系工作，并在该校附属医学院从事临床工作。亚伦·贝克的一生都在该校工作，直到退休。现在仍然是该校精神病学系的"荣誉教授"。

5.1.4　抗拒精神分析

亚伦·贝克对精神动力学的抗拒体现在对精神分析的质疑上。他认为精神分析理由比较牵强、难以证明，但精神分析却给人一种对一切都有答案并且承诺能够治愈的幻象，可事实上并非如此。他并没有强词夺理的批判，而是传承了犹太人理性反思的传统，用科学方法来对精神分析进行批判。

对此，他的同事分析说，贝克的选择源于他的人格（叛逆性和进取心），他可以在怀疑中倔强地容忍精神分析法，却不会去改变自己的人格。贝克只好用其他方法解决精神医学中的问题，从而获得他喜欢的控制感。

在从精神分析出走的道路上，贝克得到了家人的支持。贝克的妻子也对精神分析充满怀疑。贝克在早期创立新疗法的时候，虽然得不到同行的理解，但他常会与家人（包括妻子）分享自己的观念，并且获得了家人的很多支持。

5.1.5　发现自动思维

从业初期，贝克完全按照精神分析和心理动力学模式开展心理治疗。

他在 1956 年门诊的意外发现，为他揭开了另一个不为人知的新领域。

在那次门诊中，有位来访者在自由联想过程中用了大部分时间愤怒地批评咨询师（亚伦·贝克）。暂停之后，咨询师问他感觉到什么。他反复说他有犯罪感，这使贝克感到意外。（从精神分析视角分析，就是敌意在没有任何中间变量的情况下从一种情绪到另一种情绪，并不需要其他联系引入。）

贝克对他说："你在批评我的过程中，意识到另一股自己没有说出来的思想。这另一股思想是，'我说了不应该说的东西……我不应该说这些……我批评他是错误的。我不好……我受到如此蔑视的时候，我无法辩白。'"来访者同意他的分析。

这件事让亚伦·贝克感到意外，来访者怎么会同时产生两股思想？第一股思想主要在自由联想中表现出来，是最有意识的组成部分。第二股思想更多地处于意识的周围，来访者一般没有把它报告出来，这可能与弗洛伊德描述成"前意识"的东西相对应。

很显然，这个概念与以前我们对精神分析理论的理解相反。根据精神分析理论，怒气直接导致犯罪感。后来我们发现自我批评思想导致犯罪感或忧愁，尽管以前没有任何怒气。也就是说，自我批评是中间变量。来访者的自我批评的思想是他表示愤怒和犯罪感之间的中间变量。怒气的感觉不直接激活犯罪感，而是导致自我批评思想。

亚伦·贝克的这个发现在其他来访者身上也得到验证。例如，有位 25 岁的女性抑郁症来访者，她将门诊的大部分时间花在向咨询师（亚伦·贝克）滔滔不绝地叙述她如何逃避性生活。可是她也告诉咨询师，她在门诊的大部分时间里都感到焦虑。咨询师要求她集中发掘在出现焦虑之前自己产生的想法。她报告了自己的自动思维："我没有表达清楚。他（咨询师）对我感到厌烦。他可能没有注意听我对他讲的话。在他看来，这肯定是愚蠢的。他可能在竭力摆脱我。"正是这个想法让她感到焦虑而不是对性事的报告。

贝克解释说，自动思维似乎与精神分析理论的"移情"有关系，也就是说，它们涉及咨询师和来访者的关系。然而，我们发现大部分情况下这些是普遍反应。

其他患者也体验到这两股思想，被报告的思想和未被报告的思想。

然而，对于大部分人来说，他们完全没有意识到第二股思想，即被称为"自动思维"的思想。为了训练来访者能识别这些自动思维，亚伦·贝克要求他们把在体验到（忧愁、高兴、疯狂等）特殊感觉之前瞬间产生的想法记下来。当他们用这种方法集中思考时，他们几乎总是能够识别并报告他们的自动思维。

5.1.6 研究抑郁症来访者的梦

贝克试图使用敌意量表来衡量患抑郁症和未患抑郁症的人的梦里的这个变量。在这粗略的实验性研究中，抑郁症来访者在他们梦中表现出的敌意比非抑郁症患者少。虽然抑郁症来访者在其中扮演攻击性或敌视性角色的梦较少，但他们是某种令人不快的事件的受害者，即他们在自己的计划中受挫、失望、灰心、消沉，等等。

例如，一位患抑郁症的女子报告了以下的梦："我非常渴。我把我最后一枚硬币放入可口可乐售货机，我所得到的一切就是噼啪的响声，既没有可口可乐，也没有其他饮料。"一位男子梦见误入了正式晚宴，发现他想穿的一双鞋是两只左脚鞋。另一位女患者梦见她在特别失望的时候给她的治疗者去电话，她得到的全部回答是录音，没有人在对她说话。

抑郁症来访者有明显特征的行为，在他们醒觉时的体验中表现出（悲剧性软弱）的主题与在他们的梦里出现的主题相同。与非抑郁症来访者相反，抑郁症来访者越来越把自己看成是令人不快的事件的主体或对象。一般来说，他们越来越发现自己在各个方面都是"输家"：他们丧失了很有价值的东西，他们一败涂地，有精神缺陷，在某种意义上被置于社会之外。

梦是精神分析的重要主题。为此贝克研究了抑郁症来访者的梦。

为了慎重起见，贝克最初小范围地研究了 6 位抑郁症来访者和 6 位非抑郁症来访者在应用心理动力学疗法过程中报告的前 20 场梦。研究结果发现，所有抑郁症来访者受虐狂的梦都比非抑郁症来访者的多。在此基础上，亚伦·贝克扩大了研究样本，用了 210 位住院和非住院来访者的样本，其中有 1/3 是严重抑郁症来访者，1/3 是轻度抑郁症来访者，1/3 是非抑郁症来访者。研究结论与前面相同，即重度抑郁症来访者群体比非抑郁症来访者群体报告的受虐狂的梦更多。

这个结果似乎证实了抑郁症的精神分析理论。根据心理动力学的逆反敌意模型，抑郁来访者把他们的敌意转向他们自己，逆反敌意以自我惩罚或其他某种表示他们需要痛苦的形式显示出来。他们因为要忍受痛苦，所以就自我惩罚，即他们把敌意强加于自己。这种"受虐狂"表现在他们的自我批评、寻求排斥和自杀的欲望之中。自我痛苦的梦（"输家"的梦）被变成"受虐狂来访者"的梦。

如果我们从不同的立场出发，用不同的技术理解其结果会不会不一样呢？

当研究者要求来访者对他们在醒觉状态期间所想的东西进行描述时，我们发现来访者的梦和自动思维中的内容有一定的恒常性。他们的自动思维中有对现实的消极歪曲，他们的梦也是如此。他们在觉醒的生活中，用一种"我很孤独"（和感到难受）的想法对某一特殊事件做出反应；在他的梦中，数字和图表渲染了这个概念。这个梦境很可能是一种复现表象：完全孤单的一个人，可能在一个遭到轰炸的地方，或在医院里将要死于某种疾病。

至此，当发现清醒状态下的自动思维与睡眠中的梦是一致的时候，亚伦·贝克感到非常兴奋。我们不需要对来访者的梦进行费力的解析，我们只需要觉察患者的自动思维就可以了。

5.1.7　发展认知疗法

"如果抑郁症来访者有蔓延性的消极看法，治疗者能做什么呢？"亚伦·贝克问自己，"我能用改变消极的现实结构以减轻苦恼吗？"

亚伦·贝克逐渐转向认知疗法，在实践中注意吸取行为疗法的一些技术，来充实自己的方法库。在治疗过程中，他开始这样做。

（1）鼓励来访者不要把他们的自动思维看成是现实，而看成是：可以根据正面和反面事实进行评估的想法或假设；或者不难用经验来检验的想法或假设。

（2）为了说服来访者研究和检验他们的自动思维，邀请来访者转变思维方式。如从某种绝对方式（"我的结论绝对正确"）向提问的方式（"我的结论正确吗"）转变。

（3）与来访者一起工作的总体方法是"共同验证"，鼓励患者为调查他们的信念效度与咨询师合作。

到 20 世纪 60 年代，亚伦·贝克逐步标准化认知疗法。在这个过程中，他采取了如今认知疗法中常用的一些方法，例如，每次门诊都带咨询笔记本，咨询结束后进行会谈反馈，来访者完成家庭作业，等等。

5.1.8　认知疗法威力初显

应用认知疗法后，来访者的状况几乎立即开始好转，他们当中许多人从第 7 次或第 8 次门诊起就不再显示出症状。从第 12 次门诊开始，治疗取得足够好的成绩，治疗可以结束了。为了巩固效果，治疗师要求患者在未来两年内每个月都要来门诊复查。

接受认知治疗的来访者中，在治疗后期有好转的征兆或完全缓解的占 78.9%，而坚持药物治疗者只有 20% 达到同样的反应水平。对来访者的随访显示，即使许多来访者断断续续地坚持治疗，他们还是在结束治疗 12 个月后保持了他们从治疗中得到的好处。

5.1.9　传播认知疗法

这样的探索初步取得了成功，但这些成就却没有得到认可。由于当时精神分析占据主导地位，贝克的研究工作遇到了严重的困难。他申请用来验证自己理论假设的科研津贴被拒绝，他便在没有政府或其他机构资助的情况下聚集朋友和同事的力量完成了研究，但有关研究成果的论文却被学术期刊拒绝发表。

贝克还是继续进行着认知疗法的研究。他的研究成果得到所在医院医生和医院总医师的认可，并得到其协助。他们在医院开展认知治疗与药物治疗的对照组研究，把被确认为抑郁症的来访者随机安排到两种治疗方案中，一种是认知疗法，另一种是药物治疗。研究结果是令人震惊的，谈话治疗和药物治疗取得了同等效果。

他们创办《认知治疗与研究》（ *Cognitive Therapy and Research* ）杂志，并在创刊号上刊登了这项研究成果。这项研究成果的影响超出了他们的预期。许多精神病学家和心理治疗师都在想，既然认知疗法能解决抑郁症的问题，那么其他精神疾病能否用认知疗法来处理呢？

自此之后，认知疗法在多种精神疾病的治疗中得到了大量探索，自1977 年开始，已有 500 个研究结果证实了认知行为疗法在各种不同精神障碍、心理障碍中都有很好的效果。

亚伦·贝克，这个从精神分析阵营走出来的人，把精神分析赶到了一个偏僻的角落，用自己创造的认知疗法取代了精神分析曾经占据的舞台中心的位置。贝克所发展的认知疗法（后来被称为认知行为疗法）逐渐取代精神分析疗法成为精神医学领域和心理咨询治疗领域的主导，成为新的主流疗法。

5.2　自动思维的基础知识

5.2.1　自动思维的含义

自动思维（ automatic thoughts ）是亚伦·贝克提出来的一个术语，它用于描述人在特定情境中所产生的想法，而这个想法导致了情绪、行为或者生理反应。由于这样的想法是自动产生的，并不是人刻意思考的结果，故此，贝克把它称之为自动思维。

例如，一个学生碰到一个难题解答不出来，他心里便浮现出一个想法：这道题要是自己做不出来而别人做出来了，别人的成绩就会超过自己，自己的排名也就会下降。想到这里，他便会产生忧虑和焦躁的情绪体验，以及血压升高呼吸加快的生理反应。在这个案例中，学生浮现的想法是自动出现的，也正是因为有了这样的想法，当他在遇到题做不出来的情况时，就会产生忧虑和焦躁的情绪，才会有血压升高呼吸加快的生理反应。正如我们前面所讲，与认知是情境和情绪的中介一样，在这里自动思维就是情绪和情境的中介。

在特定情境下自动涌现的想法，亚伦·贝克把它称之为自动思维。但其他的认知行为疗法专家则有可能给了它不同的名称。唐纳德·梅肯鲍姆（Donald Meichenbaum）把它称之为"自我陈述"或"自我对话"。梅肯鲍姆和亚伦·贝克虽然说的是相同的内容，但他们强调了不同的意涵，亚伦·贝克强调这个想法是自动产生的，而梅肯鲍姆则在强调想法对自我的暗示和影响。其他更多的认知行为专家，则用了一些更为普通的词汇，如非适应性评价、认识评价等。

是不是所有在特定情境下出现的想法，都可以称之为自动思维呢？

这要取决于你如何界定自动思维。通常情况下，在认知行为疗法的咨询实践中，我们主要关注引发个体消极情绪和不良行为反应的想法，因此把这样的想法称为自动思维，如果扩展一些，我们可以把所有引起情绪和行为生理反应的想法都包含在自动思维的概念中。一般而言，我们讨论自动思维时不包括那些不产生上述反应的想法。

5.2.2　自动思维的表现形式

正如人的记忆有文字和图像两种主要类型一样，自动思维也有两种表现形式，那就是文字和图像。

就像我们前面说到的，这个碰到难题解答不出来学生，他心里浮现的那个想法：这道题要是自己做不出来而别人做出来了，别人的成绩就会超过自己，自己的排名也就会下降。这个自动想法就是文字的。文字是最常见的自动思维形式。

有人左脑发达，有人右脑发达，左脑发达的人长于语言，擅长逻辑思维，右脑发达的人偏向图像，擅长形象思维。因此，在自动思维的表现形式方面，有人是以文字表现，有人是以画面表现。

例如，一个患有抑郁的学生，拿起书本想要看书的时候，头脑中出现了"背着行囊往前走"的画面，并且感到悲伤和沮丧。在这里，自动思维的表现形式就是画面。

这个画面是什么意思呢？当来访者的自动思维表现为画面的时候，咨询师想要明了其中的含义，通常的做法是邀请来访者解释这个画面的含义。这位学生对这个画面的描述是：自己背着沉重的包袱，漫无目的地跋涉，看上去很卑微。这让她想到自己不太可能完成这学期的学习，期末考试会被挂科，无法及格，不能毕业，不知道自己在未来要怎么走。

5.2.3　自动思维的特点

亚伦·贝克认为作为具体情境中的自动思维有两个特点：一是**自动涌现**，二是**完全接受**。

自动涌现

对于自动涌现这个特点而言，自动思维的名称就已经说明了一切。自动思维的名称就暗含了这些想法是自己冒出来的而不是刻意思考的结果。尽管这种思维是自动涌现的，但许多时候我们并不会意识到自己有自动思维。例如，触景生情，被人贬低而愤怒，被人肯定而欣喜，回忆童年而感到快乐，等等。

尽管你没有意识到自动思维，但实际上它是存在的，只不过在前意识中，如果你加以注意、去觉察，注意自己产生某种情绪的时候在想什么，那么这时自动思维就进入你的意识里，被你觉察到了。

完全接受

自动思维的第二个特点尤其重要，就是完全接受、信以为真。很多的时候，当我们冒出一个想法的时候，我们就相信了这个想法，其实这个想法并不是正确的。例如，在一个心理咨询中，咨询师建议一个抑郁来访者每天坚持散步两次，每次 30 分钟。听到这个建议，来访者显得不情愿，并不打算去做。咨询师问他的想法，他说：“我没有精力，做不到。”

“没有精力，做不到”是他的自动思维。当这个想法出现的时候，他就会真的相信自己是没有精力做不到的。实际上，这只是他的一个想法并不是事实，因为他并没有去做。他只是觉得如果去做，自己肯定做不到而已。可见，自动思维并不是一个理性决策的结果，它并没有太多地去考虑实际情况，也没有支持证据。

5.2.4 应对自动思维的任务

与自动思维的两个特点相对应的是，自动思维阶段有两个任务：一个是与自动涌现相对应的**识别自动思维**的任务；二是与完全接受特点相对应的**评价自动思维**的任务。

识别自动思维

在认知行为疗法看来，认知（也就是自动思维）是情绪和行为问题的直接原因，要解决情绪和行为问题，就要找到其病因——认知。故此，识别自动思维就成为首要任务。

对心理咨询师来说，识别自己的自动思维也是首要任务。这是因为，如果咨询师都不能识别自己的自动思维，又何谈帮助来访者去识别他的自动思维呢？在心理咨询的过程中，来访者应在咨询师的协助下识别出自己的自动思维。所以无论是咨询师还是来访者，首先都要做的工作就是学习识别自动思维。

建议大家在生活中多多练习识别自动思维这件事。当你觉察到某种情绪出现的时候，有意识地发觉自己在想什么。

例如，你在坐出租车去机场的路上，准备乘坐飞机出差或旅游，结果半道遇到堵车，这时候你感到非常焦虑，你可以问自己："我在想什么呢？"或许你在想："如果继续堵车的话，我可能就无法及时到达机场了，也就赶不上飞机了。"又例如，你邀请朋友吃饭结果忘了买单，走出餐厅时服务员追出来让你买单，你感到很尴尬，这时你可以问自己在想什么，也许你在想："请客吃饭没付钱，在众人面前太丢人了。"

总之，学习认知行为疗法的第一要务就是觉察自动思维，无论你是咨询师还是来访者。

评价自动思维

应对自动思维的第二个任务是评价自动思维。在认知行为疗法看来，心理问题的直接原因是，自动思维是不现实的、没有用的。但来访者往往会对其自动思维完全接受，信以为真。认知行为疗法认为，如果我们能够修正来访者的自动思维，按照有效的、有用的标准进行评价，得出新的思维，来访者的情绪和行为问题就能得到缓解和好转。

评价自动思维时需要学会区分想法和事实。例如，在我们前面举到的一个例子中，咨询师建议抑郁来访者每天散步两次、每次30分钟的时候，来访者的反应是"我没有精力，做不到"。"没有精力，做不到"是想法还是事实？这就是他的想法而已，那什么是事实呢？事实就是那些客观发生的事情。例如，他曾经试图去散步，结果却没能坚持30分钟的时间，或者他按照咨询师的建议尝试去散步，结果做到了散步30分钟以上。

想法是解释、预期、判断、推测、猜想等。前面提到的，来访者对散步的反应是"没有精力，做不到"，这是想法，因为这是他对于去散步的结果的预期。想法不是事实，想法与事实的关系只能是吻合的或不吻合的。

5.2.5 自动思维的评价标准

在心理咨询过程中，来访者之所以出现消极负面的情绪或行为，往往是由于他的认知是比较悲观和负面的，实际上，事情并不是他所想象的那样悲观和负面。但也存在其他可能性，他的想法就是客观现实的反应，他的想法就是对的。例如，他觉得别人不喜欢他，实际上也是别人不喜欢他；

她觉得她不会通过考试，事实上她就是难以通过考试，一如过去的考试经常都不会通过一样。

简而言之，来访者认为生活是不美好的，咨询师只需要让他认识到实际上生活是美好的，心情就能得到好转；但是，如果来访者的生活事实上就是不美好的，那么我们又要怎么想才能让来访者的心情好转呢？

对此，认知行为疗法提出了评价自动思维的两个指标：有效性（Validity）和有用性（Utility）。有了这两个指标就能解决上述的问题。

有效性是指个体的想法是否符合客观事实。正如我们前面所说，许多的来访者心情负面，主要原因是由于他的看法是悲观的，但事实上并不是如此。我们先讨论想法的有效性，通过寻找多方面的证据（特别是相反的证据），向来访者证明他的想法是不符合客观事实的。当他看到想法与事实相反时候，想法就能得到修正。

有用性是指想法是否有助于预期目标的实现。有用性是非常有意义的评价标准。它能帮助我们解决这种情形：来访者的看法是悲观的，同时他的看法还是有效的（即看法是对的）。当来访者的看法是悲观的且正确的时候，咨询师需要和患者探讨有用性，也就是探讨这样悲观的看法对他的预期目标是否有帮助？是否能够有助于他实现目标？有助于实现目标的想法才是有用的。

例如，假设存在这种情形，你孩子的期中考试成绩差、排名倒数时，你头脑中会出现一种念头，觉得你家孩子智商低。这时对孩子智商低这个想法，我们怎么去评价呢？先考虑有效性，也就是说你这个想法是否是对的。你可以带着孩子去做心理测试，测试结果发现孩子的智商并不低，是正常的，处于中等水平。在这种情况下，你的想法就是不正确的、无效的。一旦你意识到孩子智商中等的时候，你的心情可能就会变得好得多，对孩子未来的成绩会有更好的预期。

测试结果也存在这样的一种可能，那就是孩子的智商真的很低。也就是说，你的想法是对的。那么你的想法就是有效的。但你的想法又有什么用呢？讨论有用性就离不开咨询目标和预期了，当然我们知道家长希望孩子成绩提高、排名上升。

在这种情况下，咨询师就需要与家长进行商谈，我们要怎么想才会有助于提高孩子的学习成绩。例如，家长可以这样想：尽管孩子现在智商比较低，但经过训练和练习，将来他的智商可以提高，家长其实还可以这样想：尽管他智商不高，但我们可以通过勤奋和努力，做到勤能补拙，也能提高成绩。这两个说法都承认了现实——孩子当下的智商很低，但同时也找到了努力的方向——努力和训练，也能达成我们最终的目标。

在上面这个例子中，我们分两种情形讨论了有效性和有用性标准的主要用途，实际上在心理咨询的过程中，我们对任何一个自动思维都要按照有效性和有用性两个标准来进行讨论。

自动思维的评价，其实是从两个维度来思考的：其一，这个想法是否符合事实，也就是有效性；其二，这个想法是否与最终的咨询期望或目标吻合，也就是有用性。

这里还要补充一句。有些疗法安慰我们说，"生活是完美的！生活是美好的！"但认知行为疗法不这样看。认知行为疗法认为，"生活是不完美的，有时甚至是残酷的。"尽管残酷的现实就是摆在人们面前，但最重要的是我们要如何面对不完美的现实？如何从不完美中甚至残酷的现实中走出来？因此有用性的评价指标就有着非常重要的意义，它指引我们走出不完美甚至残酷的现实，向着美好生活的目标前行。

5.2.6　自动思维歪曲的类别

根据评价自动思维的有效性和有用性两个指标，我们可以把自动思维歪曲分为三个类别：**无效、部分有效**和**有效但无用**。

无效

我们讨论先第一类自动思维歪曲——无效。这是最常见的一种歪曲类别。它是一种基于想象或臆测的观念或想法，这种观念或想法并没有事实根据或者仅有个别事实根据。

例如，有的学生成绩很差也没有努力，却想着期末能有一个好成绩，成为班级里的黑马，一步登天。很显然，这样的想法并没有现实的基础，是无效的。

又例如，一个来访者说，单位有两个同事在走廊里悄悄地议论着什么事，他路过的时候，他们就停止了讲话并同时对自己笑，他看他们微笑的样子就觉得他们是装出来的，他觉得刚才他们两个人肯定在议论他，要不然怎么笑得那么虚假。在这里，来访者觉得别人在议论他，这显然属于臆测。他其实并没有事实根据，他觉得他们的微笑是装出来的，这是他的想法，事实上也有其他可能：他们在谈论其他事情，微笑只是表示友好或者是打招呼的一种方式。

再例如，一个学生一次月考没考好就担心高考考不好，这样的想法其实也是无效的。因为这个想法的依据是一次考试没考好，只是基于个别事实，如果他能回顾进入高三以来的历次考试，他会发现自己在多数考试中的发挥是正常的，也有考得好的时候。

部分有效

我们讨论第二类自动思维歪曲——部分有效。所谓部分有效就是自动思维有相当部分证据支持，但也有其他证据否定这样的想法。下面的两个例子说明在这种思维当中，部分想法有证据支持，或者另外一部分想法有证据反驳。这样的自动思维其实就是部分有效的。

例如，一位女士发现丈夫有婚外情，于是产生这样的想法：丈夫有婚外情，就不会要这个家了。所以她对婚姻和家庭感到非常绝望。这个想法至少部分是正确的，丈夫的确存在婚外情这个事实，那么丈夫是否就不要这个家了呢？对于这个部分，女士并没有找到实际的证据作为支持，也许尽管他有婚外情，但他可能还是更重视家庭，希望家庭得以维护和维持下去。

再例如，一位研一的女学生，碰到同级的男同学夸她人长得漂亮、性格也很温柔，她觉得对方说的是假话，只是在恭维自己。在这里，对方的称赞可能的确存在客套的部分，但是长得漂亮和性格温柔也是事实，咨询师其实也同意这个男同学的看法。

有效但无用

最后我们说第三种自动思维歪曲的类型——有效但无用。这是一种个体的看法是正确的，但这种看法对于走出困境达到预期的目标并没有助益的认识歪曲。

正如我们在前面讲到的，家长看到孩子期中考试成绩差便认为孩子智力差的案例，经过智力测试证明家长的看法是正确的：孩子的智力的确是挺差的。但这样的认识对提高孩子的成绩的确没有帮助，因此这样的想法就是有效但无用的。

又例如，一个男大学生恋爱失败，女朋友移情别恋了。对此，他产生了一个想法：恋爱失败了，活着就没有意义了。这个认知无疑是有效的，他的确恋爱失败了。可这样的想法未必是有用的，对于正值青春还希望活着的年轻人来说，"活着就没有意义"就是一个无用的、有阻碍的想法。

5.3 自动思维模型

亚伦·贝克提出的自动思维模型，如图 5-1 所示。

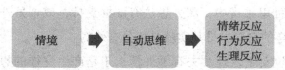

图 5-1 亚伦·贝克提出的自动思维模型

这个模型和一般的认知行为疗法的模型有些差异：

一方面，这里用来描述引发自动思维的外部现实的概念是"情境"，而不是一般行为疗法模型里的"事件"。情境和事件有什么区别呢？事件是从整体的角度来说明的，在心理健康领域里，生活事件被看成是引发心理问题的外部条件。生活事件和认知行为疗法中的"事件"是一个意思。情境其实是事件的具体化，或者说心理问题的临床表现，是特定时间地点中的一个具体呈现。例如，考试焦虑，如果按照一般的认知行为疗法的模型，考试就是一个引发焦虑的事件。但如果在自动思维的模型中，考试焦虑就要具体化为若干情境中的具体表现。例如，学生在昨天参加数学考试时因最后有道难题做不出来而感到心烦，这里的情境就是在数学考试中有难题做不出来，其实考试焦虑还有其他情境。

另一方面，自动思维的结果部分。埃利斯的理性情绪行为疗法的理论基础是情绪ABC理论，情绪是受认知直接影响的，也就是说，认知是影响情绪的。但是在贝克的这个自动思维模型中，认知（即自动思维）不仅影响情绪，还影响行为和生理反应。从这个意义上讲，自动思维模型拓展了认知疗法的适用范围，它不仅可以通过认知改变来影响情绪，还可以通过认知改变来影响行为和生理反应。

在自动思维模型中，我们可以了解到心理问题的逻辑关系。情绪反应、行为反应和生理反应被视为心理问题的具体表现形式。例如，焦虑、抑郁、恐惧、沮丧等情绪，拖延行为、强迫行为、冲动行为等行为反应，呼吸急促、心跳加快、头晕等生理反应等。这些部分是需要通过心理咨询和治疗加以解决或调整的。

情境只是引发这些问题的外部因素，或者说是诱因。例如，焦虑情绪有可能是因为考试而引起的，有可能是因为就业而引起的，也有可能是因为写论文而引起的。又例如，抑郁情绪有可能是因为生孩子引起的，有可能是因为季节变化日光照明减少引起的，也可能是因为失恋引起的，等等。

自动思维才是造成问题的直接原因。这是因为在相同的外部情境中，人们的情绪、行为等生理反应存在着个体差异，有些人焦虑抑郁，有些人则不。究其原因是，相同外部情境所引发的自动思维不同，正是不同的自动思维产生了不同的情绪反应、行为反应和生理反应。

简而言之，自动思维模型告诉我们：**情境引发自动思维，自动思维导致情绪、行为和生理反应。**

自动思维模型是本阶段开展心理咨询的理论基础。在心理咨询的实践中，咨询师在咨询会谈开始阶段，需要对来访者进行有关自动思维的心理教育，结合来访者自身的经验来讲解自动思维的模型。咨询师讲解自动思维模型时要说明两个要点：其一，情境是引发因素，自动思维才是问题的直接原因；其二，改变自动思维，就可以改变情绪、行为，而情绪行为的改变能够导致问题的最终解决。通过这样的心理教育，让来访者把焦点放在自动思维及其改变上来。

5.4 自动思维阶段的工作流程

5.4.1 自动思维干预流程

自动思维的干预有**识别**、**评估**、**评价**和**巩固应用**四个环节。

识别就是我们通常所说的横向概念化，在具体案例讨论中，通过具体化找出自动思维模型中的各个要素来，即情境是什么，自动思维是什么，情绪体验是什么，行为反应是什么。这里需要说明，在一般情况下我们不搜集生理反应内容，这是因为在通常情况下个体生理反应都不太明显。如果某些情形下个体的生理反应显著而且需要解决，我们就会关注生理反应部分。

评估就是要求来访者用数量化的方式来判断对其想法的相信程度和情绪体验的程度。评估的目的主要是用来量化心理咨询改变的效果。例如，一个抑郁来访者，对咨询师让他每天散步两次、每次 30 分钟的建议，产生了"没有精力，做不到"的想法，咨询师要求他评估对这个想法的相信程度，他给出了 100% 的相信程度。接下来，咨询师对他的想法进行干预，干预结束后，咨询师再次邀请他对这个想法的相信程度进行评估，这时他给出了 60% 的相信程度。这说明我们刚才的会谈是有效的，因为他的相信程度从 100% 下降到了 60%。

评价就是对自动思维进行判断，应用前面提到的有效性和有用性两个标准对自动思维进行判断。评价的结果就是来访者认知的改变，原来的自动思维变成了更有效更有用的新思维（我们把它称之为替代思维）。思维改变了，情绪也就改变了，行为相应地也会发生改变。

巩固应用表现在两个方面。

一方面，对于咨询会谈得到的新思维（即替代思维）和新行为（替代行为），来访者需要把它们记住，在必要的时候才能应用，这就是巩固。为了让来访者能记住它们，认知行为治疗师通常要求来访者把这些内容记下来，记在一个本子上，这就被称为咨询笔记。如果为了便于携带，可以记在卡片上，这个卡片就成为应付卡或应对卡。会谈中通常会有改变方面的要求，咨询师要求来访者在生活中实际上去改变：按照新想法（替代思维）去想，按照新行为（替代行为）去做。这就是应用。

另一方面，巩固应用表现在对识别和评价自动思维技能的学习上。在咨询会谈中，咨询师帮助来访者去识别自动思维和评价自动思维，这是来访者的学习过程。回到生活中，来访者需要尝试去识别生活中的自动思维和情绪，同时还要尝试运用评价自动思维，来处理这些自动思维，从而调整自己的情绪。上述过程实际上也是巩固和应用过程。

5.4.2　自动思维单个议程的流程

自动思维阶段的咨询会谈的主体部分，就是处理议程。在会谈的初期，提出需要讨论的话题，每个话题就是一个议程。在正式的会谈中与来访者挑选其中一个议程进行讨论；在一个议程讨论完之后，再来选择第二个议程进行讨论。

在自动思维阶段，议程处理的流程都经历了哪些环节呢？在这里，我们引用朱迪斯·贝克（Judith Baker）在《认知疗法：基础与应用》①中的一段对话来加以说明。

第一步，议程选择。从患者所希望讨论的议程中，选择一个议程加以讨论。

咨询师：好的，让我们看一下议程。你觉得我们应该从哪里开始呢？我们可以谈谈你的考试，谈谈你在学习或在图书馆时的情绪，或者谈谈好转的过程。

来访者：我想，谈谈我的经济学考试吧。我真的很担心。

---

① 贝克.认知疗法：基础与应用［M］.张怡，等，译.北京：中国轻工业出版社，2013：128-131.

第二步，搜集议程相关资料。 来访者可以叙述与议程有关的事情和过程，咨询师了解相关背景信息。

咨询师：好的，你能概括地告诉我这周发生了什么吗？你学了多少？你的注意力又如何？

来访者：嗯，我本来打算用所有时间学习的。但每次我坐下来，我就会变得特别紧张。有些时候我意识不到自己走神了，于是我不得不一直重复阅读同一页。

咨询师：考试是什么时候？它会涉及几章的内容？

来访者：两周后，我想它会涉及前五章。

咨询师：那有多少章你已经至少阅读过一次了？

来访者：大概三章左右。

咨询师：在这前三章中，是不是还有一些你不懂的知识？

来访者：很多。

咨询师：好。所以简单地说，你在两周后有一个考试，而你担心自己不能充分掌握那些内容，是吗？

来访者：是的。

第三步，具体化和概念化。 当咨询师对来访者所面对的问题有一个清晰全面的掌握之后，就需要进入处理程序了。处理程序的第一步就是要识别自动思维和情绪。具体化就是找到问题发生的具体情境，概念化就是把自动思维模型中的各个概念所对应的内容找到。

咨询师：你是否能回忆起这周的某个时刻，当你想到学习或者当你尝试学习的时候，你的焦虑变得非常严重？

来访者：是的，确实……昨天晚上。

咨询师：当时是几点？你在哪儿？

来访者：大概7:30，我在去图书馆的路上

咨询师：你现在能在头脑中描绘当时的场景吗？7:30，你正走向图书馆……你头脑中浮现了什么想法？

来访者：如果我考试不及格怎么办？如果我没有通过这门课怎么办？我究竟要怎样才能在这学期搞定它？

咨询师：好的，所以你有能力识别你的自动思维。那么这些想法给你带来了什么感受呢？焦虑？

来访者：非常焦虑。

第四步，心理教育。给来访者讲解自动思维的两个特点和两项任务。由于这是首次咨询会谈，咨询师需要向来访者介绍这方面内容。在后面的会谈中，如果来访者熟悉这方面内容，就可以省略了。

咨询师：让我再多告诉你一些关于自动思维的信息。我们称它们"自动"，是因为它们似乎是突然跳进你的脑海里的。在大多数时候，你甚至可能都没有意识到它们的存在；你可能会更多地意识到自己的情绪感受。即使你的确意识到它们了，你可能也不会想去评估这些想法有多准确。你只是把它们当作正确的而接受了。

来访者：唔。

咨询师：在治疗中你将先学会识别你的思维，然后判断它们是完全真实的，部分真实的，还是根本不真实。

第五步，评估。咨询师在干预自动思维和情绪之前需要评估来访者对于自动思维的相信程度和情绪体验的程度。在这里就是要求来访者评估她对于"考试不及格"和"没有通过这门课"的相信程度，通常用0~100%的数字来评估，还要评估"焦虑"情绪体验的强度。本对话中没有涉及这方面内容，大家可以在实践中把这部分补上。

第六步，评价。就是对来访者进行认知改变和行为改变的干预工作。在通常情形下，先通过一些认知技术改变患者的认知，在认知改变的情况下再讨论行为改变。

在下面的对话中，咨询师先应用控辩方技术（这个方法后边会介绍）改变来访者对于考试不及格的想法，然后通过讨论"做些什么可以更好地复习第三章"来给来访者"求助他人"以行为改变建议，并且落实了向他人求助的行为方案。

咨询师：我们能一起来看看第一个思维吗？你有什么证据证明自己考试会不及格呢？

来访者：嗯，我不能明白所有的内容。

咨询师：还有呢？

来访者：没有了……我快没有时间了。

咨询师：好。那有什么证据证明你不会不及格呢？

来访者：嗯，第一次小测验我的确考得不错。

咨询师：还有呢？

来访者：我想我对前两章的内容掌握得比第三章要好。对第三章内容，我真的有困难。

咨询师：你可以做些什么使你更好地学习第三章呢？

来访者：我可以再阅读一遍。我可以温习一下笔记。

咨询师：还有呢？

来访者：（犹豫）我想不到别的了。

咨询师：有没有其他人是你能寻求帮助的？

来访者：嗯，我想我能问问肖恩，他是助教。或者可能的话，也可以问问楼下的罗斯，他去年上过这门课。

咨询师：听起来不错。这周你有想过向他们俩中的任何一位求助吗？有没有一些自动思维妨碍了你？

来访者：没有，我想我根本都没想过这件事。

咨询师：你觉得问哪个更好呢？

来访者：肖恩，我想是他。

咨询师：你有多少可能会去问他？

来访者：我会问的。我明天早上去问。

咨询师：好的，假设你在这周获得了帮助，那对于你可能不及格的预言，你会怎么想昵？

来访者：嗯，我想我确实掌握了一部分内容。可能其余的内容不懂时我也能得到帮助。

第七步，评估会谈效果。评价工作完成之后，咨询师需要评估刚才的会谈对于来访者的改变效果如何。如果评价之前是应用百分数标尺（这个方法后面介绍）的话，评价完成之后也应该用相同的方法。假设来访者对于不能通过考试这件事之前的相信程度是100%，现在让她再次评估，她评估为40%，这就说明会谈是有效果的。当然除了评价自动思维的相信程度，还要评估情绪的程度。这段对话并没有进行前期评估，所以咨询师在评估完成之后，让来访者进行简单报告。

咨询师：那你现在有什么感觉？

来访者：我想我的担心减少了一些。

第八步，会谈总结与咨询笔记。在一个议程会谈完成之后，咨询师需要和来访者一起讨论心得，需要记录一些重要的内容。下面的对话仅对会谈进行了总结，还缺少撰写咨询笔记部分内容，大家在实践中需要增加这个部分。

咨询师：好的，总结一下，这周你有大量的自动思维，它们使你很焦虑。但当你停下来去评估这些思维时，你其实能够做一些事情使自己通过考试。当你真正去审视证据，并对思维进行应答时，你就会感觉好多了……是这样吗？

来访者：是的，确实如此。

第九步，布置家庭作业。这是议程的最后一个环节。认知行为疗法强调生活中的改变，不能把会谈成果仅仅停留在咨询室之内。因此，家庭作业就是让认知行为疗法融入生活的重要途径。在布置家庭作业的时候，有经验的咨询师会考虑到来访者在完成作业的过程中可能遇到的问题，并且对这些问题提前加以提示，并做出应对方案。

咨询师：这周的家庭作业是，我希望你能够在情绪改变的时候再次寻找这些自动思维。这些思维可能存在一些真理，但我想通常你都会发现它们不是完全正确的。下周我们会一起寻找证据来看看你在家庭作业中写下的思维是不是完全准确的。好吗？

来访者：好的。

咨询师：现在，识别和评估思维是你需要学习的一项技能，就像学开车或打字。开始时你可能并不擅长，但通过练习你会掌握得越来越好。而我也会在之后的会谈中教你更多关于这方面的知识。所以本周你能做的只是识别一些想法，但不要期望自己能掌握得非常好。好吗？

来访者：好的。

咨询师：再多说几句。本周当你写下一些思维时，再次提醒自己这些思维可能是真的也可能不是真的。不然的话，在你学会评估它们之前，把它们写下来可能会使你感觉更糟糕。

来访者：好的。

5.5　识别自动思维和情绪

　　在识别自动思维和识别情绪这两个任务中，咨询师通常会先识别情绪而后再识别自动思维，这是因为情绪体验明显并且容易觉察，明确情绪后再挖掘自动思维容易得多。另外，情绪是我们的干预目标之一，找出与情绪对应的自动思维加以干预就能达到期望的结果。因此，先识别情绪再识别自动思维，就是非常明智的策略。当然，先识别自动思维再识别情绪也不是不可以。

5.5.1　识别情绪

　　人有喜怒哀乐，七情六欲，情绪是我们每个人每天都会体验到的。所谓情绪识别，就是在体验某种情绪时，个体去意识自己的情绪，并且给情绪命名。这就要求个体注意或观察自己的情绪活动，意识到自己当下是平静还是紧张，是快乐还是悲伤，是愤怒还是绝望等，当个体意识到自己的情绪活动后，还需要对自己的情绪用准确的词语予以命名。

　　心理学告诉我们说，情绪由主观感受、生理变化和表情三个部分构成。当我们说觉察情绪时，是指我们自己要注意觉察情绪的生理变化，如呼吸、心跳、肌肉紧张等，如果要洞察他人的情绪，则需要观察他人的表情（情绪的外部表现）。

　　情绪的生理变化是指当个体体验某种情绪时植物神经系统所引发的生理变化。在情绪活动中，个体呼吸系统、血液循环系统、骨骼与肌肉组织、内外腺体，以及代谢过程活动都会发生程度不同的改变。例如，在激动、紧张的情绪状态下，呼吸加速、加深，心膊加速、加强，外周血管舒张，血压升高，血糖增加，血液含氧量也增加；突然惊惧时，呼吸会出现暂时的中断，外周血管收缩，脸色变白，出冷汗、口干；焦虑与忧郁状态抑制胃肠蠕动和消化液的分泌，引起食欲减退。因此，当个体觉察到自己的生理变化时，便会意识到自己处于某种情绪状态中。例如，有的人在登台演讲前，会感受到心跳加快、呼吸变快、腿脚有些发软，这些生理现象会让你意识到自己处于情绪紧张状态。

情绪的外部表现就是表情，是他人可以观察到的部分。俗话说的察言观色，就是指观察他人的表情，并通过他人的表情来觉察他人的内心世界。表情包括面部表情、体态表情和言语表情。

面部表情：面部的表情动作被称为面部表情。面部表情最能精细地显示不同性质的情绪，因此是鉴别情绪的主要标志。如眉飞色舞、眉开眼笑、眉目传情、愁眉苦脸、怒目而视、目瞪口呆、咬牙切齿、张口结舌等，都是指面部表情。

体态表情：躯干和四肢的表情动作被称为体态表情，如欢乐时手舞足蹈、捧腹大笑，骄傲时趾高气扬、挺胸阔步，慌张时手足无措，紧张时坐立不安等。手势是一种重要的体态表情，它协同或补充表达言语内容的情绪信息。如鼓掌表示兴奋，搓手表示焦虑，摊手表示无奈，捶胸表示痛苦。

言语表情：当人处于某种情绪状态中时，说话的音调、节奏和速度也会出现相应的改变，这些表现被称为言语表情。如悲哀时音调低沉、语速缓慢，喜悦时音调高昂、语速较快，愤怒时声音高尖且有颤抖。此外，请求、感叹、惊讶、烦闷、讥讽、鄙视等也都有一定的音调变化。

个体可以通过体验自己的情绪感受和觉察生理变化，对情绪进行识别，他人可以根据对方的表情（面部表情、体态表情和言语表情）进行情绪识别。心理咨询会谈过程中，咨询师需要观察来访者的表情，对其情绪进行识别，而来访者则需要报告议程中所体验到的情绪，或者会谈过程中感受到的情绪。

咨询师通常会通过提问的方式，来协助来访者对其情绪进行识别，例如，"你体会到什么心情？""你的感受是什么？"当然来访者在进行情绪识别的过程中，可能会出现无法用词汇对情绪进行描述的情况。这时候常见的做法是，给出一个情绪的词汇表，让来访者从这个词汇表中挑选出合适的词汇来描述他的心情。

关于情绪词汇表，并没有一个标准答案。不同的认知行为疗法的专家给出的情绪词汇表并不相同，这里我们给一个朱迪斯·贝克在《认知疗法：

基础与应用》[①] 一书中提供的消极情绪词汇表（见表5-1）。

表 5-1 消极情绪的词汇

悲伤、低落、孤独、不悦
焦虑、担心、害怕、恐惧、紧张
愤怒、暴怒、恼怒、烦恼
羞耻、尴尬、羞辱
失望
嫉妒、羡慕
内疚
受伤
疑虑

下面我们给大家示范如何识别情绪。在下面这段对话中，咨询师先确定具体情境，然后再要求来访者对情绪进行识别。

咨询师：你最近有出现过这个情况吗？

来访者：在上周的六校联考期间，考数学时就出现过。

咨询师：当时是一个什么情形，你能给我描述一下吗？

来访者：考场是按照高考形式安排的，30个人同一个考场。这个考场是高一年级的一个教室。数学考试下午进行。考试要求提前30分钟进场，2点20分左右我从自己的教室走出来，然后到考场去，中间大约需要10分钟，去考场的路上，我就能明显地感觉到自己心跳加快，呼吸也不平静，在考场坐下来的时候，心情也还没有平静，旁边的同学在说话，我也没有搭理他们。后来老师发卷子下来，让填写名字和考号之类的，我拿起笔时，就发现手在抖。

咨询师：你当时是什么心情？

来访者：说不好，不知道用什么词描述它？

① 贝克.认知疗法：基础与应用［M］.张怡，等，译.北京：中国轻工业出版社，2013：185.

咨询师：你看看这张纸上面的情绪词汇表，你觉得你当时的体验用哪个词或哪几个词比较合适？（咨询师把情绪词汇表递给他看）

来访者：我觉得是紧张，也像是害怕，说不好。

咨询师：这两种情绪比较相似，紧张是面对一个有威胁的情景并会被评价的时候的感觉，害怕是面对危险但又无法逃避威胁的时候的感觉。你觉得自己当时的情况是面对情景的那种感觉多，还是像逃避情景的那种感觉多呢？

来访者：当然不存在逃避，应该是被评价的感觉吧。那就应该是紧张情绪了。

如果来访者对自己体验的情绪感到有些混淆，咨询师可以结合情绪的含义进行澄清。在上面的会谈中，咨询师澄清了紧张和害怕的不同含义，来访者明白他更多的是紧张而不是害怕的情绪。

除了来访者存在命名情绪的困难外，来访者还有可能无法区分情绪和想法：把想法看成情绪，或者把情绪看成想法。如果出现这样的情况，咨询师要指出来，并帮助来访者区分想法与情绪。

5.5.2 识别自动思维

识别自动思维主要有三个方面：第一，什么情况下识别自动思维；第二，识别自动思维的提问方式；第三，如果来访者不能报告自动思维怎么办。

识别自动思维，通常是在产生某种情绪体验的情况下进行的。也就是说，如果来访者并没有情绪，就没有必要识别自动思维了，如果他体验到某种情绪，我们就可以邀请他识别此时的自动思维。

识别自动思维，通常有以下几种情形：

- 会谈议程中体验到某种情绪时；
- 讲述过去经历体验到某种情绪时；
- 咨询会谈中体验到某种情绪时；

- 布置家庭作业的过程中体验到某种情绪时；
- 预期完成家庭作业的过程中体验到某种情绪时。

来访者来咨询自然是想讨论生活中遇到的问题、体验到的消极情绪。咨询师把来访者想讨论的问题列入议程，然后与来访者选择议程，并逐一加以讨论。咨询师在搜集到足够的背景资料以后，就需要对特定的情境进行概念化，找到那个情境当中的情绪和自动思维。这时候，咨询师要询问来访者当时的情绪体验是什么，也要询问当时的自动思维是什么。

在咨询过程中来访者有时需要报告自己的经历。当来访者在报告自己的成长经历的时候，咨询师有时会发现，来访者表现出的某种情绪与叙述的事件的内容并不吻合。例如，叙述悲惨的过去时却是用轻松愉悦的表情，回忆快乐的往事时却表现得无动于衷甚至表情严肃。这时咨询师就需要询问其情绪体验是什么和他正在想什么。

在咨询会谈中，来访者与咨询师的互动可能会让来访者体验到某种情绪。会谈中来访者体验的某种情绪，往往涉及咨询关系和咨询设置的问题。例如，咨询师要求来访者完成某项家庭作业时，来访者可能表现出愤怒的情绪，这时咨询师就需要去询问来访者他的情绪体验是什么，然后邀请他报告自己当下的自动思维。也许来访者认为咨询师要求他完成家庭作业，就是试图命令他和控制他，他觉得咨询师没有资格这么做。这个例子其实就是咨询关系的问题，来访者认为咨询师在控制他，而其实并不是。如果咨询师能够澄清自己的想法，能纠正来访者歪曲的自动思维，咨询关系就能得到良好的维护。

心理咨询的过程，可能会涉及离开咨询室后来访者需要去完成某些作业和任务。在完成这些作业和任务的过程中，来访者可能会产生某种情绪（如畏难、抑郁、恐惧等）。这时咨询师可以邀请来访者报告他体验到什么样的情绪，以及自动思维的内容是什么。这经常出现在布置作业和确认作业时候。

当来访者在生活中去完成家庭作业，真正去面对具体的家庭作业任务的时候，他可能会出现一些自动思维，体验到某种情绪，最终这些自动思维和情绪会妨碍家庭作业的完成。如果咨询师预期到这种情况可能会出现，那么就应当在事前加以处理。咨询师常用的做法是冥想或者以角色扮演的形式来模拟家庭作业完成的过程，在这个过程中让来访者报告其体验的情绪。如果有某种情绪，咨询师再来确定其自动思维，并加以处理。处理好这些自动思维以后，来访者完成家庭作业任务的可能性就大大提高了。

识别自动思维通常是用"提问"的方式来完成的。识别自动思维的提问方式，通常有以下几种方式。

- "你在想什么？""你在头脑里对自己说了什么？""你头脑里浮现了什么想法？"
- "你觉得自己当时会想什么呢？""推测一下，你在想什么？"
- "你是在想×××或×××吗？"
- "你是在想×××（与预期的自动思维相反）吗？"
- "这种情形对你意味着什么呢？"

识别自动思维最简单的提问方式就是："你在想什么？""你头脑里浮现了什么想法？""你在头脑里对自己说了什么？"

咨询师：好，你刚刚说你想要讨论一下找兼职工作的问题。

来访者：是的。我需要钱……但是我不知道。

咨询师：（注意到来访者看起来更加烦躁不安）你刚才在想什么？

来访者：（自动思维）我没有能力胜任一份工作。

咨询师：这个想法让你有怎样的感受？

来访者：难过，心情很糟。

如果已经完成了情绪识别，那么我们就可以用"当你体验到某种情绪的时候，你在想什么？""你体验到某种情绪的时候，你的脑子里浮现出什么样的想法？"

咨询师：在课堂上被老师提问，而你又答不出来的时候，你是什么心情？

来访者：感到丢人。

咨询师：当你感到丢人的时候，你在想什么？

来访者：老师会感到失望，有几个男同学会嘲笑我。

如果来访者并不能直接报告自己的自动思维，咨询师可以建议他们猜想或推测一下自己在想什么。例如，"你觉得自己当时会想什么呢？"

无论是直接回答在想什么还是猜测在想什么，都是基于来访者的自我报告。如果来访者不能直接给出答案，咨询师可以进行一些提示。例如，"你是在想 ××× 或 ××× 吗？""你是在想 ×××（与预期的自动思维相反）吗？"

咨询师：你以前告诉过我，你去聚会时没跟任何人说话。当你意识到自己没有说话的时候，你对自己说了什么？你有没有说："这是不是意味着我是有缺陷的？""我这么做是不是欠妥？"

来访者：我感觉自己很不正常。

咨询师：你不得不想这些对吗？

来访者：是的，我立刻就会想到这些。

另一个对话片段如下。

咨询师：几分钟前你告诉我，你的朋友想让你帮他挑选给家人的礼物，因为他认为你的品位很棒。当他问你的时候，你有没有对自己说："哦，真好，如果他想要我帮忙，那么他一定是认为我还不错咯！"

来访者：没有。

咨询师：那你对自己说了什么呢？

来访者：他一定是找不到别人，才找我帮忙的。

通过咨询师的提示，可以诱发来访者觉察到自己当时的想法。

如果上述方法不奏效，咨询师和来访者可以理性地探讨，当时情境或情形下大致的想法应当是什么。通常问句是，"这种情形下对你意味着什么？"（下面这段对话是接前面识别情绪中的对话。）

咨询师：当你感到紧张的时候，你在脑子里对自己说什么？

来访者：我没有说什么。

咨询师：你推测一下，你在那种情况下，你会想什么？

来访者：我想我太紧张了。

咨询师：你注意到了你的情绪，可能不是你当时的想法。你在想今天数学肯定能够考好吗？

来访者：应该不是。

咨询师：那会是什么呢？

来访者：我的数学可能考不好？我也说不清楚。

咨询师：上次数学考试没有考好，年级排名因为数学被拉下不少，这次你又要参加数学考试。你觉得这个处境对你意味着什么？

来访者：我觉得不能在数学问题上再次失败了，再失败的话，高考就没有希望了。

咨询师：在进入考场的过程中，你觉得自己有这样的想法吗？就是"我不能在数学上再次失败了，再失败的话，高考就没有希望了。"

来访者：应该是的。

作为认知行为疗法的初学者，比较容易出现的情况就是没法识别自动思维。当这种情形出现的时候，有如下几个解决方法。

（1）可以使用情景再现法。咨询师可以邀请来访者，通过冥想再现当时的情境。在这个过程中，来访者可以体会自己当时在想什么。如果情景再现依然没有发现自动思维，你可以让来访者重复再现时慢一些，这就能够识别出这种思维。

咨询师：你是否能回忆起这周的某个时刻，当你想到学习或者当你尝试学习的时候，你的焦虑会变得非常严重？

来访者：是的，确实……昨天晚上。

咨询师：当时是几点？你在哪儿？

来访者：大概7:30，我在去图书馆的路上。

咨询师：（情境再现）你现在能在头脑中描绘当时的场景吗？7:30，你正走向图书馆……你头脑中浮现了什么想法？

来访者：如果我考试不及格，怎么办？如果我没有通过这门课，怎么办？我究竟怎样才能在这学期搞定它？

（2）咨询师共情，设身处地地感受来访者，若自己当时身处其中，想法是什么。然后，咨询师提出几种可能的想法，供来访者去选择和确认。

（3）理性分析，和来访者讨论这样的处境对他意味着什么。通过分析也能得出大致相近的自动思维。对于来访者分析出来的想法，与情绪的含义一致，那么这个想法就是可信的。

最糟糕的情况是，用上述办法你还不能得到自动思维。放弃就是你的选择。你可以邀请来访者在类似情景再次出现的时候，再觉察自己的自动思维。我们相信，随着来访者对自动思维识别的练习增多，识别自动思维的能力就越来越强，也就越能捕捉到自己的自动思维。

5.6 评估自动思维和情绪

认知行为疗法是非常注重实证的，为了评估会谈的效果，通常要求咨询师在会谈中对认知和情绪进行评估。认知和情绪的改变程度，就是会谈效果最直接的体现。

5.6.1 情绪的评估

情绪是心理问题的重要指标之一，情绪的改变自然就是心理治疗进展的重要标志。在认知行为疗法的评估中，情绪的评估最常被使用。

评估心理治疗的总体进展（即患者情绪的改变），主要用情绪问卷的方式来进行，大家熟悉的是焦虑问卷和抑郁问卷。焦虑问卷和抑郁问卷，是从总体上评估最近一段时间来访者的焦虑抑郁水平，把它和之前的焦虑抑郁的分数相比较，可以说明治疗的总体进展。

在每一个会谈的单元（会谈议程）中，我们都要评估会谈的效果，就是用情绪标尺的方式来进行。情绪标尺就是用数字描述某种情绪的强烈程度，通常是用 0~100% 范围内的某个百分数来描述某种情绪的强烈程度。

如果会谈后再次评估发现，情绪评估的分数下降就说明刚才的会谈有效。例如，一个来访者在即将演讲的情景中，感到了 80% 的紧张程度，心理咨询师应用一定咨询技术后，来访者面临相同情景时，只感到 40% 的紧张程度。紧张程度从 80% 降到 40%，就说明心理咨询取得了相当好的效果。

我们通过一段对话，来说明如何进行情绪评估。

咨询师：我们刚才提到了你在参加数学考试的时候，你产生了"不能在数学上失败了，再失败的话，高考就没有希望了"的想法，然后你感受到了紧张的情绪。

来访者：嗯。

咨询师：我们接下来对你的想法和情绪的程度进行评估，用 0~100% 的标尺来进行评估，让你对自己的想法和情绪评分。我们先从情绪开始好了。

来访者点了头。

咨询师：（画了一个情绪标尺，如图 5-2 所示）我们把情绪的程度用 0~100% 的某个百分数来描述，0 就表示一点也没有那种情绪，100% 就表示具有无以复加的那种情绪，也就是那种情绪到了极端的程度。0~100% 的百分数表示不同程度的情绪，例如，中等程度可以用 50% 表示。

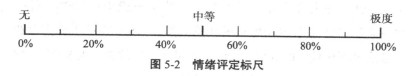

图 5-2　情绪评定标尺

来访者：哦。

咨询师：对于上次数学考试时候体验到的紧张情绪程度，你给多少分呢？

来访者：我无法确定，50%、60% 和 70%？

咨询师：我们先想象 100% 的情形。你能想象最紧张是什么时刻吗？

来访者：我买了一张彩票，马上就要开奖了，不知道自己能不能中奖时的心情。

咨询师：很好。你数学考试时候的紧张和这件事相比怎么样。你感觉一下你的心跳、呼吸等方面的反应差异，然后再看你可以给多少分呢？

来访者：我觉得可能到了 80%。

咨询师：好的，我们就给这件事的紧张程度定为 80% 的分数。我们以后还会经常对自己的情绪进行评分，请记住 100% 和 80% 的感觉，将来评分的时候把当时的感觉与这个感觉进行比较，这样就容易给出更为客观的评价了。

来访者：嗯。

上面这个对话中，来访者出现评分不确定的情况（50%、60%、70%），咨询师要求他想象百分之百的情形，然后将当下的情况与之相比较，最后他得出一个确定的 80% 的分数。一般而言，当来访者得到一个不确定分数的时候，我们就需要设想一些不同分值的情形，让来访者将当下的情形与不同分值的情形比较，从而得到一个确定的数字。

5.6.2 自动思维的评估

自动思维的评估，和情绪评估一样，也是用一定范围的数字描述来访者对于某种想法的相信程度。认知行为治疗中一般用0~100%范围的百分数来描述来访者对某个自动思维的相信程度。100%表示患者完全相信，0表示一点儿也不相信。0~100%之间的数字表示某种程度的相信，百分数越高就表示相信的程度越大，百分数越低就表示相信的程度越低，怀疑程度越大。

自动思维的评估，同情绪评估一样，也是为了判断咨询会谈的效果。一般而言，在没有对自动思维进行干预之前，自动思维的相信程度比较高，甚至达到100%。认知干预以后，自动思维的相信程度会有所下降。如果下降明显就表明咨询有显著效果，如果下降的幅度并不明显，就说明当前的会谈没有什么进展或者效果。

下面我们以一段对话来说明如何对自动思维进行评估（这段对话上接情绪评估的对话）。

咨询师：（画一个信念程度标尺，如图5-3所示）我们把信念程度用0~100%的数字来描述，0就表示一点也不相信，100%就表示完全相信且一点儿也不怀疑。0~100%的百分比就表示不同的相信程度。

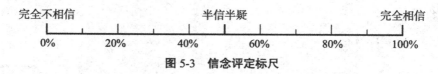

图5-3　信念评定标尺

咨询师：在这个图中，左边"完全不相信"表示相信程度为0，就是完全不相信，右边"完全相信"表示你100%地相信，中间的刻度表示不同的相信程度。我们在很多的时候，既不是完全相信、一点都不怀疑（100%），也不是完全怀疑、一点儿不相信，根据你的相信和怀疑的程度，对你的信念进行评价。

来访者：听起来有点复杂。

咨询师：你可以这样想，如果一个想法不可能有相反的情况出现，就是完全相信，给出100%；或者一个想法根本不可能是真的，就是完全不相信，给出0；多数情况下，是相信与怀疑兼有。你自己对这个想法做出判断，你对它相信的可能性有多大，越大给的分数越高。

来访者：我明白了。

咨询师：那么你对"不能在数学上再次失败，再失败的话，高考就没有希望了"这个想法的相信程度给多少分？

来访者：100%。

咨询师：这么高？

来访者：我完全相信，事实也是如此，数学失败的话，我的高考就完了。

咨询师：好的，你按照自己的相信程度进行了评分。

咨询师：我们以后还会对你的想法进行评分，也会对情绪进行评分。你知道为什么要这么做吗？

来访者：不清楚。

咨询师：评分就是为了帮助你和我了解咨询的进展和效果。看看你的消极情绪指数有没有下降，以及信念的变化情况。

来访者：哦。

咨询师：我也会经常邀请你对自己的想法和情绪进行评分，越往后你就会越习惯于进行这样的评价，评价起来就越快。

咨询师：我们现在把这两个评分记下来，以后好看到自己的进步。你把本子打开，在本子后面写上想法的内容和情绪的名称，然后在下面写上评估的时间和次数，然后再记上刚才的评分。

来访者：照做。

5.7   评价自动思维技术

认知行为疗法认为，认知是问题的直接原因，改变认知，来访者的情绪和行为问题就迎刃而解了。现在的问题是，我们如何去改变来访者的认知呢（这里指自动思维）？

认知行为疗法中通常有一些成型的方法（我们把这些方法称为认知行为技术），应用这些方法或者技术，来访者就能认识到其自动思维的歪曲，并得到新的思维，做出行为改变。

下面我们给大家介绍认知疗法中最重要的五种技术。这几种技术不仅是心理咨询的方法，更重要的，它们是心理健康的思维方式。如果你能在生活中自觉地这样进行思考，就能维护自己的心理健康水平。

5.7.1   控辩方证据技术

控辩方这原本是法律术语。如果你的朋友借了你的钱，你催他还款，可他却始终不还。这时你到法院去起诉他，想通过法律程序让他归还借款。此时你就是原告，他则是被告。作为原告，你要提出控告诉求，你被称为控方，作为被告，需要对此进行答辩，所以也被称为辩方。

认知行为疗法中借用控辩方这个概念，主要强调无论是控方还是辩方都需要提出主张并提供证据，法官会根据双方的主张和证据得出一个更为合理的判决的过程。

人的观念或想法的产生往往是基于一定的客观事实或情况。如果一个人的观念和想法是基于某个或某类事实，而忽略其他事实，那么就会产生歪曲的观念或想法。这些歪曲的想法会导致消极情绪（或者盲目乐观情绪）产生。控方辩方证据技术（简称控辩方技术）就是让当事人同时注意到支持观念的事实和否定观念的事实，让当事人得到更为合理的观念，通过同时关注正反两个类别证据来矫正观念的技术就是控方辩方证据技术。

简而言之，控辩方证据技术是指从相互对立的两个思维出发，分别寻找支持各自思维的证据，并综合双方结果得出替代思维的技术。

应用控辩方技术的过程与法院审判过程类似。我们需要先考虑控方的主张和证据，然后聆听辩方的主张和证据，最后根据双方的主张和证据，得出一个更为合理的结论来。控辩方技术的应用由下面四个典型问题组成。

（1）支持自动思维的证据是什么？

（2）还有呢？

（3）支持相反想法（即……）的证据是什么？

（4）还有呢？

这里我们引用一段对话来说明控辩方技术的应用过程。

咨询师：支持"不能在数学上再次失败，再失败的话，高考就没有希望了"这个想法的证据是什么呢？

来访者：我要是再失败的话，离高考就只有不到两个月的时间了，在这么短的时间里我是不可能扭转局面的。因此，必须在这次考试中扳回来，否则就没有机会了。

咨询师：你刚才说的这些内容是你的推理和分析，并不是证据，所谓证据就是那些过去已经发生过的事情，这个事情可以证明你的观点或者反对你的观点。你这个思维有提到了已经失败了一次，不能再失败，如果再失败的话，高考就会失败。在你过去的学习中，有没有这样的事情发生，你一连失败了两次，结果在重要的考试中就失败了这样的经验呢？

来访者：有的。我在高二下学期的时候，连续两次月考都没有考好，结果期中考试就没有考好。

咨询师：是的，这就是证据。它是实实在在发生的事情，而不是推理。你还能找到类似的例子吗？

来访者：好像没有了。

咨询师：那相反的证据呢？就是支持相反观点的事情，即一连失败几次，结果大考中也考得好的情况。

来访者：有的，这样的例子有几个。高三上学期，语文考试连续三次失利，结果期末语文考试考得挺好。

咨询师：不错，还有吗？

来访者：高一的时候也有，物理考砸了两次，但高二分班考试时也考得挺好。

咨询师：还有吗？

来访者：还有，其实初中的时候也有类似的情况。

咨询师：看起来蛮多的。既有连续失败结果大考没考好的证据，也有连续失败大考考好的证据，综合两个方面的证据，你觉得得出什么样的结论更合理一些？

来访者：尽管连续失败可能会导致大考失利，但更大可能性是大考也能考好。

咨询师：你总结得非常好。

来访者微笑。

下面用一个案例来说明控辩方技术的应用。

一位来访者说，工厂这两年经营不景气，正在逐渐裁员，他觉得科长会报复自己，会让自己离职，所以他见到科长就觉得不自在，心中有莫名的紧张和心慌。

来访者为什么会有这种想法呢？原来，两周前工厂办了一次活动，上级领导深入各科室，希望员工对各科室中层干部存在的问题，给予批评帮助。上级领导反复强调不会打击报复，大家要对工厂负责。于是来访者就提了一个意见，说我们科为了回扣多一些，选择与小厂合作而不与大厂合作，他觉得这样做不对。事后，来访者了解到科长知道这个意见是来访者提出的，故此有了上述担心的想法和情绪。

来访者的担心有没有道理，我们该怎么让他放心呢？在这里，我们应用控辩方技术来处理来访者的认知和情绪问题。

在这个个案中，来访者有两个关联的自动思维，第一个"我给科长提了意见，科长就会报复我"，第二是"科长报复我，就会辞退我"。由于第二个信念是在第一个信念的基础上衍生出来的。因此，处理第一个信念就更为重要。下面我们给大家示范第一个信念的处理。

控辩方技术一般用类似下面的表格（见表 5-2）来呈现。

表 5-2　控辩方技术表

自动思维	给科长提了意见，科长就会报复	
双方	控方	辩方
主张	给科长提了意见，科长就会报复	给科长提了意见，科长不会报复
证据	1. 同事小张说科长奖金分配不合理，后来科长找茬扣了小张的奖金 2. 副科长向厂领导反应科长私吞部分供货方给的回扣，后来科长把副科长挤跑了	1. 同事李姐说科长在办公室里抽烟，弄得屋里乌烟瘴气，污染环境，科长也没把她怎样 2. 同事小李向厂长反应，科里水电浪费严重，不注重节约，事后科长也没有报复他 3. 同事张哥在办公室说，科长报告会上的发言有个成语用错了，科长知道后没有报复他 ……
合理结论	虽然给科长提一般性意见会让他没面子，但他也能容忍，不会报复；而指责科长犯了严重错误，特别是向厂领导反应，这种程度很有可能会遭到科长报复	

第一步，写上自动思维"我给科长提了意见，科长就会报复我"。

第二步，在第三行先写下控方主张（即自动思维），然后让来访者寻找证据（写在第四行）。

第三步，再让来访者写上辩方主张，就是与自动思维相反的想法，然后在证据一栏中补充支持辩方主张的证据。

第四步，待上述两个步骤完成后，最后进行总结，写到最后一行"合理的结论"（即替代思维）里。

在应用控辩方技术的过程中，咨询师启发来访者搜集各种各样的证据。考虑的情形越多，时间越长，来访者就越能发现自己的想法是歪曲的。与此同时，咨询师也努力帮助来访者寻找更多辩方证据，辩方证据越充分，就越能纠正来访者的歪曲认知。

在咨询师协助下，来访者得到了更为合理的信念。咨询师接着问他："根据刚才的结论，你觉得就你的情况，属于科长要报复范围吗？"他想了想表示，其实当天还有其他人也提了意见，有些人的意见更尖锐，另外，这是全厂开展的活动，其他科室也有人给其他科的领导提意见，大家都在给领导提意见，其他科长收到了批评意见，自己这样的意见在其中也不突出，对科长的威胁也不大，科长应该不会报复自己。

接下来，咨询师与来访者一同讨论了提意见之后科长与来访者互动的情形，并和提意见之前进行了对比。经过这些活动，来访者得出一个结论：自己给科长提这样的意见，科长不至于会报复他，事后也没有报复的迹象。

最后，咨询师问来访者："你的心情如何？"他回答："完全放心了。"

5.7.2　发散思维技术

时钟已经指向 6:30，园园妈妈感到非常焦虑，到放学回家的时间了，园园没有回来。园园平时都能在 5:30 左右回家，到 5:30 的时候，妈妈发现孩子没有像往常一样回家叫门，心里就有些不安，随着时间的推移，妈妈越发感到不安，在家里来回踱步，做饭的心思也没有了，忍不住给在办公室加班的老公打电话。她告诉老公孩子到现在还没有回家，并表达自己的焦虑，不停猜测孩子是不是出事了？会不会是出车祸了？会不会是被人给拐走了？老公反复安慰妻子，却不见有多大效果。

面对某个客观情况（事实或现象），当事人不知晓具体原因，就做出消极或极其糟糕的解读，导致自身焦虑紧张或者猜疑不停等消极情绪。这个时候咨询师或者周围的人需要引导当事人从多个角度去思考各种可能性，拓宽当事人的思维宽度，当事人的情绪就能得到缓解。

发散思维技术就是这样的一种技术，对于已经出现的状况或情形，咨询师帮助来访者尝试从多个角度分析可能的解释（或原因），并且寻找证据支持这些解释，得到可能性高的解释，并验证其猜想。

发散思维技术的应用有三个典型问题。

（1）其他可能的不同解释有哪些？

（2）支持每个解释的证据是什么呢？

（3）对于每个解释，你的相信程度是多少？

有一次，我在昭良深圳中心接待了一位来访者，这是一位女士，她进到咨询室的时候，情绪就有些不好。我先进行了概念化。

咨询师：你的心情似乎不太好？

来访者：嗯，心情有些沮丧。

咨询师：你能说说是什么事情让你感到沮丧吗？

来访者：前天，我给我的堂兄打电话，打了好几次，他都没有接我的电话。

咨询师：他没有接听你的电话，当时你在想什么？

来访者：我想，他肯定是因为不愿意接听我的电话，嫌我给他添麻烦。

在概念化的基础上，我们知道了她的自动思维是"对方不愿意接听电话，嫌我给他添麻烦"，接下来咨询师就可以应用发散思维技术加以处理。

咨询师：你给他打电话，他并没有接听。除了你刚才想到的"他不愿意接听"以外，还有哪些其他可能的解释呢？

来访者：也许是因为手机不在身边。

咨询师：还有什么可能的解释呢？

来访者：可能是因为工作忙，没时间接听。

咨询师：还有别的解释吗？

来访者：电话可能被设置为静音了。

咨询师：还有吗？

来访者：想不到别的了。

接下来，我们讨论了上述每个可能的解释的证据资料，由于她与堂兄只见过几次面，了解不多，无法从堂兄身上找到更多的直接证据，她从周围其他人的未接电话的情形中补充了一些证据。

我们一起来评估了这四种可能情况的概率：故意不接听 50%，开会工作忙没法接听 60%，手机不在身边 10%，静音没听见 20%。然后，我告诉她，我们接下来可以想办法来验证这些可能性。我们一起讨论了两种方法，第一种方法是换个时间再给堂兄打电话，第二种方法是用其他号码给他打过去。

通过讨论，她了解到这种情况还存在其他的可能性，同时知道可以采取方法来验证，觉得自己有了走出这个谜团（猜疑心）的办法，心情也就轻松了不少。第二次来咨询时她的心情特别好。她说，上次咨询后她给堂兄打电话了，堂兄接听了电话，堂兄告诉她上次是因为把手机忘在家里了，堂兄还请她周末一起吃饭。

发散性思维技术应用有五个步骤：

第一步，确定客观事实或现象；

第二步，寻找更多可能原因解释；

第三步，为每个解释寻找支持证据，当然不会每个解释都有证据支持；

第四步，评估各种可能性发生的概率（用百分比 % 来表示）；

第五步，采取行动来验证可能性，寻找相应证据和做出某个行为来验证这种可能性的真实性。

对于本节开头园园妈妈的焦虑情绪案例，我们同样可以应用发散思维技术来处理。

第一步，咨询师（或周围的人，如丈夫）确定妈妈的情绪是由"孩子在正常放学回家的时候，还没有回来"这个事实引起的。

第二步，考虑更多可能性，妈妈提到了两种可能性：出车祸和被拐走，咨询师需要帮助妈妈考虑到更多的可能，如参加集体或小组活动，或者单独被老师留下了，或者在回家路上和同学玩而忘了时间等。

第三步，寻找证据，反驳出车祸的证据，最近几个月以来学校周边没有这方面的事情发生；反驳被拐走的证据，在最近两三年也没有这样的新闻报道和听说过学校周围发生过这样的事情；学校活动延迟了的证据，这学期以来有几次孩子晚回家的确是因为学校的原因；在路上玩的证据，在路上和同学贪玩忘时间的事情也发生过。

第四步，评估这些解释可能性的程度，妈妈做出这样的评估：出车祸为 40%，孩子被拐为 10%，学校活动延迟为 60%，路上贪玩为 80%。

第五步，验证这些假设的真实性，妈妈需要采取行动。妈妈可以与班主任老师取得联系，了解是否有集体活动、小组活动，或者孩子是否被单独留下，妈妈还可以与孩子好朋友的家长联系，甚至可以顺着孩子上学的路去找，等等。当妈妈通过发散性思维发现其实有多重可能性，而且自己可以采取行动时，她的焦虑情绪就能得到更大的降低。

应用发散性思维技术时可能遇到的困难，就是来访者可能想不到更多可能的解释。这个时候，咨询师需要启发他，让他思考如果这样的事情发生在他人身上，他人会有什么可能的解释。但咨询师需要注意，寻找这些可能的解释的过程需要来访者参与，启发他的思考，让他去想，而不是咨询师替他想，他只是在旁边聆听。如果来访者仅仅是聆听，这样的会谈效果就不理想。

5.7.3　可能性区域技术

那些体验到焦虑和抑郁情绪的人，往往对事情的未来感到消极或悲观。一个对即将参加考试感到焦虑的学生，往往是在担忧考试的消极结果。一个找工作的大学生为面试而感到担忧，实际上也是担忧面试的消极结果（不通过）。一个为即将登台演讲而焦虑的人，其实是担忧演讲的糟糕结果。

焦虑是担心消极结果，而抑郁则是预期消极结果。

一个因离婚而抑郁的女人，她会觉得当年曾经如此恩爱都会离婚，未来更不会找到合适的伴侣了，自己付出这么多都换不来真感情，未来的婚姻不会有希望了。这样的想法让她长时间陷入了抑郁之中。其他的情况像丧亲、离职等导致的抑郁也都是如此。

焦虑与抑郁情绪的处理，是认知行为疗法最擅长的。处理这样的情绪问题用得最多的是可能性区域技术。

可能性区域技术（简称可能区域技术）就是对于还没发生或即将发生的事情，咨询师需要让当事人认识到不会只存在一种可能性（特别是最糟糕的可能性），而且可能性可以被描述为一个从最糟糕到最好的可能性区域。当事人评估这种可能性区域范围，并确定最可能的结果，这个过程可以矫正当事人对未来的消极预期认知，改善当事人焦虑和抑郁的心情。简而言之，可能区域技术就是让来访者面对未来可能发生的事情时，学会全面思考各种可能的结果（从最糟糕到最好可能性结果）的技术。

应用可能区域技术，有如下几个典型的问题。

（1）最糟糕的情况是什么？最理想的情况是什么？最可能的情况是什么？

（2）支持糟糕可能的证据是什么？支持理想可能的证据是什么？

（3）如果最糟糕的事情发生了，你怎么办？

（4）有没有可能做些什么，争取到更好的结果？

在这里，我们举一个发生在昭良心理广州中心的咨询案例。一个学生担心期末考试（担心名次滑落到年级 20 名之外），焦虑和抑郁交替出现已经有将近两周时间了。

咨询师：对于即将到来的期末考试，你觉得最糟糕的考试结果是多少名呢？

来访者：20 名之外。

咨询师：要是这次考试特别顺利，各方面都很理想，你觉得能取得的最好名次是什么呢？

来访者：前 5 名。

咨询师：你觉得最有可能考多少名呢？

来访者：20 名。

咨询师：有什么样的证据（也就是迹象或表现）支持你考第 20 名这样

糟糕的结果呢？

来访者：数学还有好多题不会做，时间也不够用。

咨询师：还有呢？

来访者：其他同学都复习得很晚，能回答得上老师的提问。

咨询师：还有吗？

来访者：一时想不起来了。

咨询师：支持你能够考好（也就是可能考到第5名）这件事又存在哪些证据呢？

来访者：英语有进步。

咨询师：还有呢？

来访者：我花在复习上的时间更多了。

咨询师：还有呢？

来访者：我化学作业也有进步，老师还表扬我了。

咨询师：非常好，你觉得综合这些有利证据和不利证据，更有可能的期末考试结果是多少名呢？

来访者：10名左右吧。

咨询师：你对考到20名之外还有担心吗？

来访者：比之前少担心了许多。

咨询师：如果真的出现20名之外的结果，你要怎样面对或解决？

来访者：只能忍受家长和老师的批评和谈话，下次更努力。

咨询师：是的，这是我们能做的。既然考试还没有到来，你有没有什么办法可以让自己考得更好些？

来访者：多花时间复习，少走神，遇到问题请教老师和同学。

咨询师：这样方法不错，你要不要试试看？

来访者：我会的。

再介绍一个丧亲抑郁案例。一对年龄将近50岁的夫妻，他们的独生子在上大学一年级的时候，因为和同学一起出去玩，不幸失事身亡。夫妻俩陷入悲痛之中，经过两个月悲痛，陷入抑郁状态。让他们感到抑郁的是他们想到了"老无所依"的情形。咨询师同样可以应用可能性区域技术帮助他们矫正认知。

咨询师问他们的第一个问题是："你们想象的老了最糟糕的结果是什么？"他们不假思索就说："孤苦伶仃，无人问候，没人照顾，生活不能自理。"咨询师提出第二个问题："如果往好的方面想，你们觉得老了最好的结果是什么？"他们回答自己想象不到，咨询师启发他们说："多想想，例如政府照顾、社区、亲戚或朋友帮助，等等。"妻子说："我能想到的是，我们有一个干儿子，他在我们身边照顾我们。"

接下来，咨询师让夫妻俩考虑第三个问题："综合各种现实情况，和生活中其他没有子女的老人的生活情况，或者搜集政府方面的政策情况，你们觉得最有可能的情况是什么？"他们说："想不出来。"咨询师说："不要紧，这个问题就当作你们的作业，回去之后搜集这方面的信息，下周来咨询时候告诉我你们的思考。"

第二周夫妻俩来了，情绪明显轻松了一些。他们说："很有可能的情况是，我们约几个大学同学，大家一起到养老院养老，或者认养一个孩子。"他们也认为现在像他们这样的失独家庭很多，政府也不会不管他们。咨询师问他们现在心情怎么样，他们说自己心情好多了，看到了希望。

可能区域技术的行为层面可以概括为八个字：**面对糟糕，争取最好**。在咨询会谈中，咨询师需要引导来访者去坦然面对最糟糕的可能，思考应对的办法。而且，既然事情尚未发生，咨询师要鼓励来访者采取各种措施去争取更好的可能和结果。

5.7.4 行为试验技术

认知行为疗法主要关注认知改变和行为改变。认知改变和行为改变的策略通常是先改变认知然后改变行为，通过改变认知带动行为的改变。

前面提到的三个技术（控辩方技术、发散思维技术和可能区域技术）都是认知改变的技术。在心理咨询过程中，咨询师可以运用这三个技术改变来访者的认知，然后带动来访者去改变其行为。大家需要知道应用这三个技术有一个前提——证据。如果来访者的生活中不存在相应的证据（无论是支持性证据，还是反驳性证据），那么认知的改变就无从谈起了。

这个时候咨询师要怎么办呢？

认知行为疗法提供了另外一个途径：**先改变行为，再带动认知改变，最后巩固行为的改变。**

行为改变之一是行为试验，让来访者尝试做出一些与以往不同的行为，通过这样的行为，来访者可以看到实际的结果（可能和预想的不一样），这样的试验结果就构成了认知改变所需的证据，随着证据的增多，来访者的认知也就发生了改变。

例如，我们有这样一位来访者，他担心的事情是"早上起床的时候闹铃无法叫醒自己"。如果闹铃无法叫醒自己，自己就会睡过头，上班就会迟到，然后会发生扣奖金、影响评级评优等一系列的事情。由于睡过头的后果很严重，他担心闹铃无法叫醒自己，所以他想了一个办法：就是在闹铃响铃前醒来就不再入睡。他给自己设的闹铃是 6:10 起床，结果他每天早上睡到 5:00 左右醒来后，就不再睡了。他给自己找事做，例如读书、看电视等，直到 6:10 以后，才去做上班前的准备。

这位来访者的"闹铃无法叫醒自己"的想法可以应用控辩方技术加以处理，当咨询师询问来访者是否有支持"闹铃无法叫醒自己"的证据的时候，来访者却没有。因为他从没有睡到过闹铃响的时候，也不存在闹铃叫不醒自己的情况。反过来，咨询师要求来访者寻找"闹铃能叫醒自己"的证据的时候，来访者也没有。这是因为同一个原因——他从没有睡到过闹铃响的时候，所以也不存在闹铃叫醒自己的情况。

既然没有证据证明，也没有证据反驳，这时我们该怎么办呢？

找证据呀！

行为试验就是找证据的过程。

在这个案例中，我们可以邀请来访者做行为试验。由于来访者担心早上闹铃叫不醒自己而导致后果很严重，所以我们选择相对而言没有威胁性的中午的午休来做试验。我们让来访者每天中午给自己设一个 40 分钟午睡的闹铃然后入睡，看闹铃响的时候自己能否醒来，如果闹铃响之前醒来了就接着入睡。

试验先持续一周，也就是先做 7 次这样的试验。有了一周 7 次的试验结果，这 7 次结果就构成了 7 个证据，这些证据要么支持"闹铃叫不醒自己"，要么支持"闹铃能叫醒自己"，或者是部分证据支持这个想法，另一部分部分证据支持相反的想法。不管怎么说，有了证据认知改变就有了可能。

实际上在一周的试验里，他都能在闹铃响铃之后醒来。这些证据表明，闹铃能够叫醒他，他对于闹铃不能叫醒自己的认知就发生了改变，对闹铃能叫醒自己的相信程度有了增强。

接下来，他愿意在每个休息日的早上做类似试验，试验成功之后，他最终在工作日的早上做类似的试验，经过这一系列的试验，他最终相信"闹铃能叫醒自己"，他养成了新的行为习惯，不再在 5:00 醒来后熬到天明，而是接着入睡直到闹铃响起再醒来。

从上面的叙述可以知道，行为结果才能最终检验一个想法。当来访者对自动思维或替代思维是否正确不能确信时，行为试验技术就是让来访者进行某种行为实践以检验其想法正确性的方法。

当咨询师与来访者碰到过去经验或证据不足以支持或反驳新旧信念的情况时，可以一起设计某个行为方案，并让来访者去实施行为方案，用这个行为结果去检验新旧信念是否合理。

行为试验技术可以用来否定旧信念，也可以用来支持新信念。

为了记录行为试验的结果，以及来访者信念的改变，通常用"行为试验记录表"（见表 5-3）来呈现。

表 5-3　行为试验记录表

自动思维：				
替代思维：				
担心的结果：				
时间	情境（试验内容）	实际结果	自动思维相信程度	替代思维相信程度

我们把上面闹铃不能叫醒自己的行为试验结果记录下来（见表 5-4），大家正确理解和使用行为试验表。

表 5-4　行为试验记录表（示例）

自动思维：闹铃不能叫醒自己
替代思维：闹铃能叫醒自己
担心结果：闹铃响时不能醒来

时间	情境（试验内容）	实际结果	自动思维相信程度	替代思维相信程度
3 月 5 日	午睡 40 分钟	闹铃时醒来	95%	30%
3 月 6 日	午睡 40 分钟	闹铃时醒来	90%	50%
3 月 7 日	午睡 40 分钟	闹铃时醒来	90%	50%
3 月 8 日	午睡 40 分钟	闹铃时醒来	80%	50%
3 月 9 日	午睡 40 分钟	闹铃时醒来	60%	60%
3 月 10 日	午睡 40 分钟	闹铃时醒来	50%	70%
3 月 11 日	午睡 40 分钟	闹铃时醒来	40%	70%

行为试验不仅被用来验证新旧观念的正确性，而且也经常被用来鼓励来访者做出行为改变，尝试新的行为，以解决当前的问题。

张女士最近有点烦。她与男朋友的恋爱关系受到男友母亲的干涉，男友母亲对男友说了她好多坏话。尽管如此，男友表示说自己的事情要自己做主，会爱她到永远，和她相守一生。但她还是担心男友顶不住母亲的压力而离开她。在她眼里，男友和从前不一样了，对她有一丝冷淡，虽然男友还是如从前一样接送她上下班，短信聊天到深夜。

她非常担心失去这个男友。她能留住这个男友吗？能够像男友所说的"相爱永远，相守一生"吗？这个问题的答案会是什么，取决于张女士如何处理，像她目前这样担心和怀疑，这段关系迟早要结束。如果她能改变观念和做法，就还是很有希望的。

通过提问，求助者意识到了自己的自动思维："他会听他妈的话，不会与我好下去，他在应付我。"这样的自动思维让她感到焦虑和不安。她特别希望能够抓住这种关系，于是就变得对男友更加苛责，两个人在一起时常常因为她的怀疑而争吵。

咨询师让她意识到"只是恋爱关系受到了威胁，两个人一起面对，爱情就能继续"。来访者理解了这个观念，但在接受程度和行为上还存在困难，因而咨询师决定应用行为试验技术，协助来访者做出与新信念一致的行为改变。

咨询师：从我们刚才的谈话中，你发现尽管你男友和过去一样接送你上下班，但你却开心不起来，这是因为你头脑中在对自己说："他会听他妈妈的话，不会跟我好下去了。"对于当下的情形，我们也说到，这只是恋爱关系受到了威胁，两个人一起面对这些，爱情就能继续，你说是吗？

来访者：嗯。

咨询师：现在你用 0~100% 来评价一下，你对新的想法"只是恋爱关系受到了威胁，两个人一起面对，爱情能继续"的相信程度好吗？

来访者：好的，我觉得有 30% 的相信程度吧。

咨询师：他妈妈反对你们谈恋爱，恋爱这件事情是你们两个人的事，还是你男友一个人的事情？

来访者：你的意思是说，是我们两个人的事？

咨询师：是的，他妈妈反对的是你们两个人的关系，自然就和你们两个人都有关系。如果你和他一起来面对她妈妈的反对，这样会不会比男友单独去面对时胜算大一些呢？

来访者：我觉得是。

咨询师："只是恋爱关系受到了威胁，两人一起面对，爱情就能继续"，你觉得做什么事情可以验证这种想法的正确性？

来访者：我不明白该怎么做。

咨询师：就是说，以前她妈妈反对的时候，是你男友一个人去面对，而现在你和他一起去面对。你可以看一下，当你们一起面对的时候，你是否会发现你们两个人的感情还是和过去一样好，对两个人的未来充满信心？

来访者：哦。

咨询师：遇到他妈妈反对的时候，过去是男友一个人面对，而现在有哪些情形是你们可以一起去面对的呢？

来访者：好像没有什么可以做的。他妈妈的反对都是对他一个人说的，我又不在场。

咨询师：看起来是这样。我们来看一下，在他妈妈对他抱怨或者表达反对意见以后，你都是怎么做的？

来访者：我没有做什么。

咨询师：你是怎么知道他妈妈反对的信息的呢？

来访者：我看到男友心情低落，我一问，多半就是他妈妈对他说了反对我们恋爱的话。

咨询师：然后你的反应是什么？

来访者：我有些失落，觉得他不够坚强，觉得我们的关系受到了威胁。

咨询师：那我们就以这种情形来做一个试验：当你看到男友心情低落时，询问后你发现是他妈妈反对你们的恋爱，如果此时你想"这只是我们的恋爱关系受到了威胁，我们两个人一起面对，爱情就能继续"的话，你觉得可以做点什么？

来访者：你的意思是要我表现出一起面对的言行来？

咨询师：如果要一起面对的话，你会对他说什么做什么，或者一起去做什么？

来访者：我想我可以告诉他，"没关系，只要我们感情好，你妈妈迟早会同意我们在一起的。"

咨询师：然后呢？

来访者：和他出去走走或者玩一玩，散散心呗。

咨询师：很好，你觉得还可以做什么呢？

来访者：你觉得我们争取他爸爸和姑姑的支持怎么样？

咨询师：这个想法不错。你们会优先寻求谁的支持呢？

来访者：我觉得是姑姑吧，他姑姑更喜欢我一些。

咨询师：好的，我们刚才讨论了两个方案。第一个方案是，当你男友听到他妈妈反对你们的关系后，你和他一起面对，你告诉他说："只要我们感情好，妈妈最终会同意的。"然后和他一起出去散心。第二个方案是，你和男友抽时间多去他姑姑那里，取得姑姑的好感，争取让姑姑多在他父母面前说些好话。是这样的吗？

来访者：是的。

咨询师：你会去做吗？什么时候去呢？

来访者：我可以在这周和男友去一趟他姑姑家，帮她家做点事，然后聊聊家常，让她帮我们说说。

咨询师：另一个方案呢？

来访者：我也会做的，在他因为妈妈的反对而心情不好时，我就安慰他，然后和他打打游戏，他的心情就会好起来的。

咨询师：听起来，你已经知道回去要做什么了。我想告诉你这只是一个试验，目的是检验"这只是我们的恋爱关系受到了威胁，我们两个人一起面对的话，爱情就能继续"这个观念的正确性，看事情的发展是不是这样？

来访者：如果是试验的话，我就没有那么大的压力了。（笑）

咨询师：因此，你一定要记得完成试验后及时评估你对这个信念的相信程度。

来访者：我明白了，那我回去就试试看。

张女士回家之后，第二天就和男友一起去了一趟男友姑姑家，并请姑姑帮忙劝劝男友的妈妈和爸爸，得到了姑姑的应允，两个人从姑姑家出来后感到非常高兴，她对"只是感情受到了威胁，两个人一起面对，爱情就能继续"这个信念的相信程度为85%。第四天，男友妈妈又絮絮叨叨地说了一堆反对的话，男友回来心情不好，张女士鼓励男友，然后两个人一起打游戏。第二周来到咨询室，咨询师请她现在再次评估对新信念的相信程度，她给了60%。

从行为试验之前30%的相信程度，到行为试验之后评估的60%，这表明来访者对新信念的接受程度显著增加。这主要是行为改变产生了积极的效果，从而巩固了新信念，新信念更巩固，来访者就愿意按照新信念去行动，事情也会朝着其所希望的方向发展了。

5.7.5 代价－收益分析技术

我们先看一段会谈的对话。在这段对话之前，咨询师找出了来访者的自动思维"不能在数学考试上再次失败，再次失败，高考就没有希望了"，也对自动思维进行评估，来访者的相信程度为100%，情绪强度为80%。然后，咨询师应用控辩方技术和可能区域技术对自动思维进行了干预。下面这段对话从再次评估自动思维相信程度开始。

咨询师：现在我们来评估一下你的自动思维和情绪。

来访者：嗯。

咨询师：你的自动思维"我不能在数学考试上再次失败了，再次失败的话，高考就没有希望了"，你刚才给了它100%，你完全相信它，现在你对它的相信程度是多少，愿意给它打多少分呢？

来访者：40%吧。

咨询师：看起来你怀疑这个想法的成分比相信的成分多一些。对于数学考试的紧张情绪你又打多少分呢？

来访者：也是40%。

咨询师：很好。你在自动思维和情绪两项评估百分数方面，都有明显的下降。你感觉怎么样？

来访者：我觉得好多了，担心少了一些。

咨询师：你觉得相信"不能在数学考试上再次失败，再失败，高考就没有希望了"对你有什么影响呢？

来访者：我就会很焦虑，很紧张，担心高考受影响，不能很好地复习。

咨询师：如果你改变这个想法又有什么影响？例如，你相信"即使数学考试再次失败，我高考时也能考好"。

来访者：我会对考试充满希望，不那么紧张，也能很好地复习和考试了，在考场上也就不会手抖了。

咨询师：那你觉得是坚持原来的想法，还是改变想法对你的复习与考试更有利一些呢？

来访者：当然是改变想法了。

咨询师：如果你改变想法，相信你"即使数学考试再次失败，高考也能考好"的话，你可以做点什么，让这样的事情发生呢？

来访者：我想，我可以答题时更细心一些，复查时更仔细一点。在考试的时候像过去一样，把注意力放在做题上面，不要去想失败的事情。我还可以不怕手抖，让它去抖，反正过一会儿就没事了。

咨询师：你提到的想法都非常好，我们先选择一项去实施好了，先选择最容易操作、最有意愿的去做，等这项操作成功了，我们再去实施其他做法。

来访者：嗯。

咨询师：那你选择什么呢？

来访者：答题时更细心一些，复查时更仔细一点吧。

咨询师：那好。你打算怎么做到这一点呢？

来访者：我想我可以每道题做完以后，稍作检查，特别是在那些过去经常犯错误的地方，复查的时候也重点针对那些粗心的地方。

咨询师：很好，你可以把这些需要关注和检查的地方列一个清单，然后对着这个清单去执行。

来访者：好。

咨询师：你愿意执行这个计划吗？

来访者：我愿意。

通过认知技术的应用，我们可以降低了来访者对自动思维的相信程度，上面的个案从100%下降到40%，一般而言，短时间之内不会下降到0的理想水平，当然也不会把对新想法（替代思维）的相信程度上升到100%的理想水平。我们需要在来访者不全信（100%）也并不是全不信（0）的情况下，促成来访者去接受某种想法，并做出相应的行为改变。

要实现这一点，就需要用到认知行为疗法的代价收益技术。

代价－收益分析原本是经济学术语，它是用来衡量一项经济活动的投入与产出的方法。所谓收益就是从一项活动中所能得到的好处（它可能是金钱上的，也可能是其他方面的），而代价就是为了获得这样的好处所付出的成本（和收益一样，成本也可能是金钱上的，也可能是其他方面的）。我们衡量一项活动所能得到的收益与其需要付出的代价相比较，从而决定是否需要从事这项活动，这就是代价－收益分析。

在认知行为行为疗法中，代价－收益分析主要用来分析认知观念（自动思维或信念），分析相信某种认知观念所能带来的好处（收益）和需要付出的代价。通过对某个观念进行代价－收益分析，激发来访者选择或放弃某个观念。

咨询师在自动思维阶段运用代价－收益技术，主要是为了帮助来访者分析与比较相信自动思维和相信替代思维的影响。

在上面的对话中，这几句话就是代价－收益技术的具体应用。

咨询师：你觉得相信"不能在数学考试上再次失败，再失败的话，高考就没有希望了"对你有什么影响呢？

来访者：我就会很焦虑，很紧张，担心高考受影响，不能很好地复习。

咨询师：如果你改变这个想法又有什么影响？例如，你相信"即使数学考试再次失败，我高考时也能考好"。

来访者：我会对考试充满希望，不那么紧张，也能很好地复习和考试了，在考场上也就不会手抖了。

咨询师：那你觉得是坚持原来的想法，还是改变想法对你的复习与考试更有利一些呢？

来访者：当然是改变想法了。

相信新想法（替代思维）比相信旧想法（自动思维）要更有利，所以他愿意选择相信新的想法。完整执行代价－收益技术时，一旦来访者愿意选择相信新想法，咨询师就需要敦促他采取行为改变的举动，就是采取与过去不同的新行为。

咨询师：如果你改变想法，相信你"即使数学考试再次失败，高考也能考好"的话，你可以做点什么，让这样的事情发生呢？

来访者：我想，我可以答题时更细心一些，复查时更仔细一点。在考试的时候像过去一样，把注意力放在做题上面，不要去想失败的事情。我还可以不怕手抖，让它去抖，反正过一会儿就没事了。

此外，代价－收益技术也是应对咨询中阻抗的重要技术手段。咨询中阻抗的发生，主要是由于相信旧想法，或者说处于当前的问题状态，此时来访者自认为是可以获益的，例如，获得关注免除了责任，但是它的代价就是忍受痛苦和糟糕的状态。阻抗的另一个原因是相信新想法或者做出行为改变是有代价的，也就是有风险的。这个风险表现在来访者要承担改变的责任，而且改变有失败的可能，这个失败，也很有可能意味着对自己的否定。

来访者需要在改变与不改变而忍受痛苦之间做权衡，一旦来访者认识到改变成功的可能性大，他就愿意改变；如果来访者认识到他可以走出痛苦，不用忍受这个痛苦的话，他也愿意改变的。

5.7.6　以飞机恐惧为例说明认知技术的综合应用

2018 年 7 月 5 日上午 9:00，一位近 50 岁的商务男士如约来到昭良心理重庆中心的咨询室，咨询师老李接待了他。在双方坐定以后，这位男士告诉咨询师自己害怕坐飞机，并且告诉咨询师说，自己在全国各地都有很多生意上的往来，需要经常坐飞机出差。过去自己并不害怕坐飞机，也很习惯乘坐飞机。自从经历了前段时间川航3U8633空中惊险的一幕后，就再也不敢坐飞机了。于是便改乘高铁，虽然高铁速度很快，但与乘飞机相比，还是很耽误时间的，特别是比较长距离的旅行。

因为这件事情已经严重影响到自己的工作，所以他想通过心理咨询来解决自己的恐惧。他还告诉咨询师说，之前的咨询没有效果，而自己又听说这里的咨询师水平不错，所以就过来试试看。

他讲述说，今年5月14日他乘坐川航3U8633航班，准备从重庆飞往拉萨，和往常乘坐飞机一样，自己做了相应的准备工作，飞机起飞后也没觉得有什么异常。时间到了7点多，飞机开始剧烈颠簸和快速下降，飞机急剧下坠，就像奔向鬼门关一样。40多分钟的惊恐之后，飞机终于平安降落，自己捡了条命活着回来了。虽然他很庆幸自己活了下来，但是害怕再次经历那样的事情，所以就不再敢坐飞机了。

咨询师邀请他讲述上一个咨询师是怎样帮他处理的。他说，上一位咨询师告诉他说，飞机失事是一个极小概率事件，而且飞机是世界上最安全的交通工具。总体来说，上一位咨询师给自己讲了一通道理。俗话说：不怕一万，就怕万一。尽管飞机失事是小概率事件，但万一发生在自己身上，那就是悲剧。

一般人以为，认知行为疗法就是给人讲道理，通过给人讲道理去改变人的认知。而且还有些咨询师也试图通过给人讲道理去改变人的想法，以为自己在做的就是认知行为疗法，就像这位来访者最初找的那位咨询师一样。

实际上，认知行为疗法注重的并不是讲道理而是讲证据，没有充分的证据支持的道理，是不会被人理解与接受的。当你把道理讲完，对方却是："大道理我都懂，可是我做不到。"

知道和做到是两回事。生活中我们通常讲知行合一。可知道了为什么还做不到呢？这是因为知和行之间还有一个字叫"信"，即知→信→行。

你知道这个道理，理解这个说法，但是你却不太相信它，你当然就不会去行动。相反,如果你知道这个道理,并且很相信它,那么你就会去行动。所以在心理咨询的过程中,我们不仅要解决知道的问题,还要解决相信的问题,只有这样最终才能够促使来访者做出相应的行为改变。

我们就用上面这个乘飞机恐惧的案例,给大家介绍认识行为疗法技术的综合应用。(由于对话耗费的篇幅长,也不容易从中抓到重点,这里我们就以文字叙述的方式来描述咨询过程。)

在咨询的初期,咨询师老李运用控辩方技术围绕来访者的自动思维"乘飞机是危险的"进行讨论。咨询师首先邀请来访者寻找支持自动思维的证据。来访者指出上次空中惊险的事情,也极力搜寻了记忆中从新闻获知的飞机失事和惊险的案例,他一共找到了 4 个支持"乘飞机是危险的"证据。然后,咨询师让他寻找支持相反的想法"乘飞机是安全的"证据,很自然,他想到了过去 5 年来都安全地乘坐了飞机的证据。咨询师让他估计一下这 5 年来一共乘坐了多少次飞机?他说至少不下百次。

失事证据有 4 个,安全的证据超过 100 个。通过思考控辩方各自的观点和证据,咨询师和来访者,一起得出新的结论(替代思维)就是"乘坐飞机还是相对安全的"。

讨论结束后,咨询师邀请来访者对新旧两个想法评估其相信程度:

乘坐飞机是危险的,相信程度为 70%;

乘坐飞机是相对安全的,相信程度为 50%。

很显然,这次会谈的结果没有达到认知行为疗法所要求的目标值。认知行为疗法一般要求对旧信念的相信程度要降到 30% 以下,对新信念的相信程度要稳定在 90% 以上。在这里,来访者对旧信念的相信程度依然高达 70%,而对新信念的相信程度却只有 50%,所以心理咨询工作还需要继续下去。

接下来,咨询师邀请来访者做行为试验,来检验新旧信念的合理性,看哪一个信念更符合客观事实一些。具体的做法是邀请来访者每天晚上从全国次日的航班里随机挑选三个航班,记录在行为试验表中,到第二天晚上的时候来确认这三个航班是平安还是失事？来访者同意了这样的建议，因此在第二周咨询时反馈了行为试验的结果。

在这周的咨询中，咨询师与来访者一起回顾了来访者本周的行为试验结果：本周六天全部 18 个航班都平安降落。18 个航班的平安降落，就是18 个证据或者事实。在试验结果面前，来访者的信念发生了变化：自动思维的相信程度有所下降，本周最低值达到了 50%；替代思维的相信程度有所提升，本周最高值，升至 70%（见表 5-5）。

表 5-5　行为试验记录表（乘坐飞机试验）

自动思维：乘坐飞机是危险的				
替代思维：乘坐飞机是相对安全的				
担心结果：空难发生				
时间	情境（试验内容）	实际结果	自动思维相信程度	替代思维相信程度
7 月 6 日	7:00 北京飞上海 9:00 上海飞天津 17:00 成都飞南京	均平安	70%	50%
7 月 7 日	7:45 重庆飞广州 12:00 上海飞成都 20:00 广州飞西安	均平安	70%	55%
7 月 8 日	12:00 南昌飞北京 13:00 北京飞东京 22:00 合肥飞上海	均平安	60%	60%
7 月 9 日	6:50 北京飞南宁 8:00 重庆飞北京 15:00 沈阳飞深圳	均平安	65%	60%
7 月 10 日	9:00 杭州飞深圳 12:00 深圳飞西安 17:00 西安飞青岛	均平安	50%	65%
7 月 11 日	7:20 济南飞广州 11:50 广州飞太原 19:00 武汉飞成都	均平安	50%	70%

对于试验结果，咨询师对来访者说："经历了川航惊险的一幕之后，我国航空还是安全的、有保障的，18个航班平安降落就说明这一点。要重新建立对航空的信心，你还需要一些时间和进一步的证据。"因此咨询师建议来访者继续进行相同的试验任务。

后来经过三周的行为试验后，来访者对自动思维"乘坐飞机是危险的"相信程度，首次降至30%；对替代思维"乘坐飞机是相对安全的"的相信程度升至90%以上。

在接下来的咨询中，咨询师邀请来访者做新的行为试验。这个试验和过去试验不同的地方是，不再进行模拟航班飞行结果的验证记录，而开始进行身边人实际乘坐航班飞行是否安全的验证。

由于来访者是商务人士，他的朋友也经常乘坐飞机。在接下来的一周时间里，他一共搜集了周围的朋友乘坐的10个航班信息：这10个航班都平安降落。来访者在这周对自动思维的相信程度的评估基本维持在30%~40%，替代思维的相信程度是在75%~90%。

对于这个试验结果，咨询师建议他继续相同试验两周。两周试验结束后，他的自动思维相信程度已经下降到30%以下，最高值也没有上升至30%以上；替代思维的相信程度维持在90%以上的水平。

咨询实践中，在个案对旧信念（自动思维）和新信念（替代思维）的相信程度升至理想水平后，我们就需要促使来访者采取具体的行动，做出相应的行为改变。但咨询时经常碰到的情况是，来访者有顾虑，不敢采取行动。为了促使来访者采取行动，激发行动的动机，认知行为治疗师通常会使用代价－收益技术。

看到这样的结果，咨询师觉得时机已成熟，此时需要促使来访者迈出亲自乘坐飞机的关键一步。为此，咨询师与来访者讨论新旧信念的代价与收益。咨询师与来访者有如下一段对话。

咨询师：选择相信"乘坐飞机是危险的"这个想法，它的好处是什么？

来访者：不用焦虑和紧张，不用面对危险，自己能平安活下来。

咨询师：那么相信这个想法的坏处是什么呢？

来访者：不敢坐飞机，只能坐高铁，这样一来就会浪费很多时间，耽误自己的生意。

咨询师：选择相信"乘坐飞机是相对安全的"这个想法，它的好处是什么呢？

来访者：快捷，节约时间，能够使自己更高效地工作，生意变得更好。

咨询师：那么相信这个想法的坏处又是什么？

来访者：真的有可能遭遇空难事故，自己一命呜呼，不在人间了。

咨询师：经过我们这么多次的试验，你发现了什么呢？

来访者：并没有出现空难。

咨询师：这就说明相信新想法的坏处并没有出现，而好处却是实实在在的，这也说明相信旧信念的坏处也是实实在在的，因为每乘坐一次高铁就比乘坐飞机多花费好多的时间，但好处却不明显，因为无论是坐火车还是坐飞机，你都平安地活着回来了。是吧？

来访者：是的。

咨询师：所以对这两个想法，你愿意选择相信哪一个想法呢？或者说选择相信哪个想法对你的好处更多呢？

来访者：应当是选择"乘坐飞机是相对安全的"这个想法好一些。

咨询师：你对这个想法的相信程度其实已经很高了，有90%多。接下来，你需要做的事情是自己坐飞机试试看，来亲自验证坐飞机其实是安全的，恢复你对乘坐飞机的信心。

来访者：我还是有些担心。

咨询师：没关系，有担心不要紧，因为你已经很大程度地相信坐飞机是安全的了。下次乘坐飞机的时候你可以假装自己完全相信"乘坐飞机是安全的"，就像演戏一样，假装自己非常相信，显得毫不在乎，非常放松，做得越逼真越好。

来访者：我试试看。

在接下来的会谈中，咨询师建议来访者先选择乘短途航班试一下。咨询师让来访者冥想乘坐航班的情形，假装自己完全相信替代思维，并且对乘坐过程中出现的自动思维进行了处理，制定了危机应对办法。

之后这周，来访者乘坐了两次短途航班，长途还是采用高铁。两次航班的平安和飞行途中的平稳，增强了他的信心。咨询师鼓励他接纳自己的一点点担心，继续进行行为试验。

经历10周的咨询后，他已经能够正常乘坐航班了，尽管对这个乘坐过程中还有些担心。在结束咨询的时候，咨询师鼓励来访者："越是担心，越需要进行行为试验来验证，做你担心的事情就能消除你的担心。"之后嘱咐他3个月后回来做巩固性会谈。

3个月后，这位男士回来了，他告诉咨询师自己已经习惯乘坐飞机，就像过去一样，对乘坐飞机的担心消除了。

5.8 学习识别和评价自动思维

来访者来认知行为疗法心理中心求助，他所得到的不仅是问题的解决，更有认知行为疗法的方法和技术的掌握。这样他不仅可以在咨询师的帮助下应对当前的问题，还可以在掌握技术之后，用这些技术应付未来生活中所出现的问题。如此一来，来访者就能长时间地保持心理健康状态。

在这样的思想指导下，认知行为咨询师不仅需要在每次会谈中讨论来访者所面临的问题，还要教会来访者去识别和评价自动思维。一旦来访者学会识别和评价自动思维的技能，就可以应对未来生活中出现的问题。

要实现这样的目标，在咨询的初期，咨询师就会布置家庭作业，要求来访者去识别自己的自动思维。在来访者初步掌握识别技能之后，咨询师会要求来访者学会评价自动思维。也就是说，识别和评估自动思维是分两步走的。

5.8.1 自动思维监控表

识别自动思维是通过家庭作业的形式来实现的，对自动思维的识别是通过填写"自动思维监控表"（见表 5-6）来完成的。这种思维监控表又称"三栏表"，因为这个表包含三个主要的栏目：情境、自动思维和情绪。

咨询师通常会在进行完首次咨询性会谈之后布置作业让来访者去完成识别自动思维。

表 5-6　自动思维监控表

日期 时间	情境	自动思维	情绪
	什么现实中的事情导致了不愉快的情绪	·有什么思维 / 意象 ·对思维的相信程度	·体验到的情绪 ·情绪强度

咨询师和来访者都要明白识别自动思维是一项技能，需要一段时间的练习才能掌握。在学习识别自动思维的初期，来访者不容易捕捉到自己的自动思维，一周之内能捕捉到三五个自动思维就非常不错了。随着识别自动思维练习的增加，能捕捉到的自动思维就越来越多。对此，咨询师在初次布置识别自动思维作业的时候，需要提示来访者，调整来访者对完成这项作业的预期。

"自动思维监控表"，除日期时间外，有三个主要栏目，分别是情境、自动思维和情绪。当来访者觉察到自己有某种情绪的时候，就可以填写"自动思维监控表"了。

填写的时候：

第一步，记录下自己的情绪体验，用一个词或几个词来表示自己的情绪。

第二步，填写日期时间和情境。

第三步，就是觉察自己的自动思维内容，询问自己在体验到这种情绪的时候，自己在想什么？

第四步，对自己的自动思维和情绪进行评估，评估自己对自动思维的相信程度和对情绪体验的强度。

填写"自动思维监控表"的初期，有可能出现来访者能识别情绪但无法识别自动思维的情形。在这种情况下，来访者只需要把其他内容填写完整，自动思维一栏空着也是可以的。对于空白的自动思维一栏的内容，如果有必要的话，在咨询会谈中咨询师可以通过提问等方式，协助来访者觉察自动思维并填写进去。

我们用一个"自动思维监控表"的实例来说明如何填写（见表5-7）。上面是一位来访者填写的"自动思维监控表"中的一个部分。

表 5-7　自动思维监控表示例

日期时间	情境	自动思维	情绪
	什么现实中的事情导致了不愉快的情绪	·有什么思维/意象 ·对思维的相信程度	·体验到的情绪 ·情绪强度
2月23日 15:25	表哥发短信来，问我的身边是否有座机，想跟我通话	我无法跟他的通话，更别说和他见面了/100%	紧张/80%
2月25日 9:00	一个客户来访，并询问我："你是新来的吗？"	他的意思是说我业务不熟练/90%	尴尬/70%

2月23日下午，她感到了紧张。体验到紧张的情绪是在看到表哥发短信给她后产生的。而后她觉察自己看到短信之后的想法："表哥要跟我打电话，我没法跟他的通话，通话时他肯定要约我见面，我连接电话都没法应对，见面就更不用说了。"接下来她把这些内容填写到表格中。

她看了一下手表，时间是下午15:25。于是在日期时间一栏里，写下"2月23日15:25"，在情绪一栏里填写"紧张"，在情境一栏里简要记述情绪产生的背景"表哥发短信来，问我身边是否有座机，想跟我通话"，最后在自动思维一栏里简要地写上自动思维内容"我无法跟他的通话，更别说和他见面了"。在这些完成之后，她对自动思维的相信程度进行了评分，她给出了 100% 的相信，然后评估情绪的强度为 80%。

"自动思维监控表"中记录了 2 月 25 日上午发生的一件事情，这件事情让她感到尴尬。那时她在接待一个客户，客户随口问了一句："你是新来的吗？"这个询问让她产生了这样的想法：对方这么说的意思是自己业务不熟练，就像新来的一样不了解情况。她觉察到情绪后，及时地把这个内容记录了下来，然后评估了自己对情绪和想法的相信程度。具体填写内容在这个表格中已经呈现，这里就不再叙述。

5.8.2　思维记录表

"思维记录表"实际上是"自动思维监控表"的一个扩展，添加了"适合的反应"和"结论"两个栏目。当然，你也可以把"自动思维监控表"看作是"思维记录表"的压缩，和"思维记录表"相比，少了上面两个栏目。

"思维记录表"主要是用来帮助来访者学习与评估自动思维的。我们知道要评估自动思维，先要学会识别自动思维，因此，"思维记录表"中自然就要包含"自动思维监控表"的内容（见表 5-8 ）。

表 5-8　思维记录表

	情境	自动思维	情绪	适合的反应	结论
日期时间	什么现实的事情导致了不愉快的情绪	·有什么思维 / 意象 ·对思维的相信程度	·体验到的情绪 ·情绪强度	·对自动思维进行评价，列出各种想法 ·评估对这些想法的相信程度	·对自动思维的相信程度是多少 ·情绪程度是多少 ·准备做什么

"思维记录表"的关键部分是"适合的反应"这一栏，它是评价自动思维的主体部分。这个栏目通过标准化、系统化的问题，帮助来访者对自己的自动思维进行评价，评价之后来访者对于自己原有想法的相信程度和情绪强度会发生改变，进而导致行为的改变。这些改变就记录在"结论"这个栏目里。

"适合的反应"这栏里，咨询需要回答标准化、系统化的6个问题：

（1）支持自动思维的证据是什么，支持相反想法的证据是什么？

（2）有其他解释吗？分别都是哪些可能的解释呢？

（3）最糟糕的结果是什么？最好的结局是什么？最现实、最可能的结果是什么？

（4）相信自动思维会有什么影响？改变想法的话会有什么影响？

（5）如果生活中的某人遇到相同情况，有这样的自动思维，我会怎么告诉他？

（6）我该怎么做？

虽然上面6个问题并不是每个自动思维都能用到。也就是说，有些问题可能并不适合某个自动思维。虽然如此，你用这些问题问自己，对养成健康的思维方式还是有必要的。如果发现某个问题自己无法回答，对于这个问题，来访者可以选择跳过去，也就是说，并不是每个问题都需要回答的。

为了帮助来访者养成评估想法的习惯，咨询师可以在"适合的反应"的每一个叙述后面要求来访者评估对这些想法的相信程度。

完成"适合的反应"后，来访者就可以对本次评价自动思维的结果进行评估。主要是评估自动思维的相信程度和情绪强烈程度，以及自己将做出何种行为反应，请把这部分的内容填写在"结论"一栏里。

我们以前面"自动思维监控表"中的一栏内容为例，说明"思维记录表"的使用方法。来访者需要先完成对自动思维的监控，需要觉察自动思维并把相关项目填写到表格的前四栏中，然后，在"适合的反应"栏目里面，回答前面提到的6个标准问题并把回答的结果填写在表格之中。这个工作完成后再填写结论，就是把自动思维的相信程度、情绪的强烈程度以及你准备做何种行为与反应的内容填写到"结论"栏目中。

从来访者对"适合的反应"一栏的回答，我们发现来访者回答了 6 个问题中的 5 个问题，其中，对第 3 个问题（最糟糕的结果是什么？最好的结局是什么？最现实可能的结果是什么？）没有回答就跳过去了。来访者跳过某个问题没有回答，主要有两个方面的原因，一是这个问题并不适合这个自动思维；二是来访者自己并不知道该怎么回答这个问题。

评价自动思维和识别自动思维一样，也是一项技能，是需要一定时间的练习才能完整掌握的。来访者在填写"思维记录表"之后，也就是在评价了自动思维之后，发现并没有什么效果，自己回答了 6 个问题，心情并没有好转，对旧思维的相信程度也没有降低。究其原因，是来访者没能正确地使用或者说回答这些问题（见表 5-9）。

如果出现这样的情况，咨询师在会谈中需要与来访者重新进行讨论，指导来访者正确地应用和回答这些问题。一旦来访者能够正确地回答，心情就会好转，对旧有自动思维的相信程度也会降低。简而言之，"思维记录表"并不是没有效果，只是没有被正确使用而已。我们相信，一旦你能正确地使用"思维记录表"，你的认知和情绪一定能得以改变。

"思维记录表"虽是一个简单的工具，但它却非常重要。长期使用"思维记录表"对自己的自动思维进行识别和评价，你就能有效地处理自己的消极情绪。使用思维记录表，就是在学习积极健康的思维方式，也就是在维护自己的心理健康水平。

5.9 应付卡与咨询笔记

为了促成认知行为疗法的心理会谈有更好的效果，让来访者在更短的时间之内达成咨询目标，咨询师通常会要求来访者将会谈中的内容记录下来，并在必要的时候进行阅读和巩固。

在咨询会谈中，来访者可能会对会谈中的某些内容有所领悟，有些心得。如果我们不把它记下来，这些思想或者感悟可能就会随着时间的流逝而被遗忘在风中了。一旦出现遗忘，咨询师和来访者就要在未来会谈中再

表 5-9 思维记录表（示例）

日期时间	情境	自动思维	情绪	适合的反应	结论
	什么现实的事情导致了不愉快的情绪?	·有什么思维/意象 ·对思维的相信程度	·体验到的情绪 ·情绪强度	·对自动思维进行评价，列出各种想法 ·评估对这些想法的相信程度	·对自动思维的相信程度是多少 ·情绪程度是多少 ·准备做什么
2月25日 9:00	一个客户来询问，并说："你是新来的吗?"	他的意思是说我业务不熟练 /90%	尴尬 70%	·客户提出的业务问题，有些回答不出来 /80% ·我能较好地处理业务问题 /70% ·我在单位工作8年了，是单位的老员工 /90% ·也许他觉得我还挺年轻的，猜测自己是新来人 /60% ·如果我相信他说我业务不熟练，我就会心情不好，也做不到很好地接待客户 /60% ·如果我相信自己业务能力还好，心情就不会受影响，就能干好工作 /80% ·要是单位同事××碰到同样的情况且有相同的想法，我会对她说："对方没有恶意，也不是说你能力不行，你只需要做好自己，努力做好工作就行。" /90% ·我应热情接待客户，询问对方有什么需要帮助的 /80%	自动思维为 50% 情绪为 30% 我应该热情接待客户

次重复和巩固，这就增加了会谈次数和时间，延缓了来访者的康复过程。

基于这样的考虑，认知行为疗法要求来访者把会谈中的重要内容记录下来。一般情况下，咨询师会要求来访者把它记在一个本子上，这个本子就被称为咨询笔记或者治疗笔记。在特殊情形下来访者可能需要用到这些内容，携带一个本子就显得不太方便了，如果把内容写在一张卡片上就容易一些，这张卡片就被称为应付卡或应对卡。

应付卡和咨询笔记的功用是一致的，都是为了帮助来访者巩固会谈中的内容，并且在需要的时候加以应用。应付卡出于便于携带的考虑，记录内容的范围要比咨询笔记少一些。

记录咨询笔记和应付卡并不是目的，目的是为了巩固和应用，因此咨询师会要求来访者每天花一点时间来温习一下咨询笔记或应付卡上的内容。有研究发现，每天阅读咨询笔记上的内容有助于增强咨询的效果。也就是说，如果来访者阅读咨询笔记上的内容，他会感到收获更多，能缩短咨询的疗程。故此，咨询师强烈建议来访者这样做。

咨询笔记和应付卡最常见的形式是纸笔形式的，也就是用笔把内容写在本子或者卡片上。但有些人并不喜欢这样的方式，也许写在本子上就有可能被别人瞧见而暴露隐私。所以除了纸笔形式外，还有录音的形式，现在手机很普及，手机也能录音。来访者可以把需要记住的内容录在手机里，复习巩固的时候重听即可。

5.9.1 应付卡

在认知行为治疗中，求助者对于替代不合理思维观念或行为的合理观念或行为不一定能够立刻完全接受，也不会马上熟练地加以应用。在学会这些信念并做出相应行为之前，为了求助者较好地应对出现消极情绪和其他反应的情境，咨询师和求助者要一同先在咨询室制作一种应对情境的提示卡，即应付卡。应付卡上面要记录应付这种情形的思考和行为的指示。

例如，有学生对于即将到来的高考很焦虑。每当自己看书没有进展，抬头却发现其他同学学习很认真时，他就会想到"他们的学习效率很高，而我的学习效率很差，我高考时肯定考不过他们"，接下来他就会陷入抑郁和自责的情绪中。而这样的情形会一再出现，咨询师可以帮助求助者制作应付卡来应对这种情形。

应付卡大小不一，以便于携带为制作标准。应付卡分为正反两面。正面写下需要应付的情形（情境或自动思维），反面写下应付的内容。像上面这位考试焦虑的学生。他在正面写下需要应付的情形："每当看书没有进展，又发现其他同学学习很认真时"。反面写下求助者和咨询师共同商议的在这种情形下最适宜的思想观念和行为内容。咨询师和这位同学商议了应对这种情况时的适宜观念和行为策略，然后让他记在反面："每个人都有状态好和不好的时候，现在只是碰巧我的状态不好而他们的状态好而已。说不定他们也是在装样子，其实也没有进入状态。我现在应该做的是把注意力放在当下任务上。"（见图5-4）

> 每当看书没有进展，又发现其他同学学习很认真时
>
> （应付卡正面）

> 每个人都有状态好和不好的时候，现在只是碰巧我的状态不好而他们的状态好而已。说不定他们也是在装样子，其实也没有进入状态。我现在应该做的是把注意力放在当下任务上。
>
> （应付卡反面）

图5-4　应付卡示例1

求助者李先生，今年41岁，他前来求助的是担心自己患了严重的疾病。前段时间他觉得自己肚子隐痛，全身不舒服，去市里几家医院检查，没有

发现问题，后来自己不放心，又去省城几家大医院检查，还是没有发现什么问题。他觉得自己有问题，但医院又没有检查出来，便为此而忧心忡忡，导致睡觉不安稳，食欲下降，兴趣减退，也不参加平时喜欢的户外活动了。

事情的起因是这样的，三个月前和他同一办公室的一位同事因为肺癌去世了。那位同事平时吸烟很厉害，办公室里经常是乌烟瘴气。这位同事住院期间，自己前去探望，听到医生说肺癌与吸烟有关系，自己也听到别人说吸烟会导致肺癌，而且也听说二手烟对人的危害更大。他下意识地担心自己受到了二手烟的危害，自己也可能会像同事一样得了肺癌，他就很在意自己的身体状况，于是就发现了身体问题"肚子隐痛"。

求助者去各大医院检查均未发现疾病，我们可以认为现阶段求助者并没有躯体疾病。求助者目前的主要问题不是躯体疾病问题，而是心理问题——担心自己有病。对这样的心理问题，应用认知行为疗法是恰当的选择。在治疗初期，咨询师为了尽快改善这种状态，应用了应付卡方法。

咨询师和他先讨论在哪些情形中，自己会产生这种担忧心理。他告诉咨询师，有许多情况都会导致自己产生这样的心理，例如，别人谈起健康问题的时候，看到别人吸烟的时候，等等。

接下来，咨询师与他一起讨论在这种情况下，比较适宜的观念应该是什么，换而言之，怎么想会更好一些。双方讨论了医院的检查结果和他为什么会有担忧心理等。结果得出一个应对忧虑时的适宜观念和行为："我只是对自己的健康过分关心，其实我并没有病。即使将来查出有病，也还是能够医治的。让自己健康的最佳办法是保持良好的生活方式和积极乐观的情绪。让自己开心一些，和家人说说话，不要想这些事情。"

在讨论好这些内容后，咨询师让他填写一张应付卡，在正面记下"每当我对自己的健康感到担忧的时候"，在反面记下上面提到的适应观念和行为（见图5-5）。

最后，把阅读应付卡布置为家庭作业。咨询师要求他每天早晚都复习一下应付卡上面的内容，另外当出现应付卡正面所记载的情形时，他就要把应付卡拿出来读，反复读，直到自己的担心减小为止，然后按照应付卡的提示，和自己的家人说说话，转移注意力。

```
┌─────────────────────────────────────────────────────┐
│                                                       │
│                                                       │
│          每当我对自己的健康感到担忧的时候              │
│                                                       │
│                                                       │
│                    （应付卡正面）                      │
│                                                       │
└─────────────────────────────────────────────────────┘


┌─────────────────────────────────────────────────────┐
│                                                       │
│       我只是对自己的健康过分关心，其实我并没有病。即使    │
│    将来查出有病，也还是能够医治的。让自己健康的最佳办法    │
│    是保持良好的生活方式和积极乐观的情绪。让自己开心一些，   │
│    和家人说说话，不要想这些事情。                        │
│                                                       │
│                    （应付卡反面）                      │
│                                                       │
└─────────────────────────────────────────────────────┘
```

图 5-5　应付卡示例 2

李先生回家后按照要求完成家庭作业，阅读应付卡，仅一次咨询，他的担忧情绪就有显著下降。

5.9.2　咨询笔记

在咨询性会谈中，来访者关注的某个议程，在讨论后可能会得到一些心得和启发，或者发现问题的解决办法。在这个议程讨论结束后，咨询师会和来访者一起回顾讨论中哪些东西值得记下来，并且能应用在未来的生活中。记录这样的心得和行为方案就是撰写咨询笔记。撰写咨询笔记可以在议程结束之后进行，也可以在一场讨论中及时记录下来。

咨询笔记的撰写，就像记日记一样，写下日期和相应的内容，把每个内容的要点都分割出来。

例如，咨询师与来访者讨论完成工作这件事的时候，来访者产生自动思维"我永远都完不成我的所有工作"，讨论过程中咨询师利用认知技术改变了来访者的认知，并且给了一些行为改变的建议。这时可以建议来访者记录下来（见图 5-6）。

2018 年 10 月 2 日（第三次咨询）
★ 当我想到 "我永远都完不成我的所有工作" 时，我要提醒我自己： 1. 我只需要专注我当下需要做的事情上。 2. 我不需要把每件事都做得完美。 3. 我可以向别人求助，这不是软弱的表现。

图 5-6　咨询笔记本示例 1

在这个议程讨论结束后，他们又讨论了第二个议程，向教授求助的问题。因为许多问题只有教授能帮助到他，但来访者很担心自己求助时教授会脾气暴躁或被拒绝。

同样，对于这个自动思维咨询，咨询师对来访者应用了认知技术，同时也给出了行为改变方面的建议。在这个议程讨论结束后，来访者把有关内容记录了下来（见图 5-7）。

2018 年 10 月 2 日（第三次咨询）
★ 当我想到 "我永远都完不成我的所有工作" 时候，我要提醒我自己： 1. 我只需要专注我当下需要做的事情上。 2. 我不需要把每件事都做得完美。 3. 我可以向别人求助，这不是软弱的表现。 ★ 当我想向教授求助的时候： 1. 提醒我自己，这没有什么大不了。此时会发生的最糟糕的情况就是他态度粗暴。 2. 如果他态度粗暴，也可能与我没什么关系。这可能是因为他太忙，或者他正被其他什么事情烦扰。 3. 即使他不帮我又能怎么样呢？那是他作为教授的失败，这意味着他没有恰当地完成他的工作。我可以向其他人求助。 4. 记住，这是一个试验。即使这次它并不奏效，对我来说也是一次很好的练习。 5. 所以，我应该行动，去敲教授办公室的门。在最坏的情况下，这也是一次好的练习。

图 5-7　咨询笔记本示例 2

有些时候，咨询笔记的内容都是行为方面的建议，如下面这个笔记（见图 5-8）。

2018 年 10 月 9 日（第四次咨询）

★当我焦虑时的应对策略：

1. 填写一份"思维记录表"。
2. 阅读应付卡。
3. 给朋友打电话。
4. 出去散步或跑步。
5. 忍受焦虑。焦虑是一种令人不快的感觉，但是不至于致命。并且一旦我把注意力转向其他东西，焦虑就会下降。

图 5-8　咨询笔记本示例 3

5.10　家庭作业

5.10.1　家庭作业是认知行为疗法的特色

咨询笔记和家庭作业，是认知行为疗法区别于其他疗法的很具特色的工具与技术。一般的心理咨询专注于来访者会谈和咨询室内的改变，对其离开咨询室后在生活中的改变难以兼顾，是否做、如何做，取决于来访者自己。

为什么认知行为疗法要求来访者撰写咨询笔记和完成家庭作业呢？这是因为认知行为疗法的研究发现，这两项任务有助于提高咨询效果，缩短咨询疗程。大量的研究和咨询实践证实，完成家庭作业比不做家庭作业的咨询效果要更好。也正是基于此，在认知行为治疗中，亚伦·贝克认为"完成家庭作业就是必需的而不是可选的部分"。家庭作业可以使咨询的改变不仅在咨询室内发生，离开咨询室以后，在生活中仍将继续发生。我们知道生活中的改变才是我们咨询的真正目的。

有鉴于此，在开始认知行为疗法的时候，咨询师就要和来访者强调完成家庭作业的必要性，让来访者对此有心理准备。

5.10.2　常见的家庭作业项目

认知行为疗法的家庭作业有哪些呢？根据认知行为疗法的特点，常见的家庭作业，有如下这些项目。

- **阅读咨询笔记（应付卡）**：复习咨询笔记中撰写的内容。
- **行为激活**：激发患者恢复正常活动，采取某种具体行动。
- **行为试验**：采取某个行为，验证新旧思维或信念的正确性。
- **行为技巧**：学习某些解决当下问题的行为策略，如放松、拒绝的方法。
- **问题解决**：尝试解决具体问题的做法（针对问题情境）。
- **监控自动思维**：填写自动思维监控表（三栏表）。
- **评价自动思维**：填写思维记录表。
- **阅读材料**：阅读与心理问题相关的书籍或者专门材料。

关于第一项作业，我们在前面讲应付卡和咨询笔记的时候就已经提及。来访者记录了咨询笔记，就需要花时间去阅读它。如果只是撰写而不去复习与巩固，来访者的收获会非常小；如果去复习与巩固，咨询的效果就会增加。

第二、第三、第四这三项作业都是行为改变方面的作业，他们可以被视为一类。认知行为疗法不仅要求来访者改变认知，还要改变行为。每个议程讨论的结果都有认知改变和行为改变的内容。行为改变依据其性质可以是行为激活（从事自己能完成的行为），可以是行为试验（采取行为验证某个想法是否正确），也可以是学习某个行为策略（学习某个解决问题的行为技巧）。

第五项作业是问题解决，如果我们能想办法消除问题情境，来访者的情绪就能好转。虽然通常情况下问题情境不在我们的掌控之中，但某些时候我们还是可以想办法去处理这样的情形的。例如，外面的噪声让你很心烦，这时如果你能关闭窗户，或者离开有噪声的环境，这个问题也就解决了。或者说，你能采取某种沟通方式，让对方停止制造噪声，噪声问题也就解决了。

第六项和第七项作业是关于学习识别和评价自动思维的内容。我们在前面已经介绍了认知行为疗法要教会来访者识别和评价自动思维。一旦他掌握了这些技能，不仅可以解决当下面临的问题，而且也能应对未来生活中可能出现的问题，以维持心理健康的状态。

至于第八项作业阅读相关材料，这是因为来访者罹患某些心理疾病，如焦虑症、强迫症或抑郁症等，他们都希望知道自己为什么会得这样的病，咨询师将如何去治疗他，以及为什么要这样治疗。为了帮助来访者增强对自己所患心理疾病的认知并增强其对认知行为疗法处治心理疾病的了解，认知行为治疗师通常会准备相关心理疾病的阅读材料或书籍。

来访者可以阅读这些书籍来增进自己对疾病和心理治疗的了解。当然，这些内容也是可以通过咨询师口头介绍的方式进行，不过这样一来会占用咨询时间，增加来访者的费用支出。

下面我们给大家几个家庭作业的示例，大家从中可以了解家庭作业的大致样子（见图5-9）。

2016 年 7 月 9 日（第二次咨询）

1. 每天阅读咨询笔记和应对卡。
2. 当领导走过来的时候，主动和领导打招呼。目的是看看领导的反应如何，检验自己的预测是否正确。
3. 当妻子要做家务时，自己主动配合，并在事后询问妻子的想法，检验妻子是否有贬低我。
4. 每次行为试验后，评估自己对于自动思维和替代思维的相信程度。
5. 监控自动思维：在与领导、同事和妻子等人的互动中出现情绪变化时，问自己"我脑子在想什么"，记录下自己的自动思维，填写三栏表。如果不能察觉自动思维，就记录下情绪和情境。
6. 提示自己：监控自动思维是一项技能，需要一定练习才能掌握，自动思维可能不是真的，在深入讨论之前不要信以为真。

图 5-9 家庭作业示例 1

上述家庭作业中，第一项为阅读咨询笔记，第二、第三、第四项为议程讨论中涉及的行为试验任务和试验之后对信念相信程度的评估。第五、第六项为识别自动思维的任务。识别自动思维的任务应当在咨询性会谈开始（通常在第二次会谈）的时候就布置下去。

我们给大家看一个行为作业较多的家庭作业（见图5-10）。

2017 年 6 月 3 日（第四次咨询）

1. 每天阅读咨询笔记。
2. 每当我的情绪发生变化时，先拿出笔填写"思维记录表"。
3. 做活动图表上安排好的活动。
4. 每天填写自我表扬清单。
5. 这周至少有三天要去散步或跑步。
6. 和朋友一起制订计划。
7. 和室友讨论深夜噪声问题。

图 5-10　家庭作业示例 2

在这份作业里，第一项依然是阅读咨询笔记，阅读咨询笔记是家庭作业的必选任务。第二项是评价自动思维作业，也就是完成"思维记录表"，一般情况下，经过两三次识别自动思维练习后，就可以布置评价自动思维作业了。第三、第四、第五项为抑郁患者的一般性的行为激活作业。第六、第七项作业是人际互动的作业。在这份作业里，大部分都是行为方面的内容。

安排来访者完成哪些家庭作业，需要考虑下面这些因素：

● 咨询会谈讨论的内容；
● 咨询目标和整体治疗计划；
● 患者个人特征影响，如家庭作业动机与意愿、痛苦水平和功能水平；
● 客观限制性因素，如咨询会谈方式等。

家庭作业是会谈的延续，咨询会谈的内容是家庭作业的重要来源。咨询会谈中讨论的内容需要通过家庭作业去落实。例如，每天阅读咨询笔记，行为改变方面的作业等，基本上都是源于咨询会谈的内容。会谈中有什么收获就要记住什么，有什么样行为改变的方案就需要在实践中去执行。

咨询目标和整体计划是决定家庭作业顺序的重要因素。进行认知行为治疗时，心理问题的咨询和治疗是按计划进行的，家庭作业也是有计划的。哪些家庭作业安排在前，哪些作业安排在后，这是有一定规划的。

例如，前面提到的识别和评价自动思维两项作业，识别自动思维就只能安排在评价自动思维之前，因为不能识别自动思维，评价自动思维就无从谈起。又例如，抑郁障碍的行为激活，通常都是饮食睡眠、体育运动等行为作业，安排在人际交往和学习工作作业之前。另外，焦虑障碍的暴露作业往往也是低焦虑情境暴露在前，高焦虑情境暴露在后。

前面两个因素是决定性因素，它决定了家庭作业的内容，而后面两项因素是制约性因素。虽然对于相同的心理疾病治疗计划是一致的，但由于来访者的个人特征不同就会影响到每次会谈的议程和家庭作业的安排。常见的影响因素有：家庭作业动机与意愿、痛苦水平和功能水平等。一般而言，对于家庭作业动机和意愿强的来访者，咨询师可以多布置一些家庭作业；反之，则需要少安排一些家庭作业。对痛苦水平高和功能水平低的来访者则需要少安排一些家庭作业，例如，重度抑郁患者和轻度抑郁患者相比，就应该被少安排一些作业。

其他的客观条件如咨询方式也会影响到家庭作业。面对面的咨询就要比网络咨询容易些，网络咨询又要比书信咨询方便许多。

咨询师布置家庭作业的时候，需要考虑到这些因素与限制。

5.10.3　家庭作业的布置与回顾

在通常情况下，认知行为治疗的家庭作业是在会谈中布置的，也就是在议程的讨论中，咨询师觉得来访者可以去完成这项作业，而来访者又认可的时候，就把这项作业记录在家庭作业清单里。

咨询师：如果你改变想法，相信你"即使数学考试再次失败，高考也能考好"的话，你可以做点什么，让这样的事情发生呢？

来访者：我想，我可以答题时更细心一些，复查时更仔细一点。在考试的时候像过去一样，把注意力放在做题上面，不要去想失败的事情。我还可以不怕手抖，让它去抖，反正过一会儿就没事了。

咨询师：你提到的想法都非常好，我们先选择一项去实施好了，先选择最容易操作、最有意愿的去做，等这项操作成功了，我们再去实施其他做法。

来访者：嗯。

咨询师：那你选择什么呢？

来访者：答题时更细心一些，复查时更仔细一点吧。

咨询师：那好。你打算怎么做到这一点呢？

来访者：我想我可以每道题做完以后，稍作检查，特别是在那些过去经常犯错误的地方，复查的时候也重点针对那些粗心的地方。

咨询师：很好，你可以把这些需要关注和检查的地方列一个清单，然后对着这个清单去执行？

来访者：好。

咨询师：你愿意执行这个计划吗？

来访者：我愿意。

咨询师：你去执行这个计划的可能性有多大呢？用百分数来表示的话，是多少？

来访者：100%，我肯定会去做的。

咨询师：那好，我们把这些任务看成是家庭作业吧。

来访者：好的。

咨询师：请你把本子拿出来，空白处写下家庭作业几个字。

来访者照做。

咨询师：然后，换一行，写下"1.制定解题复查清单，并在解题过程中应用它"。

来访者照做。

每次会谈结束时，咨询师都需要和患者来确认哪些作业是需要完成的，哪些作业是可选的。布置家庭作业分为两个环节：布置作业和确认作业。

确认家庭作业可以让来访者重视作业，并使其更有可能去完成这些作业。如果只是在咨询时提及作业，来访者可能会认为这个作业并不重要，不会去完成作业。另外，咨询师布置作业的时候可能会未考虑来访者的意愿，实际上来访者没有意愿去完成这样的作业，结果就是虽然咨询师布置了作业，但来访者并不打算去完成。

家庭作业应当由谁来主导呢？

如果我不提这个问题，你可能会认为应当由咨询师来安排，你这样想既对也不对。正确的回答是，咨询初期应当由咨询师来主导家庭作业的安排；随着咨询的进展，由咨询师与来访者双方来协商家庭作业的内容；到咨询后期，来访者应自己来决定完成哪些家庭作业。总之，家庭作业最终应当由来访者自己来主导。

在咨询初期，来访者并不知道需要完成什么样的家庭作业，这个时候自然应当由咨询师来提出家庭作业的建议，由来访者对此加以确认。随着咨询的深入，来访者已了解到家庭作业的主要内容和形式，咨询师为了激发来访者完成家庭作业的积极性，可以与来访者商量完成哪些家庭作业。到后期可以让来访者提出家庭作业的项目和任务，如果有疏漏，咨询师再提出建议，并征得来访者的同意。

最终由来访者主导家庭作业是非常重要的。这是因为许多的心理咨询在结束的时候，来访者的症状并没有被完全解决，仍需要他在结束咨询后通过完成家庭作业的方式去解决，如此才能达到最终消除这些症状的目标。

另外，有些心理问题解决后还有复发的可能（如抑郁、焦虑障碍等），如果来访者掌握了给自己布置家庭作业的技能，当这些问题复发的时候，他就可以通过完成家庭作业来加以应对，而不用求助咨询师了。

5.10.4　回顾家庭作业

完成家庭作业后就需要检查，否则，来访者就没有完成家庭作业的积极性，咨询师也无从知道来访者家庭作业的执行情况。布置家庭作业是在每次会谈的结束环节进行的，而回顾家庭作业则是在下一次会谈的开始环节进行的。

咨询师根据家庭作业的完成情况给予来访者不同的反馈和相应的处理。

- 如果来访者对某项家庭作业完成得好，咨询师要对此进行表扬和肯定，还要聆听他是如何做到的，这样做可以激发来访者完成家庭作业的兴趣和动力。

- 如果来访者完成的效果不理想，例如，不能完成某些表格（如思维记录表）的填写，某些行为改变没有达到预期的结果。咨询师可以把这些问题列入议程，在后面的会谈中详细了解情况并加以处理。

- 如果来访者并没有去完成某项作业，无论是因为没有意愿还是遗忘的原因。对此，咨询师都应当承担责任，并向对方道歉：承认自己考虑不周导致任务并没被完成。然后，与来访者一同去分析导致作业没有完成的原因。在布置本次家庭作业时做出调整，使得家庭作业能被完成。

5.10.5 坚持家庭作业的策略

如果给来访者布置了家庭作业而其又没有完成家庭作业，这对咨询双方都是一个挫折，在咨询师看来这可能是自己的失败，在来访者看来这个行为让咨询师感到失望是不好的，也可能会使其自我否定。因此咨询师需要尽力确保家庭作业能得以完成，要做到这一点，有如下策略可以参考。

- 循序渐进，从易于完成的作业开始。
- 花些时间讨论作业方案。
- 提供原理或原因。
- 协商同意。
- 作业提示或列入日常计划中。
- 会谈中启动与方案预演。
- 评估完成家庭作业的可能性。
- 将家庭作业问题概念化。

（1）循序渐进，从易于完成作业开始

效果是行为最好的强化物。如果一个行为能取得预期的良好效果，那么个体更愿意从事这样的行为；如果任务不可能完成或者实际操作了却无法完成，那么个体从事这样行为的意愿就会降低。

基于此，让来访者体验到家庭作业的成功完成就比较重要了。如果他成功地完成了家庭作业；继续完成家庭作业的兴趣和动机就会增加。要让来访者体验到家庭作业的成功完成，一个常见的做法就是降低对家庭作业的难度和数量的要求，使得来访者能够比较容易达到成功的标准。

咨询师：这周的家庭作业，我希望你能在自己情绪改变的时候再次寻找这些自动思维。这些思维可能存在一些真理，但我想通常你会发现它们不是完全正确的。下周我们会一起寻找证据来看看你在家庭作业中写下的思维是不是完全准确。好吗？

来访者：好的。

咨询师：现在，识别和评估自动思维是你需要学习的一项技能，就像学开车。开始时你可能并不擅长，但通过练习你会掌握得越来越好。而我也会在之后的会谈中教你更多关于这个的知识。所以本周你能做的只是识别一些想法，但不要期望自己能掌握得非常好。好吗？

来访者：好的。

咨询师：你在识别自动思维的时候，可能会发现你能够识别情绪和情境，但无法识别自动思维。这种情况在我们过去的咨询当中也非常常见。如果无法发觉，你就空在那儿，把表格带回来，经过讨论后我们再把它补充上去。

来访者：好的。

在上面这段对话中，咨询师降低了识别自动思维家庭作业的难度要求。首先，这体现在数量上，它只是要求来访者能识别一些自动思维，不是全部的自动思维。"所以本周你能做的只是识别一些想法，但不要期望自己能掌握得非常好。"其次，在质量标准上，咨询师也降低了要求。"你在识别自动思维的时候，可能会发现你能够识别情绪和情境，但无法识别自动思维。这种情况在我们过去的咨询当中也非常常见。如果无法发觉，你就空在那儿。"这里的意思就是说，即使你不能完整地填写表格中的内容，某些栏目做空白处理也是可以的。这么做的目的是避免来访者因为不能完整填写表格而产生挫败感。

（2）花些时间讨论作业方案

布置家庭作业，如果只给一个家庭作业的题目，这很显然是不够的。在通常情况下，咨询师需要和来访者商量如何去完成这个家庭作业，讨论家庭作业的完成方案，这样家庭作业更具有可行性。另外，花时间讨论家庭作业会让来访者意识到完成这个作业的必要性，如果只是提一下这个家庭作业而不花时间讨论，会让来访者以为这个家庭作业并不重要。

> 咨询师：你可以做些什么使你更好地学习第三章呢？
>
> 来访者：我可以再阅读一遍。我可以温习一下笔记。
>
> 咨询师：还有呢？
>
> 来访者：（犹豫）我想不到别的了。
>
> 咨询师：有没有其他人是你能寻求帮助的？
>
> 来访者：嗯，我想我能问问肖恩，他是助教。或者可能的话，也可以问问楼下的罗斯，他去年上过这门课。
>
> 咨询师：听起来不错。这周你有想过向他们俩中的任何一位求助吗？有没有一些自动思维妨碍了你？
>
> 来访者：没有，我想我根本都没想过这件事。
>
> 咨询师：你觉得问哪个更好呢？
>
> 来访者：肖恩，我想是他。
>
> 咨询师：你有多少可能会去问他？
>
> 来访者：我会问的。我明天早上去问。

在上面这段对话中，咨询师建议来访者通过向他人求助来学好第3章。对于向他人求助的行为改变建议，如果仅停留于提出可以向他人求助，来访者很有可能并不会实际去做。因此，咨询师和来访者就如何求助进行了讨论，确定了求助的对象肖恩和求助的时间（明天早上），细化了行为方案，来访者实际去求助的可能性就大为增加了。

（3）提供原理或原因

在认知行为治疗的过程中，咨询师与来访者的咨询关系是平等的、合作式的。咨询师并不会利用专家的身份强制来访者做某些事情，而是与来访者协商，让来访者自愿地去做某些事情。因此在布置家庭作业的时候，咨询师需要解释完成某些家庭作业的原理或者理由。

例如，咨询师建议来访者每天都完成自我表扬清单上的项目，并向对方解释说这将有助于增强他的信心并让抑郁好转。需要注意的是，撰写家庭作业任务时候，应当相应地把每项家庭作业的理由和原因写上。这样当来访者看到家庭作业的时候，就能想起为什么这样做。例如，"每天填写自我表扬清单，提醒自己：这将有助于增强我的自信心。"又例如，"每天坚持跑步20分钟，提醒自己：研究发现锻炼可以帮助人减轻抑郁。"

（4）协商同意

如果来访者并不愿意去完成这样的家庭作业，咨询师却强行布置并要求对方去完成，这样的布置被完成的可能性其实很小。正如前面已经指出的那样，认知行为治疗中的咨询双方的关系是合作者，所以征求对方的同意就是布置家庭作业的一个必须环节。

当咨询师希望来访者去完成某项家庭作业的时候，应当征求对方的同意，询问对方是否有意愿去做这样的家庭作业。例如，"你愿意尝试吗？""你觉得会有帮助吗？""你觉得如何？""你要不要试试？"

在对方有意愿去完成的时候，再把这样的作业列为家庭作业，自然对方完成作业的可能性就大大地提高了。

（5）作业提示或列入日常计划中

有些时候来访者之所以没有完成家庭作业是因为遗忘或者时间安排不合理。

如果是因为遗忘的原因而没有做家庭作业，咨询师和来访者可以协商提示方式，帮助提示来访者完成某个作业任务。例如，每天阅读咨询笔记这样的任务，就可以在卧室、办公室或者某个地方贴一个提示条，提示自己去做。当然也可以设置手机闹钟，用闹钟来提醒自己去完成。只要咨询师和来访者愿意，对任何一个家庭作业，我们都能想到合适的提示方式。

如果是因为时间安排问题导致任务没有执行，咨询师和来访者在布置家庭作业任务的时候，就应当把完成这个家庭作业的时间敲定下来，最好把它列入日程计划中，把它等同于生活中要做的一件事情一样。一旦我们事先敲定一个时间去完成这件事情，我们完成这件事情的可能性就很大。很多时候，我们决定完成某件事但并没有去做，就是因为我们事先并没有规划时间，由于各种原因不断推迟，并导致最终没有完成。

前面对话中提到，咨询师为了帮助来访者更好地学习《经济学》，而建议来访者求助。此外，咨询师与来访者讨论了向谁去求助和什么时候求助的问题。一旦决定向肖恩求助，咨询师就与来访者落实求助的时间。来访者决定明天上午就去，如果来访者能把求助这件事情列入明天的日程表中，她完成求助行为的可能性就非常高了。

（6）会谈中启动与方案预演

万事开头难，开始一个任务要比继续一个任务难得多。如果来访者需要完成家庭作业，能够在咨询室中开始一部分，离开咨询室回到生活中，再继续完成家庭作业，这就要比回去以后才开始并执行这个作业容易得多。为了促进来访者更好地完成家庭作业。咨询师可以在咨询室里对家庭作业进行启动或者预演。

所谓**启动**，就是在咨询室里开始一项家庭作业，回到生活中再继续这项家庭作业。例如，阅读咨询笔记，咨询师可以在会谈中让来访者完成当天的阅读咨询笔记的作业，让他了解阅读咨询笔记并不会花费太多的时间，回去以后继续这样的任务就比较容易了。又例如，识别和评价自动思维的作业。如果我们给一个空白的表格让来访者回去填写，他可能就比较犯难，没有可以参考的东西。这时候咨询师最好在咨询室内示范如何填写这个表格，把示例填写在表格的第一行。回到生活中，他只需要从第二行开始填写就好了。这样一来，他拿到的表格就并不是空白的而是有内容的，这个内容可以作为他填写表格的一个参考。又例如，来访者需要和某人约会，如果让他回到生活中去约会某个人的话，可能就比较难以开始。比较好的办法是，让来访者在咨询室里当着咨询师的面与对方取得联系，确定好约会的时间和地点。这样一来，他去约会的问题就不大了。

所谓**预演**，就是在咨询室里进行某些模拟的表演，这可以增强来访者完成某项任务的信心，使得他能在生活中更愿意采取行动去做出相应的事情。预演的方式主要有两种：冥想和角色扮演。

冥想就是在头脑中想象这个家庭作业完成的过程：如何开头，如何进行，如何克服困难，到最终完成任务的这个过程。这样的冥想可以重复数次，直到他建立信心为止。

角色扮演就是咨询师与来访者扮演家庭作业中有关任务的角色，来演练完成家庭作业的过程中的一些言语和行为，通过多次演练使得来访者能熟练掌握某些言语和互动方式，增强他完成任务的信心。心理咨询中有许多人际互动的家庭作业通常都是需要角色扮演的，例如，拒绝某人、向某人求助等。

当然，如果在冥想和角色扮演的过程中，来访者出现一些自动思维，妨碍了任务的完成，咨询师就需要对这些自动思维进行处理，消除家庭作业完成中的障碍。

5.10.6 家庭作业的自动思维概念化

上面提到的几种方法是促进来访者完成作业的一般性策略。如果在这些方法使用之后，来访者依然没能完成家庭作业，那么很可能的原因就是完成家庭作业的过程中出现了某些自动思维，妨碍了来访者完成任务。

在这种情况下，咨询师就要处理阻碍家庭作业完成的自动思维，消除障碍。对于咨询师而言，最好能在事前就把家庭作业中的自动思维找出来，并且加以处理，而不是在事后再来进行这样的处理。

咨询师怎样发现来访者是否存在妨碍家庭作业完成的自动思维呢？

最常见的做法就是评估完成家庭作业的可能性，并询问完成家庭作业是否存在问题和困难。给来访者布置某项家庭作业的时候，有经验的咨询师会询问来访者完成此项家庭作业的可能性。

完成家庭作业的可能性，用 0~100% 的区间来表述，0 就表示一点不想完成，100% 就表示绝对会去完成。分值越高表示完成的可能性越大，分值越低表示完成的可能性越小。

在通常情况下，当来访者表示有90%以上的可能性去完成家庭作业的时候，说明他完成家庭作业的意愿非常强，作业完成的可能性很大。当来访者表示，有50%及其以下的可能性完成家庭作业的时候，其通常就不会去完成这样的作业。

一般而言，如果来访者此刻有90%以上的可能性去完成家庭作业，咨询师把这个作业确定为家庭作业即可；如果可能性是50%以下，咨询师可以放弃此项家庭作业，不再要求来访者完成这个家庭作业；如果可能性在50%~90%，明智的咨询师会把家庭作业列为可选，来访者既可以去完成，也可以不完成，即使没有完成家庭作业，也是被容许的。

有些时候，尽管来访者完成家庭作业的可能性不高，但这种作业非常重要，咨询师特别希望来访者去完成。在这种情况下，咨询师就需要对家庭作业的自动思维进行概念化，处理妨碍来访者完成家庭作业的自动思维。

当来访者表示自己完成家庭作业的意愿不高时，咨询师接着会提出下面任一问题。

- 完成这项家庭作业有什么问题吗？
- 对于完成这项家庭作业，你有什么想法？

来访者之所以不愿意去完成家庭作业，主要有这样一些自动思维。

- **做不到**：对家庭作业有畏难想法，担心遭遇挫折。
- **没有用**：家庭作业不能解决我的问题，甚至让我变得更糟糕。
- **太费事**：高估精力投入，不好实施，没时间等。
- **期望高**：家庭作业完成得不如想象好，就是很糟糕的事情。

咨询师确定了来访者的自动思维后，就可以运用前面所提到的认知技术去加以处理了，例如控辩方技术、可能区域技术、行为试验技术等。

无论运用哪项技术，阻碍家庭作业完成的自动思维的处理结果就是：

- 撰写应付卡，用以应对开始完成家庭作业和完成家庭作业过程中的自动思维；

● 行为试验，建议来访者尝试完成家庭作业，根据家庭作业的结果来检验自己最初的想法是否正确。

我们给出一个应付卡的例子：咨询师给这位来访者布置的家庭作业是给医生打电话联系治疗，但是她因为担心糟糕的结果而不敢去做这样的事情。经过认知技术的处理，来访者对此的看法有了变化，更有意愿去做这样的家庭作业了。但是为了防止她临时退缩，咨询师让她把会谈的内容写成应付卡是非常必要的。下面是应付卡的内容（见图5-11）。

（正面）
当我想回避给医生打电话（暴露）时

（反面）
记住，在我首次接受认知行为治疗之前，我预期会感到很焦虑，但事实上并没有，我现在较之以前学会了更多的应对策略。即使我感到不舒服也不会崩溃，我能够忍受。

聚焦于我的感受多么糟糕，只会让我感觉更糟；而睁开双眼环视周围到底发生了什么，则会让我感到更好。

在预约前和刚开始治疗的几分钟，我可能会不舒服，但随后我会感觉好一些。在那里工作的人会专注于自己的工作，并不会去评价我是一个怎样的人。在我进房间时，其他患者也许会抬头看我，但这可能只有一小会儿。

图 5-11　应付卡示例 3

除了来访者的自动思维会影响家庭作业之外，咨询师自身存在的自动思维也会影响家庭作业的布置和完成。常见的影响来访者家庭作业完成的咨询师的认知歪曲有如下几种。

● **影响关系**：坚持完成作业可能会让来访者不高兴，伤害对方的感情，对方可能会生气。

- **非必须**：如果对方不愿意就不要勉强，对方不完成作业也能好起来。

- **太被动**：来访者对完成作业一点也不积极、不情愿，是被我推着走的。

- **做不到**：来访者素质太差了，完不成家庭作业。

- **有风险**：家庭作业（如暴露）出问题怎么办？

关于咨询师存在的妨碍来访者完成家庭作业的自动思维的处理，我们在这里就不多讨论，列在这里只是为了提示大家，咨询师自身也会存在影响家庭作业完成的自动思维。

第6章
咨询性会谈

通过前面的学习，我们知道心理咨询会谈进程分为评估性会谈、咨询性会谈和巩固性会谈。第4章已经给大家介绍了评估性会谈，咨询性会谈就是通过心理咨询会谈来改变来访者的认知和行为，从而解决来访者所面临问题的会谈过程，它是心理咨询的主体部分，耗费的时间和次数最多。咨询性会谈包括自动思维、中间信念和核心信念三个阶段。我们在第5章介绍了自动思维咨询的知识和相应流程技术方法等内容。

本章先给大家介绍首次咨询性会谈的目标和相应的内容，这与自动思维咨询互相配合展开。另外，由于认知行为疗法是高度结构化的，后续的咨询性会谈结构大致是比较类似的，因此，我们单列一节来介绍咨询性会谈。

6.1　首次咨询性会谈

6.1.1　会谈目标

认知行为治疗师在与来访者进行首次的咨询会谈之前，需要明确通过本次咨询他要达成的目标是什么？下面是首次咨询会谈通常需要达成的主要目标：

- 进一步巩固咨询关系；
- 将来访者的困难正常化，给予来访者希望感；
- 确立咨询目标清单；
- 教育来访者了解认知模式；
- 着手解决来访者的问题。

咨询初期建立与巩固咨询关系是心理咨询工作的一个必不可少的内容。咨询师需要通过倾听、共情、温暖、尊重、合作等方式强化咨询同盟，与来访者共同努力来解决问题。

其实，来访者带着问题来，经常会觉得自己的问题是独特的、难以解决的，因而对问题解决的前景比较悲观。咨询师应当增强来访者的信心，让来访者看到问题解决的希望，在首次咨询性会谈中，咨询师要对来访者的问题进行正常化，增强问题解决的希望感。咨询师需要让来访者意识到这种问题并不是独特的，许多人都会有这样的问题，这样的问题在心理咨询范围之内，可以通过心理咨询去解决。我们知道，一个人发现问题有解决的希望，他才会付出努力，才愿意以行动去解决。

首次咨询会谈中耗费时间比较多的是后面这三项任务。

确立目标清单是会谈的第一项主要任务。在评估性会谈中，我们给出了咨询的大致方向和努力的目标，本次会谈我们需要对这个目标进行具体化，让目标变得更有操作性，列出一个更为详尽的目标清单。

进行认知行为疗法的心理教育是本次会谈的另外一个主要任务。心理咨询正式开始之前，我们需要给来访者介绍认知行为疗法的原理，让其了解认知行为疗法可以通过改变认知和改变行为来解决其心理问题。在来访者对认知行为疗法的原理有了清晰的理解和掌握后，来访者会更容易配合和支持咨询师的工作，会谈也更容易取得相应的效果。

着手解决来访者的问题是本次会谈的最后一项任务。患者对认知行为疗法的理论有一定的了解后，我们可以利用剩下的时间从来访者存在的若干问题中选取其中一个问题进行处理，让来访者从这个问题的处理当中看到效果，增强自己对于心理咨询的信心。

6.1.2　会谈结构

首次咨询会谈，也分为三个环节：开始环节、中间环节和结束环节。

- **开始环节**的主要任务是：议程设置、心境检查、最新信息。
- **中间环节**的主要任务是：确定咨询目标清单、自动思维的心理教育、单个议程的处理。
- **结束环节**的主要任务是：会谈总结、确认家庭作业、会谈反馈。

下面我们按照首次咨询会谈的基本流程进行简单介绍。

（1）**开始环节**

欢迎来访者的到来。咨询师见到来访者的第一反应，应当是对来访者的到来表示欢迎，表示欢迎的时候应该体现出咨询师的热情。例如，主动伸出手与对方握手并说："×××，欢迎你的到来！"

待双方坐好以后，咨询师首先介绍议程设置这个话题。让来访者了解的第一项任务是确定今天讨论的话题，同咨询师一起从话题中挑选讨论的话题，不要随性地聊天，咨询会谈是有计划的。

让我们先确定今天要讨论的主题。这就是我们通常所说的议程设置或日程设置。这样做的主要目的是为了让我们的会谈更有效，短时间内解决你最关注的问题。议程设置是我们以后每次咨询会谈开始时都要做的一件事情，越往后你就越习惯它。

提出议程设置概念以后，接下来的事情就是要提出一个初步的会谈纲要，也就是初步的会谈议程。

我这里有一个议程清单。我先说一下我们今天主要谈的内容，然后再问你是否有什么需要补充的。

我想先用几分钟时间了解你最近这周的感受，再了解一下这周是否发生了些什么事情，看看这些事情有没有必要列入议程讨论。

然后，我们要把上次的咨询目标做一些细化，让它变得更加具体；我们也会给你介绍认知行为疗法的基本原理，好让你知道我们是通过什么样的方法去帮你治疗的。接下来我们会从你的议程里，挑出一个问题来进行处理，让你从今天的会谈中获益。

最后，我们会对今天的整个会谈进行一个总结，帮你了解你回去后需要做哪些事情，我也需要了解你对本次会谈的感受。

你有没有什么样的问题想列入议程中，在今天讨论呢？

如果来访者有关心的问题希望得到讨论，咨询师可以把它列入议程中；如果来访者对今天的议程有什么疑问，咨询师可以对此做简单的解释。

上述议程清单敲定以后，咨询就是接下来的事情。咨询师要先评估来访者心境，可以用问卷的方式，用情绪标尺的方式去评估。然后，询问来访者其最近一周有没有事情发生。

一般而言，来访者往往会提到一些消极的、让自己心情不好的事情。如果有必要，咨询师可以把这些事情列入议程中，不过咨询师需要注意的是，对于这些事情不要让来访者叙述得过于详细，以免耽误太多时间。来访者只需要简要概述就可以。咨询师还需要提醒来访者关注生活中积极的事情，这样做的目的是纠正来访者经常选择负面关注的认知方式——只关注生活中负面的事情，对正面的事情视而不见。

开始中间环节之前，咨询师还有一件事情需要提前告知来访者，那就是咨询师在会谈过程中会做笔记，以及可能会打断来访者的叙述。

你可能会注意到，会谈中我会做笔记，这主要是因为我想记住我们谈话中的重要内容，避免与其他来访者的信息混淆。另外，你可能会发现，我也许会打断你的谈话，我希望我们的谈话更有效率一些，把会谈时间用到最重要的内容中去。

如果我记笔记或者打断你的谈话，让你不舒服的话，请你一定告诉我，到时我们再来讨论自己的感受。

（2）中间环节

进入中间环节阶段有四项任务需要完成。

第一，简单回顾上一次会谈中来访者的问题（如果有必要可以讨论其心理问题的诊断），在此基础之上对来访者进行正常化教育，增强来访者的希望感。

第二，回顾上次提及的咨询的总体目标，并对目标进行具体化，让它变得客观可评估。例如，上次会谈确定的目标是"减少抑郁，让学业更好"，本次会谈要把这个目标变得更加具体。

咨询师在这里可以应用具体化的技术来实现这一点，并把它转化成有多个具体任务的目标清单。例如，"如果你抑郁减少且学业更好，你会做什么？"或者"如果你的抑郁减少且学业更好，你的生活会发生什么样的改变呢？"来访者也许会提出包括如下项目的目标清单：提高学习成绩；减少对考试的担忧；与人有更多的接触；多参加学校集体活动。

第三，自动思维的心理教育。咨询师通过与来访者讨论生活中发生的事情，特别是那些让他产生消极情绪的事情，咨询师对这些事情进行概念化，找出这个事情中的情境、自动思维、情绪和行为。咨询师通过这个概念化过程，让来访者明白自动思维是问题的原因，并让他明白改变自动思维可以改变情绪和行为，而且改变行为才能解决当下问题的认知行为疗法的基本原理。

第四，当来访者明白认知行为疗法的基本原理以后，中间环节的最后一项任务就是从会谈议程中，挑选一个来访者关注的问题来进行处理。咨询师应用认知行为疗法的技术改变来访者的认知和行为，使得会谈取得明显的效果：来访者情绪好转，实际问题得到了一定的解决。

（3）结束环节

会谈的结束环节有三项主要任务。

第一，对今天的会谈做总结：大致都讨论了哪些内容，来访者对此有什么收获。

第二，与来访者一起确认需要完成哪些家庭作业。也许对于有些家庭作业，来访者并没有意愿去完成，这时咨询师可以选择放弃和可选的方式来加以处理。

第三，了解今天会谈的反馈，了解来访者是否有困惑、疑问之处，是否存在消极情绪需要加以关注。

会谈结束的这三个方面的内容，与后续咨询会谈的结束环节一致，在这里我们就不做详细的说明了，具体内容下一节说明。

6.1.3　确认问题和目标清单

咨询师开始咨询性会谈时，需要对评估性会谈提到的问题进行确认，与来访者就需要解决哪些问题取得共识。会谈的开始时，咨询师可以让来访者回顾一下他有哪些问题需要解决。

> 咨询师：我看了上次的会谈记录。你进入大学后不久，就开始感到抑郁，同时也伴随有焦虑，但焦虑不如抑郁严重。是这样吗？
>
> 来访者：也许吧，我现在感到相当严重。
>
> 咨询师：能否回顾一下，你来咨询是希望解决哪些问题呢？
>
> 来访者：我不太能说清。我在学校的表现很糟糕，成绩在退步，所有的时间里我都感到精疲力竭。我有时会想自己应该放弃一切努力。
>
> 咨询师：听上去，你好像快垮掉了。
>
> 来访者：是的，我不知道我该怎么做。
>
> **咨询师：看起来你目前有两个主要问题。一个是你在学校表现不好；另一个是你感到精疲力竭、退步不前。还有其他问题吗**？
>
> 来访者：（耸肩）没有了。

确定来访者存在的问题后，咨询师接下来要做的事情就是了解其咨询期望。来访者的期望与咨询的目标有密切的关系，咨询师需要把来访者的期望变成一个具体的、可操作的咨询目标。认知行为疗法的咨询目标应当是具体的而不是抽象模糊的。

咨询师：你想通过治疗解决什么问题呢？你希望你的生活发生什么样的变化？

来访者：我希望我能幸福，感觉好些。

咨询师：为了你能幸福，感觉好些，你愿意做些什么呢？

来访者：我想努力学习，跟上现在的功课进度，我愿意接触更多的人，也许会多参加一些活动，像我高中时那样。我会发现一些乐趣，不会像现在这么孤独。

咨询师：好！这都是好的目标。我们把它们记下来，好吗？

来访者：行，我应该写什么？

咨询师：在开头写上日期和"目标清单"（见图 6-1），现在看看目标是什么？（指导来访者用行为术语表达目标）

```
┌─────────────────────────────┐
│ 目标清单——2 月 1 日          │
├─────────────────────────────┤
│ 1. 努力学习                  │
│ 2. 减少对考试的担忧          │
│ 3. 更多地与人接触            │
│ 4. 参加学校活动              │
└─────────────────────────────┘
```

图 6-1　目标清单

咨询师：好。现在你是否愿意读一下这个清单，看看还没有其他的目标要加进来。

来访者：想不起还有什么其他目标了。

咨询师：这样吧，你回去再想想，看有没有什么样的目标需要添加进来，如何？

来访者：好的。

在上面这段对话中，咨询师将来访者的期望 "我希望我能幸福，感觉好些"，转化成了具体的咨询目标。"为了你能幸福，感觉好些，你愿意做些什么呢？" 这句话是非常重要的具体化的技巧，它把一种模糊的感觉转变成了具体的行为方式。

认知行为疗法中具体的目标可以是描述改变的客观结果，也可以是描述改变的内容，如行为的改变、情绪的改变和认知的改变等。

例如，一个有睡眠问题的来访者，他的咨询目标可以描述成为这样：（1）平均每周睡眠时间达到 7 小时以上；（2）减少对睡眠的担忧和焦虑情绪；（3）坚持定时起床的习惯；（4）每天坚持 1 个小时以上的户外活动。

在这四个目标的表述中，第一个目标平均睡眠时间 7 小时以上是一个结果改变的客观描述；第二个目标是对情绪改变的描述——焦虑和担忧的减少，第三个和第四个目标是对行为改变方面的描述。

6.1.4　自动思维心理教育

自动思维的心理教育，就是在开始认知行为疗法之前，让来访者理解认知行为疗法对治疗心理疾病原因和心理咨询治疗原理的理解。具体来说，就是要让来访者理解认知是心理问题的原因，改变认知和改变行为是解决心理问题的策略。

自动思维心理教育常见的做法是，从来访者身上去找实例，通过实例的概念化，用图示的方式来说明观念决定情绪，改变观念就改变情绪的原理。

咨询师：我想用几分钟谈谈你的想法如何影响你的感受。你是否记得最近几天在什么时候你会注意到自己的心境产生了改变？什么时候会意识到自己特别焦虑或担忧？

来访者：我想我还记得。

咨询师：你愿意和我说一下吗？

来访者：前天下午 6 点多，平时这个时间女儿都该回家了，可女儿还没有回来。

咨询师：你记得你当时在想什么吗？

来访者：她这个时间点还没有回来，肯定是和那个男生约会去了，说不定他们两个人会干出蠢事。

咨询师：所以你产生了这个想法："肯定是和那个男生约会去了，说不定他们两个人会干出蠢事。"那么，这些想法让你产生了怎样的情绪？快乐？难过？担心？愤怒？还是其他？

来访者：哦，担心。

咨询师：好，我们来画一个图怎么样？你刚才给出了一个很好的例子，说明了在特定情境下你的思维如何影响着你的情绪（见图6-2）。

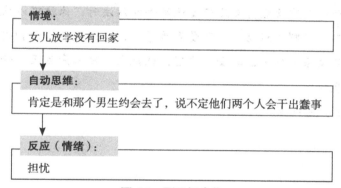

图 6-2　图示概念化

咨询师：你现在清楚了吗？在女儿放学没有回家的情形下，你产生了"肯定是和那个男生约会去了，说不定他们两个人会干出蠢事"的想法，这个想法让你产生了担忧的情绪。你怎么看待这种情境引起了你的自动思维，而自动思维又影响着你的感受？

来访者：对女儿的担忧情绪，的确是在我想到她约会之后产生的。

咨询师：你的理解是正确的，女儿没回家，这个情景并不会直接引发你的担忧，而是因为当你想到了，她有可能去约会或者做蠢事的时候，你才产生了担忧。你能用一句话来说明自动思维和情绪之间的关系吗？

来访者：看来是自动思维导致了情绪的产生。

在上面这段对话中，咨询师给来访者说明了引发担忧情绪的原因是自动思维，接下来咨询师还要跟来访者说明改变认知就可以改变情绪和解决问题。

咨询师：是这样的。认知行为疗法认为，认知是情绪和行为问题的原因。因此要让你的情绪好转和问题得到解决，我们就需要改变你对情境的看法。一旦你的看法改变，你的情绪就会好转，例如，你可能会发现女儿并没有去约会而是和闺蜜在一起，也可能会发现他们的约会只是在一起玩，没有做蠢事的时间和条件。

来访者：嗯。

咨询师：当你改变对女儿恋爱这事件的看法时，你就可以采取一些更有效的策略，去解决对女儿"恋爱影响学习，前途被毁"的担心，并处理好和女儿的关系。例如，与女儿沟通，让她在保持恋爱关系的情况下也要兼顾学习等。

来访者：也许是。

6.2 后续咨询性会谈

从第三次会谈开始，之后会谈的结构就基本一致些，它们有着相同的开始环节、中间环节和结束环节。由于各环节的主题相同，来访者也能更好地配合咨询会谈，使得咨询能在短时间之内达成更好的会谈效果。

6.2.1 开始环节

认知行为治疗的咨询会谈在开始环节有四项内容：评估心境、获取最新信息、回顾家庭作业和确定会谈议程。

咨询师首先需要做的是对其情绪进行评估（即心境评估），其目的是了解来访者的心理问题的严重程度或咨询后的改善情况。之所以对情绪进行评估，主要是因为情绪是心理问题的重要指标，情绪的好转或者改善，在相当程度上表明了心理咨询的进展。

心境评估的方法主要有两种形式：第一种是心理测评，第二种是情绪标尺主观评定。焦虑情绪和抑郁情绪可以用心理测评的方式，目前有许多的焦虑问卷和抑郁问卷可供选择，一般焦虑和抑郁问卷测评的时间范围是最近一周，因此，焦虑和抑郁的测评通常要求每周都要进行。我们可以从焦虑和抑郁问卷的每周测试结果的改善程度上，来评价心理咨询的进展。对于其他情绪，或者整体的情绪感受，来访者也可以用情绪标尺的方式来表述，同样用 0~100% 的百分数来表明情绪的程度。

咨询师要做的第二件事是获取最新信息，了解从上一次咨询到这一次咨询期间，来访者的生活中都发生了一些什么样的事情。在获取最新信息的过程中，来访者常常描述生活中遭遇的消极事情，咨询师在倾听来访者叙述消极的事情后，应当主动询问有哪些积极的事情发生。

需要注意的是，获取信息的过程中应当避免来访者陷入对事情细节和过程的描述，咨询师只需要知道事情的大概，或者说题目就可以了。若来访者觉得有必要讨论生活中的事情，可以把它列入议程中在会谈中间环节再行处理。

咨询师要做的第三件事情就是回顾家庭作业。咨询师应当和来访者一起回顾上次布置的家庭作业的完成情况。回顾家庭作业可以起到督促来访者去完成家庭作业的效果，如果布置作业而又不检查，来访者完成作业的动机就会减弱。咨询师还可以从家庭作业中了解来访者的进展情况，并且把其中的一些作业内容，列入议程中，在本次会谈中加以讨论。

在开始环节，咨询师要做的最后一件事情就是设置议程清单，又称议程设置或者日程设置。所谓议程设置，就是在会谈正式开始之前明确今天会谈需要讨论哪些问题。

一般而言，来访者觉得需要讨论的问题都可以列入议程清单，可以是来访者上周自己生活中遇到的未解决的问题，也可以是来访者下周会遇到的问题。咨询师觉得需要讨论的问题也可以列入议程中，如有关咨询师与来访者之间关系的问题，咨询设置的问题（如家庭作业），以及上次咨询中还需要继续讨论的问题。

6.2.2 中间环节

中间环节是咨询会谈的主体部分，主要任务是，从议程清单中挑选最值得讨论的话题进行了讨论。待一个话题讨论完成以后，如果还有时间，就再从清单剩余的议程里挑选值得讨论的话题进行讨论。在一个50分钟左右的咨询会谈里，每一次所能讨论的议程其实只有一两项，更多议程就无法讨论。如果还有必要讨论，就可以将其列入下一次的会谈议程。

一旦确定讨论某个议程后，咨询师先要搜集相关资料。这个时候，咨询师可以邀请来访者讲述相关问题的更多细节。咨询师了解相关的背景信息和细节后，就会进行概念化工作（就是识别自动思维、中间信念等内容及其相关内容）。在识别之后，咨询师要做的事情就是评估和评价工作。有关评估评价的内容，在上一节我们已经讨论过，在这里就不再多说了。

需要提及的是，一旦评价工作完成（也就是议程讨论完成），咨询师往往会邀请来访者把会谈中的重要内容记下来，写在一个本子上，这就叫作咨询笔记。撰写咨询笔记，可以加深印象并巩固会谈的内容。另外，咨询师还会邀请患者离开咨询室以后在生活中实施某种改变，而这种改变的任务往往以家庭作业的形式来布置的。

可以这样讲，一个被处理的议程是从搜集资料开始，又是以撰写咨询笔记和布置家庭作业结束的。

6.2.3 结束环节

咨询性会谈的结束环节有三个任务：会谈总结、会谈反馈和确认家庭作业。

会谈总结就是对本次会谈的内容进行回顾，在这里咨询师和来访者都需要对内容进行回顾，说一说本次会谈都讨论了哪些问题？有哪些收获？有什么东西值得记录下来？等等。通过会谈总结，再一次强化了会谈的收获，提高了咨询的效果。

布置与确认家庭作业是结束环节的另一项内容。家庭作业是认知行为治疗的一种特色技术，有许多研究都表明，完成家庭作业与否会严重影响咨询效果。因此，认知行为治疗师，都希望来访者能够很好地完成家庭作业。但是，由于各种各样的原因，来访者可能并不愿意完成家庭作业，或者不能很好地完成家庭作业。所以，在结束会谈之前，咨询师有必要和来访者确认完成家庭作业的意愿以及可能面对的问题。

会谈反馈是本次会谈的最后一个环节，这个环节就是咨询师向来访者了解对本次会谈的收获、感受、想法，以及存在的困惑和问题等。会谈反馈是发现会谈中存在的问题和维护咨询关系的重要手段。

在会谈反馈中通常会问如下四个问题：

- 今天的讨论中有哪些内容对你很重要，需要记下来？
- 在家庭作业方面，你完成的可能性有多大？会有什么问题吗？
- 在今天的会谈中，有什么让你不舒服或者困惑的地方吗？
- 关于我们的会谈，你还有什么想要弄清楚的地方吗？

通过来访者对第一个问题的回答，咨询师就可以了解来访者今天会谈的主要收获，如果有些重要的内容未被来访者掌握，就需要在后面的会谈中来加深一下印象。

通过来访者对第二个问题的回答，咨询师就可以了解来访者完成家庭作业的意愿，以及妨碍来访者完成家庭作业的想法是什么。如果来访者完成家庭作业的意愿较低（低于50%），咨询师可以放弃这项作业的布置；如果完成作业的意愿中等（50%~80%），咨询师可以把这项作业列为可选。

通过对第三个问题的回答，来访者可以表达自己的真实感受，特别是消极的情绪，咨询师可以及时处理来访者的消极想法和感受，从而起到维护咨询关系和巩固咨询关系的作用。如果任由这些消极情绪累积，来访者对咨询师的不满就会加重，导致咨询脱落或者对咨询师进行投诉。

通过来访者对第四个问题的回答，咨询师可以了解患者还有哪些疑问和想知道的事。尽管这次会谈没有时间讨论，我们也可以把这些问题留在下一次会谈中来加以解决。

第**7**章
中间信念

在自动思维有相当进展的情况下，咨询过程推进到中间信念阶段。中间信念是咨询性会谈的第二个阶段，它是对自动思维阶段咨询的提升，是从点到面，从一个个具体问题情境中的具体想法上升到咨询面临的某个问题领域（如学习、职场、人际关系、婚姻等领域）的认知信念的修正。

本章我们对中间信念含义和概念补偿策略进行系统介绍，讨论大家关注的心理健康与不健康的区别。实操方面介绍了如何识别中间信念方法和干预过程，一般性地介绍了中间信念的干预方法。如果你是咨询师，需要了解更为系统地中间信念咨询技术方法，请继续阅读本系列图书《认知行为疗法进阶》的相关章节。

7.1 中间信念的含义和结构

为了说明中间信念，我们先看一个案例。这个案例在第 3 章咨询过程的"咨询阶段"一节中做过介绍，感兴趣的同学可以回去详细阅读（由于本节下面部分内容涉及中间信念和核心信念的识别，你可能无法完全理解，你可以先存疑，读完后面章节内容后就能理解了）。

个案是一位 46 岁的母亲，女儿 15 岁，正在上高一，与同班男生谈恋爱，夫妻二人阻止无果。因为女儿恋爱的事情，母亲感到非常担忧和焦虑。她说：

这段时间我老想着女儿这件事情。要是到放学回家的时候，女儿还没有回家，我就会想女儿会不会和那个男生约会去了，担心她和那个男生做出蠢事。女儿在房间看书，有时自己从外面经过的时候，心里会忍不住想，恋爱会影响学习，孩子的大好前程就这样被恋爱毁了，将来怎么办呀。另外，我躺在床上睡觉的时候也经常东想西想：自己不能眼看着女儿的未来被毁了，一定要做点什么才好，可自己的女儿不听自己的呀，于是心里感到十分着急。

　　这位母亲的自动思维主要有：

- 女儿和男生约会，可能做出蠢事；
- 恋爱影响女儿学习，大好前程被毁掉了；
- 想做点什么，可女儿不听自己的。

　　这位母亲为什么会有这样的自动思维？我们知道恋爱并不必然影响学习，有些学生还会因为恋爱而提高学习成绩，而且两个人约会也并不必然会做出蠢事，多数孩子还是知道分寸和边界的。

　　贝克认为，自动思维是由核心信念决定的。来访者的核心信念决定了其自动思维。也就是说，来访者的自动思维是被其核心信念决定的。那么这位母亲的核心信念是什么呢？

　　"我是无能的"是这个母亲的核心信念。按照贝克的观点，核心信念是童年时形成的，父母等重要他人在其核心信念形成过程中会起非常重要的作用。这位母亲自述成长经历。

　　我在家中排行老大，有一弟一妹。父亲任某煤矿书记，母亲为小学教师。我从小规矩懂事。上学后，父亲要求严格，觉得自己的女儿必须优秀，必须考第一。

　　我小时候自尊心强，追求完美，做事谨慎小心。学习上一直名列前茅，成绩很少掉下过前三名。恢复高考后，我通过自己的努力以优异的成绩考入省内的一所高校。

毕业后分配到现在的工作单位，由于毕业自名牌大学，能力又强，一开始就受到领导重视，加之自己工作努力，业绩突出，35岁就被提拔为单位的中层干部，成为单位最年轻的中层领导。

在这段叙述中，我们可以看到在"父亲要求严格，女儿必须优秀"等过高要求面前，女儿发现自己无论如何表现都达不到父亲的要求，从而产生了"无能的"核心信念。在形成"无能的"核心信念的同时，她也形成了"追求完美和谨慎小心"的策略。这些策略使她取得了学习上和工作上的成功。

在做母亲和教育女儿这个问题上，她希望女儿听话，认为在自己的监督和安排下，女儿就有美好的未来，这样自己作为一个母亲才是称职的和有能力的。

我的女儿以前很听话、很乖，不知道现在怎么变成了这个样子。她的成绩一直不错，我们都相信她一定能考上重点大学，有个美好的未来，可现在出了这样的事情，我觉得一切都完了。

其实通过分析，我们发现母亲教育女儿的想法或信念可以归纳为以下几点：

- 女儿不听话是很糟糕的；
- 我必须让女儿听我的；
- 如果女儿听我的，她就有美好的未来；
- 如果女儿不听我的，她就完了。

这四个母亲教育女儿的观念或策略，指导着母亲教育女儿的态度和行为，也是她解决自己与女儿关系的指南。在认知行为疗法中，这个部分我们把它称为中间信念。

贝克的认知行为疗法最重大的贡献在于把认知分为三个层级：自动思维、中间信念和核心信念，并且描述了这三个层级的信念之间的关系。我们下面把这位母亲的三个信念的逻辑关系呈现出来，然后简单分析自动思维是如何被核心信念决定的。

这位母亲的三层信念（自动思维、中间信念和核心信念），关系如下（见表7-1）。

表 7-1　个案的三层信念

信念层次	内容
自动思维	女儿和男生约会，可能做出蠢事 恋爱影响女儿学习，大好前程被毁掉了 想做点什么，可女儿不听自己的
中间信念	女儿不听话是很糟糕的 我必须让女儿听我的 如果女儿听我的，她就有美好的未来 如果女儿不听我的，她就完了
核心信念	我是无能的

7.1.1　中间信念的含义

在这里我们试着给中间信念下一个定义。中间信念是介于自动思维和核心信念之间的认知观念层级。它是核心信念在具体心理领域（或者生活侧面）的表现，是自动思维产生的心理基础。它是在成长过程中发展起来的，是应对某一新领域的心理策略。

这个定义中包含如下几个方面：

（1）承上启下

中间信念是位于中间的信念层级，在三层信念中起着承上启下的作用。它下接核心信念，是核心信念的具体表现；它又上承自动思维，决定着自动思维所产生的内容。

我们以这位母亲的个案为例介绍三层信念的关系，这位母亲的核心信念是"我是无能的"，在教育女儿或者亲子教育这个心理领域，它的中间信念之一"女儿不听话是糟糕的"，这就是核心信念在这个亲子教育领域的具体表现。这是因为，在这位母亲看来，女儿不听话，她的学习成绩就会下降，她的前途就会被毁。而如果是这样就意味着自己教育的失败，也就意味着自己是无能的。

在中间信念与自动思维的关系上，这位母亲的中间信念"女儿不听话是糟糕的"和"如果女儿不听我的，她就完了"，决定着这位母亲的自动思维。在她平时的教育观念中，她总是希望女儿听从她的安排，如果是这样，一切才在正轨上，自己也会很放心和满意。可现在的问题是，在女儿恋爱这个问题上，女儿并没有听从安排，终止恋爱关系，而是继续恋爱下去。这样的局面出现，就触动了这位母亲的中间信念"不听话是糟糕的"，因为"如果不听话就意味着女儿完了"。所以这位母亲的自动思维中有女儿不听话就完了的内容，例如，女儿去约会可能会做出蠢事，女儿恋爱会影响学习，前程被毁。

（2）发展于成长过程中

中间信念是成长过程中发展起来的，也就是说，不同的个体由于成长经历不同，其中间信念是不一样的。

（3）应对生活的心理策略

中间信念的本质，是应对某个生活侧面的一套心理策略，或者被称为心理机制。从前面给大家介绍的不同家长在教育孩子的不同做法上，大家其实就理解了中间信念其实是一套心理策略。例如，有人希望女儿听自己的，有人希望为孩子创造更好的受教育条件，而有人则希望为孩子付出更多的时间和精力，也有人希望让孩子自主发展而不予干涉。

这套心理策略实际上包含来访者对待生活某个领域问题的认知观念和行为方式。对上面这位母亲来说，正是因为她有"如果女儿不听我的，她就完了"这样一种认知观念，才决定了她"我必须让女儿听我的"，并且在生活中极力让女儿听从自己的这样的一种行为方式。

7.1.2 中间信念的结构

根据贝克的观点，中间信念分为三个部分，分别是态度、假设和规则（见图 7-1）。

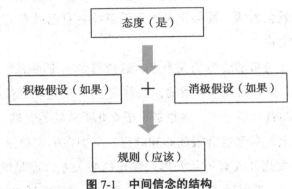

图 7-1　中间信念的结构

态度是指对某个对象的消极情绪，是个体在某个心理领域最为担忧的状况。通常情况下会被个体表示为"……是糟糕的 / 可怕的 / 危险的"。像前面这位母亲"女儿不听话是很糟糕的"观念就是中间信念的态度部分。

假设分为积极假设和消极假设两种。它是个体认为出现某种状况就会导致某种结果的一种预期。积极假设是如果个体采取某种措施就可以避免消极结果的一种预期，消极假设是出现某种状况就会导致担忧结果的一种预期。假设通常以"如果……那么……"句型呈现。

在这里，积极假设并不意味着它是正面的、向上的，它只是用来表示这种情况下避免了担心的结果。在这位母亲的中间信念中，"如果女儿听我的，她就有美好的未来"就是积极假设，因为女儿未来好是她所期望的结果，而"如果女儿不听我的，她就完了"就属于消极假设，因为女儿的未来失败了是她极力想避免的结果。

规则是对自己行为方式的具体要求，同时它是基于态度和假设的一个逻辑结果。通常以包含"应该 / 必须"的句型呈现。这位母亲的中间信念"我必须让女儿听我的"就属于规则。而这个规则也是基于"女儿不听话是很糟糕的"，以及"如果女儿听我的，她就有美好的未来""如果女儿不听我的，她就完了"而得到的必然结论——"我必须让女儿听我的"。

7.1.3 假设才是咨询的重点

阿尔伯特·艾利斯（Albert Ellis）的合理情绪疗法中的认知，其实就是指中间信念。这个理论中讲的歪曲认知用了"不合理信念"来表述，而"糟糕至极"实际上指的是中间信念中的"态度"，"绝对化要求"则是中间信念中的"规则"。

虽然中间信念包含态度、假设和规则三个部分，但贝克感兴趣的是假设。贝克认为只有假设才能被验证它是否正确，具有可检验性，而态度和规则是无法被检验的。换句话说，虽然我们提出了中间信念包含四句话，但实际上，我们最需要关注的是积极假设和消极假设这两句话。

在其他的认知行为疗法专家的著作里面，有人直接用"功能失调性假设"或者"功能障碍性假设"或者其他类似的名称来指代中间信念的内容。

对于上述母亲的个案来讲，虽然她的中间信念有这样四句话，但实际上行为疗法专家感兴趣的是"如果女儿听我的，她就有美好的未来"和"如果女儿不听我的，她就完了"这样两句话。对这两句话，我们可以去验证，女儿是否听母亲的就会变好，不听就会变糟？

在实际咨询过程中，我们发现来访者的消极情绪主要源于消极假设。所以咨询重点放在对消极假设的验证上面。上述母亲个案中，她对女儿恋爱如此焦虑是源于她相信"如果女儿不听我的，她就完了"这个消极假设。如果我们能通过某种方式验证"在某些情况下，女儿不听自己，未来也很美好"。如果是这样，这不仅能解决她对女儿恋爱的担忧，也能够缓解她与女儿之间的矛盾和冲突，改进亲子教育方式，最终建立和谐的亲子关系。

7.2 补偿策略

贝克认为，个体在形成负性核心信念以后，为了遮掩其负性的核心信念，会发展出一套心理策略，并且通过这套策略使自己看起来（不是别人看来）是正面的形象。这套心理策略被称为补偿策略（Compensatory

Strategy）。

对多数个体而言，比较常见的负性核心信念是"无能的"和"不可爱的"两类。具有"无能的"负性核心信念的个体，会通过一定的策略让自己看起来是有能力的或全能的；而具有"不可爱的"负性核心信念的个体，则会通过一定的策略让自己看起来是可爱的、受人欢迎的。

7.2.1 补偿策略的类别

常见的补偿策略有以下七个类别：

- 努力策略；
- 回避策略；
- 顺从策略；
- 归因策略；
- 警惕策略；
- 自弃策略；
- 自恋策略。

下面我们就这些策略的内涵，做一个简单的分析和介绍。

7.2.1.1 努力策略

努力策略是最常见的补偿策略之一，它指个体不甘于无能和不可爱，试图通过积极进取的方式，让自己变得有能力和受人欢迎。

有"无能的"负性核心信念的个体往往会通过过度的努力、过度的准备，遵循最高的标准，苛求自己的缺点，追求着超越他人、取得杰出成绩和全方位优势等目标。平时我们说"笨鸟先飞早入林"和"勤能补拙"，其实都是典型的努力策略的表述方式，因为这两句话中包含着"笨"和"拙"的负性核心信念的内容。

有"不可爱的"负性核心信念的个体往往会通过讨好他人、全心付出、表现自己、牺牲自己等方式，去试图得到所有人的喜欢和认可。"物以类聚，人以群分"，我们知道有人会喜欢你，就一定有人不喜欢你。采用努力策略的个体用各种各样的办法让更多的人来喜欢他、接受他。例如，经常给大家带礼物，带吃的东西与大家分享，尽力帮助周围的人，说一些让大家高兴和开心的话。一旦有人不喜欢和不认可他，他就感到很难受。

7.2.1.2 回避策略

回避策略是最常见的补偿策略之一，它是个体为避免暴露自己"无能的"和"不可爱的"负性核心信念而有意识或无意识地避免某些不利情境的策略。

具有"无能的"负性核心信念的个体会避免高难度任务，避免可能失败的任务，不求上进维持现状，以便回避求助、回避批评否定，避免自己遭遇失败可能导致的无能的局面。

例如，这类学生不会去尝试老师布置的附加题或高难度的题目，因为不尝试、不面对，就不会失败，一旦尝试却没有解决问题，这可能就会暴露自己的无能。许多人都不愿意去参加自己并不擅长的体育活动项目，也有许多人并不愿意参加文艺活动，也是同样的道理。因为他们自己知道参加这些活动并无胜算，参加了也不能取得成绩和获得别人的赞许。

具有"不可爱的"负性核心信念的个体往往会采取避免被他人拒绝、避免他人责难、回避社会交往、回避友谊等方式，以避免与他人发生冲突，回避他人不喜欢自己的情形。采取回避策略的个体特别担心被人拒绝、被他人责难，以及不被他人喜欢。不会像采取努力策略的人那样去争取更多的友谊和更多的朋友，他们维持更少的人际关系，有几个朋友就可以了。这样一来，他们就可以避免与多数人交往，也就回避了有人表示不喜欢自己、批评指责自己的情形出现。

7.2.1.3 顺从策略

顺从策略是一种采取按照重要他人旨意去行事来维持自己"可爱"或者避免暴露"无能"的心理策略。个体使用顺从策略的时候不可避免地会压抑自己的需要或愿望，埋没自己的能力。这是一种牺牲自己以成全关系来保持形象的策略。

具有"无能的"负性核心信念的个体为了避免按照自己的意志去做事而遭遇可能的失败结果，特别是失败之后被他人批评和指责的情况，他们往往会放弃自己的思想，按照他人的想法行事。

例如，学生完全按照老师的要求去学习，却不结合自己的实际情况，增加相应的学习和复习的工作。又例如，员工机械地执行上级的指示，却不会根据实际情况去加以调整。再例如，有人对某个问题有建议和看法也不公开表达，担心这样做会被上司拒绝或否定，也担心如果真按照自己的观点实施，结果却没有达到预期的目标。

具有"不可爱的"负性核心信念的个体为了避免表达自己的需求和愿望导致他人的不喜欢和否定，他们往往会采取听从他人意见和建议的方式，按照他人的意愿行事，避免双方的矛盾和冲突来维持人际关系。

这类人的口头禅就是"随便""都可以""你决定就是""听你的"。总体来说，顺从的个体会过多地考虑他人的感受，希望他人来做决定，用牺牲自己和放弃自己愿望的方式，来维持一种关系的和谐，确保自己在他人眼里是受欢迎的和可爱的。

7.2.1.4 归因策略

归因就是对一件事情原因的分析。作为一种补偿策略，归因策略主要应用在个体对失败事件原因的分析，具有负性核心信念的个体为了避免暴露自己是"无能的"或"不可爱的"而对事件的原因做出避免"无能的"和"不可爱的"归因的其他解释，这类解释通常表现为自责或指责两种归因形式。

具有"无能的"负性核心信念的个体对于自己的不成功或者失败，往往会寻找外部的原因，例如，运气不好、缺乏机会、时机不对、任务太难等，也有个体会从自身努力的角度归因，认为是自己不够努力。这样的归因避免了自己陷于"无能的"归因。

例如，学生考试成绩不好，他可能将此归咎于任务太难、老师没教过相关的内容、自己运气不好等外部原因，也可能将此归咎于自己不够努力、贪玩没好好复习等内部原因。而许多成年人没有取得成功就把原因归咎为没有得到合适的机会来展现自己的能力，缺少像别人那样的有实力、有背景的家庭等外部原因。许多恃才傲物者使用的就是归因策略，为了遮掩自己的负性核心信念，自诩本事大。现实面前他们用了外部归因的方式来解释，认为是外界并没有给予他们成功的机会和合适的条件。其实真正有能力的人不会抱怨而是会试图去解决问题，创造条件让自己取得成功。

具有"不可爱的"负性核心信念的个体将自己不被别人喜欢、不被重视、赏识及提拔的境遇，归因于他人不公平、溜须拍马、走捷径、凭关系，或者别人偏心、任人唯亲，等等，也有人会从自身找原因，认为是自己做事不周全，考虑不到位。

例如，老师喜欢某些同学，但老师没表现出喜欢自己，有的学生就会认为这是老师偏心，或者指责某些同学溜须拍马逢迎老师。单位领导提拔了某个人而没有提拔自己，同样有人可能会认为领导偏心、任人唯亲，也可能认为被提拔的人善于钻营、投机取巧，逢迎上司。

7.2.1.5 警惕策略

事情发展下去有可能会暴露自己是"无能的"和"不可爱的"，如果能够提前加以警惕并予以应对，就能避免这些情况出现，这就是警惕策略。警惕策略就是一种防患于未然，把问题消灭在萌芽状态之中的方式。

具有"无能的"负性核心信念的个体对于自己的学习工作状态特别敏感，对别人的表现过于关注，担心自己被人超越。例如，采取警惕策略的学生往往对自己的学习状态特别敏感，一旦学习状态不好，就有可能导致学不好，学不好就可能考不好，也就会面对失败这样的结局。他也有可能去关注别人的学习状态，看到别人的学习状态很好，他会焦虑，他认为别人就会考好，就会超过他；看到别人有一本自己没见过的复习资料，他也会很焦虑，他认为别人看了这本书，就会知道自己所不知道的知识，就会考好，也会超过自己。

具有"不可爱的"负性核心信念的个体过于关注别人言行表现，担心被人拒绝或者抛弃，他们可能会提前终止关系，以使自己处于有利地位，或者拒绝关系升级以免关系升级后先被他人抛弃。

具有警惕策略的个体，在人际交往中往往特别在意他人，察言观色，了解自己是否被别人喜欢和接纳，也容易过度解释言语中的意涵，这常会造成"说者无意而听者有心"的局面。

在心理咨询实践中，我们经常会发现有人在与别人关系尚好的时候突然提出分手，也有人一直维持恋爱关系但就是不敢结婚，有人结婚很多年但是不敢要孩子。这些人使用的就是警惕策略，他们担心如果往前走自己就无法应对。提出分手者，是因为他们觉得自己其实不如对方想象的那么好，一旦对方了解自己的真实情况就会离开自己，不如自己先下手为强断绝关系；维持恋爱关系但不敢结婚者，有可能是担心自己无法应对婚姻生活；结婚不敢要孩子者，往往是因为担心自己无法教育好孩子，或无法应对有孩子以后的生活。

应用警惕策略的个体，往往会夸大危险，并且低估自己处理问题的能力，这样就使得自己经常处于焦虑不安的情绪状态之中。

7.2.1.6　自弃策略

前面五种策略比较容易被人理解，而自弃策略就显得比较另类了。它是通过表现差劲或不可爱，用反向方式证明自己是有能力的和可爱的，这是一种逆向思维的补偿策略方式。

具有"无能的"负性核心信念的个体通常的做法是让自己看起来是有能力的，但使用自弃策略的人不这样，他的表现就是失败的、糟糕的。但这个失败和糟糕的局面，他并不会用"无能的"来解释，而是用缺乏动力和追求的方式来加以诠释，这样一来就维护了他是有能力的形象。他之所以这样选择，是因为他过去曾经努力过，但并没取得成功。如果他继续努力，还不能取得成功的话，就只能说明他是"无能的"。因此，他选择了放弃努力，维持失败的局面。

有些学生沉迷游戏娱乐，但从不把时间花在学习上，他们给人的印象往往是"这孩子其实很聪明，只是不努力"，如果努力的话，成绩就能上去。也有不少成年人觉得自己本事挺大，但已看淡人生、看破红尘，凡事无欲无求，在墙上写一幅字"岁月静好"或者是"难得糊涂"来安慰自己。

其实他们并不是没有努力过，只是努力过并没有取得成功，所以选择了放弃努力，来维持自己是有能力的形象。

具有"不可爱的"负性核心信念的个体通常的做法是得到他人的喜欢，避免别人的反感，但使用自弃策略的人不这样，他往往会做出一些让对方讨厌反感的举动迫使对方抛弃自己，但对方基于某些原因而无法抛弃自己。他用这种方式证明自己是可爱的。

使用自弃策略的人会用自伤、自杀、自残、自我贬损的方式威胁（或控制）他人，对方基于血缘亲情、人伦道德等制约无法脱离这种关系。当然，用这样的自弃策略维系关系的方式往往并不长久，当对方忍无可忍的时候这个关系也就终结了。但对使用自弃策略的人来说，他往往会寻找下一个对象，建立关系然后重复这样的一种维持关系的模式。

7.2.1.7 自恋策略

多数个体是通过他人的认可和赞扬，进而对自我认可和接纳的，但自恋者不这样，他是通过自我的肯定和认可，进而要求他人的认可和赞扬。自恋策略就是，即使缺乏外部事实基础，也要通过自我肯定、自我夸耀等方式确认自己是有能力的和可爱的，以此来遮掩自己是"无能的"和"不可爱的"负性核心信念。

具有"无能的"负性核心信念的个体认为自己是独特的、特殊的，他们只能与其他有特殊才能和更高成就的人交往。使用自恋策略的个体，他的能力和成就往往是平凡的或者普通的，并没有惊人之处或者突出之处，但他往往会夸耀自己具有特殊的才能，并认为周围的人无法与他对话，只有更高层次的人才能与他交流。有相当一部分"民间科学家"用的就是自恋策略。

具有"不可爱的"负性核心信念的个体要求过度的赞扬，对他人有一种优越感，剥削他人、嫉妒他人，或者认为他人嫉妒自己，表现出傲慢的行为和态度。一个人认为自己不可爱，但要自我催眠认为自己是很可爱的。

与周围人打交道时，这类人会觉得自己是受人欢迎和喜欢的，常凸显自己的心理的优势，自觉高人一等，需要他人的赞扬。他不断去寻找顺从者、赞扬者，一旦有人不买账，他便不再理会这人，而继续寻找下一个顺从者去了。若你是自恋者的朋友，你会发现他并不真正关心和理解你。他要的只是你恭维他、肯定他、赞扬他和顺从他而已。

7.2.2　补偿策略与心理健康

看过上面七种补偿策略，你会惊讶地发现，自己也在使用其中一些补偿策略，你会不会怀疑自己是心理不健康的，或者怀疑上面的说法是否正确。其实你需要知道，心理健康和心理不健康只是程度上的分别，并没有明显的界限。也就是说，心理健康和心理不健康的人，其实都在使用一些相似的策略，他们之间只不过是程度不同而已。

既然大家都在使用这些相似的策略，那心理健康的人和心理不健康的人之间有什么区别呢？

7.2.2.1　心理健康的人适度使用补偿策略

心理健康的人会适度使用补偿策略，而心理不健康的人在过度使用补偿策略。心理不健康的人往往是"努力到无能为力，回避到无处可去，顺从到无所适从，归因到片面唯一，警惕到风声鹤唳，自弃到绝处求生，自恋到自我催眠"。

就努力策略而言，我们都应该努力追求表现更好，心理健康的人明白，由于自己能力和天赋的局限，在许多的时候不可能获得极致的结果，不可能凡事都能争取到第一，故此努力时要有一个合适的度。而心理不健康的人为了遮掩负性核心信念，往往会给自己定一个标准，只有达到这个标准才能证明自己是有能力的，一旦没达到这个标准就认为自己是无能的。这个标准往往是僵化的，并没有考虑实际情况，为了实现这样的不切实际的标准而竭尽全力，但结果往往会让人沮丧。例如，完美主义者就是过度使用补偿策略的典型。

就回避策略而言，对于我们不擅长的方面和可能不喜欢我们的人，我们愿意选择回避，这是人的天性，也是很自然的事。对于心理健康的人来说，如果事情和人无法回避，就会选择面对；对于心理不健康的人来说，回避是绝对的，因为一旦面对就会暴露他的负性核心信念。

例如，有些学习科目是弱项，一般人当然都不想面对，但为了提高自己的成绩，心理健康的人往往会选择直面弱项，努力提高成绩。对成年人来讲，为了自己的事业或者完成自己的工作，尽管有些能力或问题是自己的短板和不足，但他仍然愿意去面对，去成长，去学习。对心理健康的人而言，那些无法回避的问题，就需要选择面对。

而心理不健康的人担心面对这些问题，会暴露他们是"无能的"或"不可爱的"。在可能暴露负性核心信念的问题面前，他们的选择只能是回避。例如，有社交焦虑障碍的人会回避社会交往，害怕别人拒绝，这就是过度使用回避策略的表现。

7.2.2.2 心理健康的人灵活应用补偿策略

我们知道，任何一种策略都不可能适用于所有情况，因此心理健康的人往往会灵活地运用多种补偿策略，用不同的补偿策略解决不同的问题。心理健康的人灵活应用的这些策略时，我们通常称之为问题应对策略（或者应对策略），而不用补偿策略这个词。应对策略是为应对所存在的问题而采取的策略，根据问题不同而采取不同的措施和方法。

心理不健康的人不是这样，他们在成长过程中发展出补偿策略，用来应对其负性核心信念，后来继续沿用这样的策略去处理更多的问题。他们并不会依据不同的问题而使用不同的策略。因此，心理不健康的人使用的补偿策略往往是僵化的、单一的。

例如，求助本是人解决自己面临问题的一种有效方式。当你遇到自己做不好的事情的时候，最好的方式就是向有能力的人求助，解决自己面临的问题。

但有人却过激地把"不求人"作为自己立身处世的原则，其原因是什么呢？他们在心底里认为自己是无能的，认为一旦自己向他人求助就显得自己无能、没本事、没面子、没尊严，于是便试图通过自身努力（补偿策略）来达成实际目标。

心理健康的人不会这样看，做事应当根据实际情况做出相应对策。一般情况下，人会采取自己努力"不求人"的策略，在自身努力不能解决问题的情况下，尝试应用"求助"策略。大家都知道，没有人是完人，只凭自身努力能够搞定一切事情，求助是非常正常的解决问题的策略。求助不意味着自己是无能的。

生活中还有许多人坚持"吃亏是福""不欠人情""对人友善""坚持原则"等做人原则，把这些原则应用到生活各个方面。这些做人的原则在一般意义上（多数情况下）没有错，但如果我们把它应用到生活中的所有方面，即所有人或所有情形中，就是一种心理不健康的表现。

7.2.2.3　心理健康的人接受不理想的结果

心理健康和心理不健康的人的一个最重要的区别，也是一个明显的标志，那就是对待失败的态度。

心理健康的人往往能够接受失败，因为他知道人是不完美的：有些事情能做好，有些事情做不好，自己不可能做好所有的事情，也不可能在所有的事情上都能达到极致；有些人喜欢你，就有些人不会喜欢你，你不可能让所有人喜欢，无论如何努力，都有人会不喜欢你。既然自己有做不好的事情，别人有可能会拒绝你，那么我们何必为自己做不好的事情和不喜欢自己的人而烦恼呢？我们接受它就是。我们能做好其他事情，能有其他人喜欢自己，我们也可以为此而努力。

心理不健康的人则不这么想，他们对任何的事情都有个标准，而这个标准就是他负性核心信念的防线。例如，凡事都要争第一。他们会认为只有得到第一才能证明自己是有能力的，一旦没有得到第一，就只能表明自己是"无能的"，因此对得不到的耿耿于怀、无法接受。又例如，在被人拒绝建立关系的事上。有人认为被人拒绝就表明自己不可爱，因此在人际交往中特别担心被人拒绝而不敢与人交往，只有当他觉得能被别人认可、被别人接纳的时候才敢与人交往。

7.2.3　补偿策略与诱因事件

补偿策略是个体在成长过程中发展出来的，是一种适应当时成长环境的心理策略，在原来的成长过程中，它是适应的、有效的，解决了自身面临的问题。但随着生活环境扩大或者生活环境变化，原来的补偿策略可能就变得不再有效了。

诱因事件就是补偿策略不再有效的标志，它表明原有的补偿策略不能适用于当前的环境。诱因事件（心理咨询中通常称之为生活事件）就是诱发心理问题的标志性事件，在这件事情之前，个体的生活是平静的、舒适的，这件事情之后，生活改变了，个体开始体验到焦虑、抑郁、恐惧等情绪，出现心理健康问题。

努力到无能为力：一个具有"无能的"核心信念的学生选择了努力策略，在学习上不断努力，由于天赋尚可，表现为小学时总是考第一，初中时总是考第一，高中阶段也总是考第一，考上了名牌大学，但此时不幸出现了，他无法再考第一。在名校里牛人太多，自己争取到一个中等偏上的成绩都要竭尽全力。当原来的努力策略不能奏效，自己不能再考第一的时候，这个学生就出现了心理问题：开始怀疑人生，怀疑生活的意义，怀疑自己努力的目标，出现抑郁情绪，等等。有人发明了"空心病"这个词来描述这种现象。

回避到无处可去：有人觉得自己是不可爱的，他们认为"被人拒绝"就是不可爱的标志，因此选择了回避策略，尽量不与人打交道，不与人交往，这样做就不会出现被人拒绝的情况。在生活中，这样的人往往朋友少，性格内向，行为孤僻。但青春期性心理的发育，使这种局面难以为继。他们开始对异性有好感，对异性有兴趣，想与异性有更多亲密的接触和来往。他们的回避策略就失效了，想与异性接触，但又担心被异性拒绝，处于左右为难的境地，严重者出现了社交恐惧症。

顺从到无所适从：有人在成长过程中学会了顺从，总是按别人的意思去做事。小时候听妈妈的话，学校里听老师的话，单位中听领导的话。这一切都发展得非常顺利，他按照顺从策略行事，工作顺利，人际关系和谐。但有一天一切都改变了，部门人事变动，来了一个新上司。他发现这位新上司与其他上司意见不一致，两个上司的意见总是相反的。自己听了一个上司的意见，另一个上司就会责备自己。顺从策略已经让他无所适从，于是他可能会出现心理问题。

在过去，补偿策略能有效处理生活中出现的问题，负性核心信念能得到比较好的遮盖，个体能够体会到正面和积极的自我形象，例如，感觉自己是有能力的和被人接纳和喜欢的。一旦有效策略失效，无法处理所遭遇的生活事件（即诱因事件），个体的负性核心信念就被暴露出来，就被激活了，个体也就会体验到消极的情绪，心理问题也就出现了。

7.2.4　补偿策略与中间信念

我们在这里花这么大的篇幅讨论补偿策略，那么它与中间信念有什么关系呢？

补偿策略这个概念是为了说明中间信念和核心信念之间的逻辑关系而提出来的。中间信念和补偿策略是一体两面的关系，补偿策略实际上体现在中间信念之中。补偿策略体现在中间信念的积极假设和规则之中。

例如，上面那个母亲的中间信念是：

- 女儿不听话是很糟糕的（**态度**）；
- 我必须让女儿听我的（**规则**）；
- 如果女儿听我的，她就有美好的未来（**积极假设**）；
- 如果女儿不听我的，她就完了（**消极假设**）。

在这里，规则和积极假设中都包含"让女儿听我的"，这实际上是努力策略的一种表现，为了让自己成为合格和称职的母亲而所做的努力——控制自己的女儿，让女儿听自己的话。

又例如，有人的中间信念是这样的：

- 求助是不好的（**态度**）；
- 我要独立解决问题（**规则**）；
- 如果独立思考，就说明我是有能力的（**积极假设**）；
- 如果求助，就说明我是无能的（**消极假设**）。

在这里，规则和假设中都包含独立思考、回避求助的内容，这实际上是回避策略的一种表现。在他看来，一旦求助就意味着自己无能，所以他选择了避免暴露自己无能的方式——避免求助。

7.3　中间信念流程

7.3.1　识别与提出

7.3.1.1　识别中间信念

识别中间信念要比识别自动思维困难得多，因为它是一个生活领域的准则和心理策略，平时个体不会意识到，也很少会以语言文字的方式呈现出来。

识别中间信念，有以下几个步骤：

- 第一步，确定问题领域或生活侧面；
- 第二步，确定核心信念；
- 第三步，确定态度和规则；
- 第四步，确定积极假设和消极假设。

第一步，确定问题领域或生活侧面。

中间信念是关于某个问题领域和生活侧面的心理策略，确定中间信念首先要弄清楚个体诱因事件，或者问题情境是关于哪个问题领域或生活侧面的。个体的生活侧面，可以按照其个人在社会中的角色进行简单的划分，如学习、工作、家庭、社交、健康等领域。

在每一个领域可能都会涉及能力和关系两个部分的内容，例如，学习领域中既包含学习能力、学习成绩问题，也包含学习中的人际关系如同学关系、师生关系等方面内容。又例如，工作领域中既有工作能力、工作绩效、业绩压力等问题，也有职场关系如与上司、同事与客户关系的问题。再例如，家庭领域中既有能力问题，同样也有关系问题，由于家庭中角色不同，能力和关系的内容就不一样。对丈夫而言，能否挣钱养家属于能力问题，能否处理好夫妻关系和子女的关系，就属于关系层面的问题；对妻子而言，能否承担家务和教育好孩子属于能力问题，能否处理好夫妻关系和亲子关系就属于关系问题。

对问题领域的界定，我们可以根据其所涉及的范围给出一个问题类别层级。例如，夫妻关系中其他方面尚好仅仅是没有性生活，这个问题可以归为夫妻性关系的问题。如果同时存在其他矛盾冲突，如在教育子女和承担家务方面有分歧，这之后把它界定为夫妻关系问题就更为恰当一些。

例如，有人和领导关系不和睦，可以界定为与上司的关系问题。如果其与同事也有矛盾，这时界定为职场关系问题就更合适一些。如果其还有与朋友相处的问题，这时候界定为人际关系问题就更合适一些。

第二步，确定核心信念。

确定有问题的领域之后，接下来我们要确定其核心信念。确定核心信念要从自动思维开始，通过箭头向下技术，发掘其核心信念的内容。（关于如何识别核心信念，我们将在"核心信念"一章为大家介绍，在此就不作介绍了。）

确定核心信念之后，我们才能够判断所识别的中间信念是否准确。因为中间信念是核心信念在特定领域的具体体现，同时中间信念（补偿策略）也是用来遮掩负性核心信念的。

第三步，确定态度和规则。

了解核心信念后，我们就可以针对中间信念的内容进行识别。中间信念的识别，通常是从态度和规则识别入手。而态度和规则的识别，往往是从自动思维入手的。

咨询师可以根据自动思维的内容确定先识别态度还是规则，在其中一个被识别出来后，再确定另一个部分就比较容易。

这里的态度是指对某个对象的消极情绪，是个体在某个心理领域最为担忧的状况。通常情况下可以表示为"……是糟糕的 / 可怕的 / 危险的"。

一位来访者表示，"妻子总让我帮忙做点家务什么的，我常会感到妻子瞧不起我，让我干这些女人的活儿，是在贬低我，我因此常常对妻子发火。"

从这里，咨询师就可以发现来访者不能忍受的情况是"瞧不起我、贬低我"。咨询师可以这样提问："在你们夫妻之间，"瞧不起我是怎样的呢？"或者"有比被妻子瞧不起更糟的事情吗？"如果来访者不能发现有比"瞧不起我、贬低我"更糟糕的事情，或者他认为"瞧不起我、贬低我"就是很糟糕的事情，从这里我们就知道他的态度是："瞧不起我是糟糕的。"

态度确定后，咨询师就可以找到规则。规则是对自己行为方式的具体要求，通常以包含"应该／必须"的方式呈现。

一旦确定"瞧不起我是很糟糕的"以后，咨询师就可以问他："你怎么来避免被人瞧不起呢？""既然被人瞧不起是件糟糕的事情，所以你做事的原则或准则是什么呢？"这时，来访者也许会回答："我要取得成功。"从这里，我们就知道了他的规则是"我必须取得成功。"

有一位外科医生，因为手术签字的问题造成了医患纠纷，在这过程中曾经被医院和家人埋怨。虽然事情过去了，但留下了后遗症。他上班的时候总担心自己对事考虑不周全，特别是在做手术的时候，担心有事情没有交代，做事不周到，落下话柄，被人责难。

从这里，咨询师一眼就看出来来访者担心的就是"被人责难"，于是展开了下面的对话。

咨询师：看起来你上班和手术的时候，最担心的是落下话柄、被人责难，是吗？

来访者：是的。

咨询师：有比被人责难更糟糕的事情吗？或者说你担心的就是被人责难了？

来访者：我最担心的就是被人责难了。

咨询师：对你来讲，被人责难就是糟糕的，是吗？

来访者：嗯。

咨询师：既然被人责难是一件糟糕的事情，你做事的原则或准则是什么呢？

来访者：考虑周全、做事周到、没有瑕疵。

咨询师：我们把它总结为"我应该做事考虑周全，不留瑕疵"，可以吗？

来访者：嗯，可以。

如果我们发现来访者的自动思维中有关于行为准则的内容，就可以从识别规则入手，然后再识别态度。我们看下面这个案例。

迈克尔是一位有着社交焦虑的患者，他对公众演讲非常焦虑。咨询师问他，"既然你担心演讲，那么你应对演讲的策略是什么呢？"他说："我会极力回避演讲的任务，如果不得不进行演讲，我就会花非常多的时间来准备。"

咨询师：听起来对于公众演讲，你的策略是"要么回避，要么多花时间准备"，是这样吗？

来访者：嗯，你说得对。

咨询师：我们可不可以这样概括："对于公众演讲，我应该回避或者多花时间去充分准备"？

来访者：我就是这样想的，这也是我对演讲的原则。

咨询师：如果你没有回避，也没有充分准备，会发生什么情形呢？

来访者：我就会脸红。

咨询师：要是你出现脸红，会怎么样呢？

来访者：别人就会注意到我脸红。

咨询师：别人注意到你脸红，又会怎么样呢？

来访者：他们就会知道我没有能力。

咨询师：因此，演讲中出现脸红是件糟糕的事情吗？

来访者：是的。

咨询师：在演讲中，有比脸红更让你担心的事吗？

来访者：我担心的就是脸红。

咨询师：我可不可以这样理解："你认为对于演讲而言，脸红是一件糟糕的事情。"

来访者：是呀。

第四步，确定积极假设和消极假设。

介于态度和规则之间有两种假设，一种是积极假设，另一种是消极假设。积极假设避免糟糕事情发生，是患者补偿策略的具体体现，也是规则逻辑前提。消极假设成立，糟糕的事情就会出现，直接激活负性核心信念。积极假设是如果个体采取某种措施就可以避免消极结果的一种预期，消极假设是出现某种状况就会导致担忧结果的一种预期。假设通常以"如果……那么……"的句型呈现。

识别积极假设和消极假设时，咨询师通常会和来访者讨论一些假设的情形，例如，一旦按规则行事会有什么结果？怎么做会出现态度中所担心的事情？

我们以前面"确定态度和规则"中提到的三个案例为例，说明如何提问来识别积极假设和消极假设。

第一个案例的态度是"瞧不起我、贬低我是很糟糕的"，规则是"我应该取得成功"，对话如下。

咨询师：你刚才说你应该取得成功，要是你取得了成功，会怎么样呢？

来访者：他们就会瞧得起我呀，尊重我呀，佩服我呀。

咨询师：这可不可以概括为"如果我取得成功，他人就会瞧得起我，尊重我"？

来访者：这样可以。

咨询师：你觉得怎么样会出现你担心的情况——瞧不起我、贬低我？

来访者：我想要是我表现平平、普普通通的，别人就会看不起我。

咨询师：这又可不可以概括为"如果我表现平凡，他人就会瞧不起我"？

来访者：对的。

从这段对话中，我们可以得到来访者的积极假设是"如果我取得成功，他人就会瞧得起我，尊重我"，消极假设是"如果我表现平凡，他人就会瞧不起我"。

第二个案例的态度是"被人责难是糟糕的"，规则是"我应该做事考虑周全，不留瑕疵"。第一个案例的对话是从规则导入的，第二个案例的对话我们从态度导入。

咨询师：你说被人责难是糟糕的，是吧？

来访者：是的。

咨询师：你做了或者出现了什么样的情形，就会导致你所说的被人责难的后果呢？

来访者：要是考虑不周到，就会有人鸡蛋里挑骨头，找我的茬。

咨询师：我们这样归纳"如果我考虑不周到，就会被人责难"，可以吗？

来访者：嗯。

咨询师：你怎么做可以避免这种别人鸡蛋里挑骨头的情况呢？

来访者：要是我考虑周全，做事细致的话。

咨询师：那我们这样总结"如果我考虑周全，就可以避免被人责难"，可以吗？

来访者：好的。

从上面的对话，我们得知这位医生的积极假设是"如果我考虑周全，就可以避免被人责难"，消极假设是"如果我考虑不周到，就会被人责难"。

第三个案例的态度是"脸红是糟糕的事情"，规则是"我应该回避或者多花时间充分准备"。我们再多呈现假设的识别例子，帮助大家揣摩提问的技巧。

咨询师：对于演讲，出现脸红是件糟糕的事情，你刚才说到了，脸红会让你觉得自己没有能力。对吧？

来访者：是的。

咨询师：什么情况会让你在演讲中脸红，并且被认为是能力不足的呢？

来访者：要是准备不充分的话。

咨询师：你的意思是，"如果准备不充分，自己就会脸红，并且被认为是能力不足的"？

来访者：我会担心自己准备得不好，准备不好时我就会紧张心虚，紧张心虚就会让我脸红。

咨询师：所以，你的假设就是"如果准备不充分，我就会脸红，并且被认为是能力不足的"，是吗？

来访者：是。

咨询师：那你要如何避免演讲中出现脸红的局面呢？

来访者：不演讲就可以。

咨询师：你用回避演讲的办法。

来访者：是的，我经常用这种办法。

咨询师：那要是你推不掉，不得不去演讲呢？

来访者：那我就只好硬着头皮上了，多花些时间准备。

咨询师：要是你这样做了，会怎么样呢？

来访者：自己的心情就会好很多，并且结果也还不错，没有什么人说我讲得不好。

咨询师：我们概括一下，你觉得你可以通过回避演讲或者多花些时间准备，就可以避免脸红和被人认为是能力不行，是吗？

来访者：是的。

———

从上面的对话中，我们可以发现，个案的积极假设是"如果回避演讲或者多花些时间准备，就可以避免脸红和被认为是能力不行"，消极假设是"如果准备不充分，我就会脸红，并且被认为是能力不足的"。

7.3.1.2 心理教育

咨询师完成对中间信念的识别后，接下来就要向来访者进行中间信念的心理教育。对来访者进行中间信念心理教育主要涉及如下几个方面的内容：

- 说明中间信念的结构及其逻辑关系；
- 说明补偿策略失效导致现在的问题；
- 说明补偿策略（或者假设）是否正确可以得到验证；
- 说明补偿策略（中间信念）是成长过程中习得的，也可以修正和发展。

第一步，咨询师要向来访者介绍中间信念的结构：态度、积极假设、消极假设和规则四个方面的具体内容，同时，向来访者说明态度、假设和规则的逻辑关系。就中间信念的逻辑关系而言：态度是核心信念的具体化，而态度又是中间信念的逻辑起点，两个假设（积极假设和消极假设）是对不同行为及其结果的预期，基于态度和假设产生规则。规则既是认知结论，同时又是具体行为的指南。

对上面公众演讲焦虑的个案来说，他的态度是"脸红是糟糕的事情"，在他看来，脸红被认为是没有能力的，而没有能力正是核心信念"无能"

的体现。这是他要极力避免和要遮掩的事情。对此，他有两个不同结果的预期（假设），"如果回避演讲或者多花些时间准备，就可以避免脸红和被认为是能力不行""如果准备不充分，我就会脸红，并被认为是能力不足"。既然脸红是件糟糕的事情，回避演讲和多花些时间准备就可以避免它，在这种情况下，他只能得出这样的结论"我应该回避或者多花时间准备"，这个结论就是规则。而规则就成了他面对演讲时的行为指南。

第二步，咨询师要给来访者介绍补偿策略失效的问题。补偿策略在过去是有效的，但随着生活环境的改变，这个策略就变得不再有效。咨询师要结合诱因事件对此进行分析说明。

对于这位来访者来说，他面对公众演讲的策略是补偿策略（就是规则），是回避和过度准备。这个策略在过去是行之有效的，因为他并不是大人物，需要演讲的任务并不多，即使他不愿意去演讲，上司还是可以指派其他人完成，偶尔有一些推脱不掉的演讲，他还可以利用业余时间来准备。

但现在情况变得不一样了，因为他升职了，他需要管理许多员工，每周他都需要在多个不同场合演讲。这些演讲就没法推给其他人去完成，而且自己任务这么繁重，也不可能像过去那样用业余时间去准备了。换句话说，因为职务的升迁，他以前的补偿策略就变得不再有效，公众演讲焦虑的问题就出现了。

第三步，咨询师需要和来访者分享：中间信念并不是事实，只是一种观念。它是否正确，我们可以进行验证。一旦他发现担心的事情并不存在，他的问题也就解决了。面对那位对公众演讲有焦虑的来访者，我们能够通过行为试验或者其他方式证明，即使不过度准备也不会被人认为是能力不足，问题就可以解决了。

心理教育的最后一步，咨询师可以适当跟来访者解释补偿策略是如何形成和习得的。这个部分可以结合他的成长经历来进行分析。当然也还要说明，既然补偿策略是习得的，所以随着环境的改变，它也是可以得到修正和发展的。

7.3.1.3 激发改变动机

为什么要改变旧有的补偿策略或中间信念呢？这是因为在外部情境改变的情况下，继续坚持原有中间信念的结果是弊大于利。在过去，坚守原来信念或许利大于弊，起着积极的作用。

为了激发来访者改变旧信念的动力，心理咨询师通常会使用检验信念利弊的方式。检验信念的利弊，就是分析相信旧信念的好处和不好的地方。检验信念的利弊，可以分别放在过去和现在两个时间点上来分析。

在这里需要提示大家，贝克的认知行为疗法主要讨论假设，不太关注态度和规则。在假设的讨论中，重点是消极假设。因此讨论信念利弊的时候，也主要讨论消极假设，当然也不排除在某些情况下会涉及态度和积极假设。

咨询师：相信"如果准备不充分，我就会脸红，并且被认为是能力不足的"这个想法，它对你有什么好处？

来访者：让我准备得更充分，表现更好一些。

咨询师：坏处或者后果是什么呢？

来访者：耗费比较多的时间，没有时间陪家人了。

咨询师：在过去你演讲不多的情况下，是好处多些，还是坏处多些呢？

来访者：好处多些。

咨询师：那现在呢？你不得不面临许多大大小小的演讲，在这种情况下，是好处多些，还是坏处多些？

来访者：自然是坏处多了。

咨询师：可以多说一些吗？

来访者：我已经把自己的所有业余时间都用来准备演讲了，但还是没达到我所期望的水平。我把所有业余时间都用在这上面了，就没有陪妻子和孩子的时间，也没有时间锻炼。我的妻子、孩子对我的不满已经非常大了，抱怨很多，我的身体状况也有所下降。

咨询师：看起来，如果你继续这样的想法，对你而言是弊大于利，如果能够改变你对这个问题的想法，就能扭转局面，平衡工作和生活，你的家庭就会重回和睦温馨，也有时间去锻炼身体了。

来访者：要是那样的话，就太好了。

7.3.2 评估

与自动思维阶段需要对自动思维和情绪进行评估一样，中间信念阶段也需要对中间信念进行评估。对中间信念进行评估，是为了监测来访者中间信念的改变状况。对改变状况的了解，有助于咨询师对咨询效果进行判断及对咨询进程进行安排。

中间信念的评估方法，与自动思维一样，都是采取百分数标尺法，用0~100%百分数表示对信念的相信程度。0表示对信念完全不相信，100%表示完全相信。对信念的相信程度越低，百分数就越接近于0，对信念的相信程度越高，百分数就越接近100%。

对中间信念的评估需要连续进行。相对于自动思维，中间信念的改变要漫长一些，需要耗费更多时间。因此，对中间信念的评估就需要持续更长的时间，并且需要每天进行。

对中间信念的评估，包含对旧信念和对新信念的评估内容。咨询师可以从新旧信念相信程度的变化，看出评估心理咨询的效果和进展。

中间信念评估通常是以一种表格的方式进行的。通过这个表格（见表7-2），来访者可以记录每日对这些信念的相信程度。

表 7-2　每日中间信念相信程度记录表

日期	旧信念的相信程度（%）	新信念的相信程度（%）

我们还是以上面公众演讲焦虑的个案为例，说明如何进行信念评估记

录。第一行数据是在中间信念干预之前，对旧信念的评估；第二行数据是中间信念干预并提出新信念后，对新旧信念的评估；第三行及其以后是每日对中间信念的评估结果。虽然中间信念的改变过程是对旧信念的相信程度越来越低，对新信念的相信程度越来越高，但生活中会发生一些事情，这些事情可能会有利于旧信念，也可能有利于新信念，因而会出现一些波动情况（见表7-3）。

表 7-3　每日中间信念相信程度记录表示例

日期	如果准备不充分，就会脸红，并且被认为是能力不足的（%）	适度准备，结果也是不错的（%）
6 月 7 日	100	
6 月 7 日	60	70
6 月 8 日	60	75
6 月 9 日	50	80
6 月 10 日	40	80
……	……	……

7.3.3　评价

7.3.3.1　苏格拉底式提问

在引导来访者修正旧信念（通常是消极假设）得出更具有适应性的新信念的过程中，咨询师经常引用苏格拉底式提问的方法。那么什么是苏格拉底式提问呢？我们来看看苏格拉底（简写为苏）和一个名叫尤苏戴莫斯（简写为尤）的青年讨论正义与非正义问题的对话就有感性认识了。

苏：虚伪应放在哪一边。

尤：显然应放在非正义一边。

苏：那么欺骗呢？

尤：当然是非正义一边。

苏：偷盗呢？

尤：同上面一样。

苏：奴役人呢？

尤：也是如此。

苏：看来这些都不能放在正义一边了。

尤：如果把它们放在正义一边，这简直是怪事。

苏：那么，如果一个被推选为将领的人，率领部队去奴役一个非正义的敌国，我们能不能说他是非正义的呢？

尤：当然不能。

苏：那么他的行为是正义的了？

尤：是的。

苏：倘若他为了作战而欺骗敌人呢？

尤：也是正义的。

苏：如果他偷窃、抢劫敌人的财物，他的所作所为也是正义的吗？

尤：不错。不过开始我以为之前所问的都是发生在我们的朋友身上的。

苏：那么，前面我们放在非正义方面的事，也都可以列入正义一边的了？

尤：好像是这样。

苏：那么，我们是不是要重新给它划个界线。这一类事用在敌人身上是正义的，用在朋友身上就是非正义的。你同意吗？

尤：完全同意。

苏：那么当战争处于失利无援的时候，将领发觉士气消沉，就欺骗他们说援军就要来了，从而鼓舞了士气。这种欺骗行为应当放在哪一边呢？

尤：我看应放在正义一边。

苏：小孩子生病不肯吃药，父亲哄骗他，把药当饭给他吃，孩子因此恢复了健康。这种欺骗行为又该放在哪一边呢？

尤：我想这也是正义行为。

苏：一个人想自杀，朋友们为了保护他而偷走了他的剑，这种行为该放在哪一边呢？

尤：同上面一样。

苏：可你不是说对朋友任何时候都要坦率无欺吗？

尤：看来是我错了。如果您准许的话，我愿意把说过的话收回。

在上面的对话中，苏格拉底没有通过讲道理或者灌输的方式告诉青年区分正义与非正义的方法，他通过提问来引导青年思考从而自己得出正确的结论。和直接讲道理相比，提问的方式更能培养人的独立思考能力，也更能理解和接受观点和结论。

我们下面以之前母亲的个案来说明苏格拉底式提问的应用。

咨询师：前面我们有提到你的中间信念之一是"如果女儿不听我的，她就完了"，是吧？

来访者：是的。

咨询师：现在请你用评估自动思维的方法来评估一下，你对这个信念的相信程度是多少呢？用0~100%的百分数评估就可以。

来访者：90%吧。

咨询师：接下来，我们来讨论你的这个信念，你还有其他看待女儿不听话的方式吗？

来访者：不知道。

咨询师：我们拿之前咨询中讨论过的例子来看看，你希望女儿留长发，要是她不听你的话，故意把头发剪短而且染发，未来会很糟吗？

来访者：可能有一点。

咨询师：这很有趣，你觉得留短头发并且把头发染上颜色，和她听你的话留长头发相比，会影响她的学习成绩、同学关系吗？

来访者：应该没有吧，我只是看不惯而已。

咨询师：我们来看之前讨论过的另外一个例子，让女儿做你买的练习册的事情。你女儿没有听你的话，结果那次月考还考得不错。要是真的听从了你的意见，做完那本练习册，后果会怎样呢？

来访者：可能会考得不理想。

咨询师：还记得因为什么呢？

来访者：记得，因为练习册的内容与月考内容不太一致。她们班有同学就是因为做那本练习册而没有考好。幸好，孩子没有做。嗨，我也是听专家建议买的。

咨询师：我们来看看过去讨论过的关于女儿不听话的例子。

来访者：好的。

……

咨询师：通过刚才的讨论，你对"如果女儿不听我的，她就完了"的相信程度还有多少？

来访者：40%吧。

咨询师：如果我们把刚才讨论的情况归纳总结一下，女儿不听话会怎么样？这句话该怎么说呢？

来访者：女儿不听话，未来也不错？

咨询师：看起来你并不确信。

来访者：是的。

咨询师："女儿不听话，未来也不错"这句话太绝对，也不符合实际情况，但如果把它改成"某些情况下，女儿不听话，未来也不错"这句话怎样？

来访者：好。

咨询师，你对"某些情况下，女儿不听话，未来也不错"这句话的相信程度是多少？

来访者：80%吧。

咨询师：我们就先讨论到这里，你回去做一件事怎样？在与女儿互动的过程中，注意有哪些情况是可以放手让女儿自己去做，哪些情况还需要女儿听自己的。你把这些情形记录下来，我们下周再来讨论到底在哪些情况下你可以放手让女儿自己做决定。好吧？

来访者：好的。

7.3.3.2 新信念的提出

通过苏格拉底式提问，用生活中的具体例子否定来访者的旧信念（假设），适时提出新信念（新假设）。在上面这个例子中，来访者的旧信念是"如果女儿不听话，她就完了"，咨询师与来访者一起讨论完反例（就是这个假设不适合的实例）后，来访者意识到她的这个假设是不对的，此时咨询师就可以提出更为合适当下情形的新假设（即新信念）——"某些情况下，女儿不听话，未来也不错"。

新假设的表述通常是由咨询师来完成的。为了帮助大家更好地概括并表述新假设（新信念），我们给大家总结一个新假设的模式：正面词汇＋限制条件模式（某种条件下、某种程度）。

例如，"如果寻找帮助，我就不胜任这份工作"，可以修改为"在有理由的情况下寻找帮助，我就是胜任这份工作的"。

又例如，"如果别人批评了我，就说明我是没有能力的"，可以修改"接受他人的批评，有则改之，我就是有能力的"。

再例如，"如果没有陪孩子，我就是不负责任的母亲"，可以修改为"即使因工作或学习的原因没有陪孩子，我也是负责任的母亲"。

7.3.4 应用

来访者在改变中间信念后，就需要在行为层面进行相应的改变，也就是把新的认知观念应用到实际生活中去。来访者的行为改变通常以两种方式进行：行为试验或行为表演。

在改变中间信念的过程中，如果自动思维阶段的实例不足，应用苏格拉底式提问后，来访者对新信念的相信程度也并不高，可能在50%~70%。这个时候，如果咨询师要求来访者按照新的信念行事，来访者往往并不愿意。这样做对来访者而言是有风险的。

这时比较明智的做法是，咨询师和来访者可以一起设计行为试验，看看试验的结果是否支持新信念或是旧信念。随着行为试验的实施，累积的证据也就越多，在越来越多的证据面前，来访者对新信念的接受程度就会越高，相信程度也会提高。

如果经过苏格拉底式提问，或者经由后续的行为试验，来访者对新信念的相信程度达到 90% 左右，这个时候我们可以邀请来访者进行行为表演。

行为表演就是让来访者假装自己完全相信新的信念。在完全相信的情况下按照新的行为方式做事。来访者并不全信但咨询师要求他表演得非常逼真，甚至是忘掉自己在演戏。来访者通过行为表演实践新的行为方式后，他发现结果正如新信念所预料的那样变好。他就会越发相信新的信念，并越习惯于采取新的行为方式。

一旦来访者完全相信新信念或者相信程度维持在 90% 以上，就可以要求来访者按照新信念去行事，养成新的行为习惯。一旦达到这种程度，这个中间信念的咨询也就完成了。

7.4 中间信念的技术

7.4.1 评估零点技术

7.4.1.1 "最高标准"与"完美主义者"

生活中有一种比较典型的认知歪曲方式——最高标准。拥有最高标准的人会用过高的、不现实的标准来要求自己，用这些标准来评价自己，和那些已达到最高标准的人相比，自己就是失败者。生活中，具有这种认知歪曲的人，往往只关注那些超过自己的人，而忽略那些成就低于自己的人。

拥有这种歪曲的认知方式的人，有一个更为好听的名字——"完美主义者"。完美主义者总是用"最高标准"来要求自己，总是希望自己做得最好，对自己的每个瑕疵和不足都会感到自责。例如，一次考试得了 92 分，得到第二名，他就把自己和第一名相比，责备自己为什么没有得到第一名；即使他幸运地得到了第一名，他也会责备自己说，为什么没有得满分而是丢失了 8 分；即使他得了满分，获得了片刻的愉悦和快乐，但很快他就会关注下一次考试，关心自己在未来考试中能否取胜。

7.4.1.2　什么是评估零点技术

从上面的叙述我们可以看到，完美主义者或持最高标准的人，他们总是将自己的现状与最高标准进行比较，从而让自己感到压力和挫败。如果我们能够让他们与低一些的标准进行比较，他们就会产生积极的情绪体验。

评估零点技术，就是选取一个更低的点，作为评估参照点，这个参照点就是评估零点（而不是完美点），把当事人的现状和零点相比（而不是和完美点相比），当事人就能即刻体会到满意和快乐的情绪，这样也能让他认知到自己对自己过于严苛，比较标准是不恰当的，从而产生改变评估标准——最高标准的心理动力。

7.4.1.3　评估零点技术的步骤

评估零点技术主要是针对来访者的最高标准型认知歪曲，因而咨询师先要让来访者意识到自己存在最高标准型认知歪曲，然后和来访者讨论与设置不同的评估零点，让其把自己的现状与零点比较，再询问来访者的情绪体验。最后，从比较标准变化所带来的积极情绪体验中，引导来访者觉察自己的问题在于比较标准问题，从而促使来访者改变单一的评价标准。

例如，一个学生希望在全市第一次模拟考试中考 650 分，结果只考了 628 分，因为分数没有达到预期，心情十分低落。在这里，我们让她认知到自己之所以对考 628 分感到不满意，是因为她把分数和最高标准（理想标准 650 分，这里不是满分 750 分）比较而产生的。接下来，咨询师引导她把 500 分设为评估零点，询问她，628 分有什么感觉，她说还不错；然后咨询师把评估零点设置为 450 分、400 分、352 分（全年级最低分），并询问她有什么感觉，她说感觉越来越好。最后，咨询师和她讨论自己目前的分数和不同零点相比自己的感觉所发生的变化，她意识到了是比较标准给自己带来了困扰。

前些天，昭良心理北京中心来了一位中年男士。我们从他的着装和神态举止就能判断出他是一般人眼中的成功人士。这位男士前来咨询是因为

他感到工作与生活压力大，自己支撑不下去了，有厌世轻生的念头。但他又说，考虑到自己孩子还小，妻子一个人无法抚养孩子，而且自己父母尚在，要是自己走了，无人给父母送终，因为这些自己又不能撒手而去。

他和咨询师聊到自己所面临的压力。他在公司是中层干部，但和他一起进公司的同事有的已经提拔到公司副总裁的位置上了，连年纪比他小的、后来进公司的同事也升到了中层干部的位置上，而且还更受公司老总的重视，和他们比起来，自己非常失败，他们的存在让自己感到非常大的压力。生活上自己的住房和汽车等方面也不如周围的朋友，妻子经常在自己面前唠叨要换更大的房子和更好的车子，好让她在朋友和亲戚面前更有面子……

咨询师：我注意到你的工作压力好像是来自于和他人比较，你提到了升为副总的同事和后来居上的年轻同事。

来访者：是的。

咨询师说：你在把自己和他人比较的时候，使用了一个更高的标准，而不是更低的标准。如果用更高标准或更低标准来比较同一件事情，结论会是不同的。例如，有一杯30度的温水，如果用100度开水的标准来比较，这杯水可能就是凉的，如果用0度的冰水的标准来比较，这杯水就是热的。你说是吗？

来访者：嗯。

咨询师：和副总相比时，你是用了更高标准，还是更低标准？

来访者：更高标准。

咨询师：你感觉怎么样？

来访者：不好，比较沮丧，觉得自己不如他。

咨询师：在和你一起进公司的同事中，有人还是普通职员吗？

来访者：有。

咨询师：他是谁？

来访者：销售部的小刘。

咨询师：把你的情况和他比较一下，告诉我比较的结果。

来访者：小刘是普通员工，收入和待遇都不如我。

咨询师：和小刘比较后，你感觉如何？

来访者：感觉不错，有自信。

咨询师：我们刚才应用的是"评估零点技术"。这个技术提醒我们不要把自己的情况和更高标准相比，而是设置一个更低的标准，这个标准就是评估零点，我们把自己的情况和零点相比，我们的感觉就会好得多。你说是吗？

来访者：是的。

咨询师：我们接下来继续应用"评估零点技术"，有比小刘的收入和待遇还要低的同事吧？

来访者：有，是他们办公室的小王，去年刚进公司的。

咨询师：把你的情况和他比一下，你感觉如何？

来访者：我更有信心，感觉很不错，很轻松。

咨询师：我们简单总结一下，你感到压力大和不愉快，是因为你把自己和职位更高的副总相比，你采取了更高标准，一旦你把自己和职位更低的小刘和小王相比，你就会感到更多的信心和轻松。你感到轻松和有信心是因为你采用了更低一些的标准。你说是吗？

来访者：是的。

咨询师：你觉得怎样可以让自己开心和轻松些？

来访者：多和成就不如自己的人相比？

咨询师：是的。在你把自己与更高标准比较后，你可以接着把自己和更低的标准相比较，这样一来，你可以迅速纠正自己的消极心情，当然，和两个标准都比较一下，你的认识会更为客观一些。

经过一番讨论，来访者意识到自己的压力问题来自于"最高标准"，学习使用"评估零点技术"，把自己和更低标准相比，这样可以让自己快速走出消极的情绪状态。

7.4.2　认知连续体技术

7.4.2.1　什么是认知连续体技术

黑白思维是常见的认知歪曲。有时人们对事情的评价往往容易走极端，不是成功就是失败，不很好就是很糟，不是充满希望就是完全绝望。但实际上，很多的时候不是黑也不是白，而是某种程度的灰。

认知连续体技术就是引导来访者思考更极端的情况，将当前状况与极端情况相比，从而让评价更为客观和合乎理性一些，从黑或白两个极端回到中间的灰上来。

认知疗法专家艾利斯说："你能说出一个糟透了的事情，我就能告诉你一个更糟糕的事情。"套用一句流行语就是："没有最糟糕，只有更糟糕；和更糟糕相比，你还不太糟糕。"

7.4.2.2　认知连续体技术的步骤

认知连续体技术主要用于矫正黑白思维或两极化思维的信念，因此在操作中需要用一个坐标轴来表示黑白思维两极的中间情形。

第一步，咨询师要画一个带刻度的坐标轴，坐标轴刻度范围0~100%。告诉来访者100%表示最糟糕的情况，0表示一点糟糕的情况也没有，中间的数值表示糟糕的程度。

第二步，要求来访者应用前面所述分数含义，对自己面临的糟糕情况估计一个分数，然后咨询师在坐标轴的相应位置上做一个标识。

第三步，咨询师假设比来访者所面临的情况更为糟糕的情况，让他对更糟糕情况进行评分，然后要求当事人对其原有评分进行调整，这时来访者会发现，自己原来对事情的糟糕情况的评分偏高，需要调低一些。

第四步，咨询师重复第三步操作，不断给出比刚才糟糕情况更糟糕的情形，然后评分，并要求来访者调整对自己的评分。经过很多次重复，最终患者可以给自己一个合适的定位。

这里我们还是用之前母亲的个案，在咨询过程中，昭良心理上海中心的咨询师告诉这位母亲，生活中不如意的事情有很多，有些事情就是比其他事情更为糟糕一些。如果我们用一个 0 到 100% 的坐标轴来表示的话，最左端是 0，表示一点也不糟糕，最右端是 100%，表示糟糕至极、糟透了，就是你所能想象的最糟糕的情况。中间就是不同程度的糟糕情形，在坐标轴上我们划出 20%、40%、60%、80% 刻度的标志来（边说边划一条线段）。分值越小表示越不糟糕，分值越大表示越糟糕。

然后，咨询师问她，"你女儿不听你的劝告执意早恋这件事情，有多糟糕，如果你给它评分的话会是多少分？"她想了想，觉得 100% 不合适，她说："90% 吧。"

接下来的对话很关键。咨询师说："你希望你的女儿有一个美好的未来，看起来早恋这件事情影响到了她的未来，你给这件事情 90% 的分值，我们来假设一下，如果在女儿身上同时出现两种情况，她的成绩很差还早恋，面对这种糟糕情况你给多少分合适？"她说："95% 吧。"

咨询师接着说："你看，如果我们以成绩差和早恋评分为 95% 为标准，你觉得早恋但成绩还好这种情况评多少分合适呢？"她回应说："要是这样的话，75% 比较合适一点。"

咨询师重复前面步骤。

咨询师：如果我们想象一个比我刚才所说的情况更糟糕的情形，你来看看该给多少分？刚才是"成绩差 + 早恋"，现在我们再叠加一项健康，变成这样"成绩差 + 早恋 + 精神病史"（就是得过精神病），这种情况该多少分呢？

来访者：100%。

咨询师：这样的话，"成绩差 + 早恋"该调整为多少分呢？

来访者：75%。

咨询师：你女儿身体健康没有精神病史、学习成绩还好，就只有早恋这一项，你觉得评多少分比较恰当一点？

来访者：55% 吧。

咨询师：考虑到女儿早恋这件事情的糟糕程度是55%，你现在的心情怎么样？

来访者：轻松多了，也不那么焦虑了。

上面介绍的认知连续体技术的比较点是逐一提出来的，其实我们也可以同时把所有比较点都呈现出来，让来访者在坐标轴上对各种情况进行评分。

有个学生希望自己期中考试成绩560分，结果他却只考了540分，心情非常沮丧。咨询师应用认知连续体技术询问他540分有多糟糕？他给出了90%的分数（100%表示最糟糕）。接下来咨询师询问他班级分数最少的那个同学大概是多少分，他回应说是260分左右。

然后咨询师邀请他在坐标轴上表示出考试260分、300分、400分、500分、540分的糟糕程度。结果他给260分的糟糕程度为100%，300分的糟糕程度为90%，400分的糟糕程度为70%，500分的糟糕程度为40%，540分的糟糕程度为20%。

这个学生最初对540分的糟糕程度的评分为90%，应用认知连续体技术对多个分数段的糟糕程度进行评估以后，他将540分的评估调整为20%。可见认知连续体技术强力地扭转了他的"糟透了"的认知。

7.4.3 饼图技术

7.4.3.1 什么是饼图技术

在众多认知歪曲中，有两种认知歪曲"内归因"和"外归因"。这两种归因方向不同，但它们都犯了同一个错误，就是把问题原因归为某个因素或方面。内归因是把原因归咎于自己，外归因是把原因归咎于外部，例如，考试不好是因为出题太难或太怪等。要纠正这些认知偏差，饼图是最好的方法。

饼图技术就是用一个圆（饼）并把它切分为不同比例的若干部分，不同的部分表示导致某个事件发生的不同方面的因素，不同的比例大小表示各因素在这件事情中的重要性或影响程度。

7.4.3.2 饼图技术的步骤

饼图技术包括三个步骤：

第一步，确定需要分析的事件；

第二步，讨论导致这个事件发生的各个方面的因素：自己的原因、他人原因、客观原因等；

第三步，确定各方面的因素在其中的权重（即百分比）。

有位求助者在咨询室讲了一件事情，她说自己为这件事感到非常内疚。她说，前天早上去上班，在楼梯间她看到一只受伤的壁虎，当时她觉得这只壁虎有危险，可能会被人踩死。但由于上班时间快到了，自己没有顾得上把壁虎弄到安全的地方去，就匆匆上楼去了。

等中午下楼经过楼梯间时，她发现那只壁虎果然被人踩死了。她立马感到伤心和自责：要是自己当时救了它的话，壁虎就不会死了，壁虎是自己害死的。这些天她经常回想起那只壁虎，一想到这她就会感到后悔和自责。

对于求助者认为"壁虎是自己害死的"这个歪曲观念，咨询师应用饼图技术来加以矫正。

第一步，确定需要客观分析的事件。求助者认为"壁虎是自己害死的"，这是求助者的不合理信念。这是需要矫正的信念，因此咨询师要把这个信念变成一个问题来分析，把这句话变成"壁虎是谁害死的，壁虎的死谁应该负责任"的问题。

第二步，讨论导致壁虎死亡的各方面因素。咨询双方一起分析了这些原因：见伤不救的人，直接踩死的人，让壁虎受伤的人或物，壁虎自己到危险区四个方面因素。

第三步，讨论四个方面的责任比例。经过讨论后求助者觉得，直接踩死壁虎的人负 50% 的责任，而让壁虎受伤的人或物负 25% 的责任，见伤不救的人负 20% 的责任，而壁虎自己负担 5% 的责任。

接下来，咨询双方进行了这样的对话。

咨询师：你是属于见伤不救的情况，我想在上班的路上，也有别人看见了吧？

来访者：肯定有人也看见了。

咨询师：你觉得会有多少人看见了？

来访者：那栋楼有二三百人上班，估计有二三十人应该看见了。

咨询师：刚才我们确定见伤不救的责任确定为 20%，二三十人都见伤不救，每人该承担多少责任呢？

来访者：1% 左右吧。

咨询师：那你呢？

来访者：我也是 1%。

咨询师；我们通过分析发现在壁虎的死这个问题上，以前你认为壁虎是自己害死的，现在发现自己只有 1% 的责任。关于壁虎的死，怎么想是比较合理的？

来访者：对壁虎的死，我有责任，但不是主要责任。

咨询师：如果你这样想，你的心情如何？

来访者：如释重负。

7.4.4　多重环节技术

7.4.4.1　什么是多重环节技术

许多时候，我们把事情的发展过程想得过于简单，就会产生一些不合理的预期，这种预期会给当事人带来消极的情绪（有时是过于乐观的情绪）。例如，有一位中学班主任患有失眠症。失眠的原因是他对睡眠太过于在乎。当他躺在床上时，就要求自己很快入睡，如果不能很快入睡，他就会展开联想：今天晚上睡不好，第二天就不能上好课，就会影响学生的学习，要是学生学不好，就会影响考试成绩，接下来就会影响高考成绩，最后会影响学校的高考升学率。要是这样，自己作为学校骨干教师，不能完成学校的升学任务，这就有愧于学校的信任和栽培，这罪过就大了。

还有一个故事说，一个人在路上捡到一只鸡蛋，他就展开联想：拿回去把这只鸡蛋孵出来，接下来鸡生蛋，然后蛋生鸡，如此循环，自己最终就会有一个养鸡场，而一想到自己将有一个养鸡场，自己就很开心。其实，这只鸡蛋能否孵出小鸡还是一个未知数。

在上面两种情形中，当事人对事情发展过程进行了连续性推论，得到过于乐观或悲观的结论。其实任何事情的发展都不是直线性的，都存在许多发展阶段或环节，每个环节都存在不同发展方向或者转机。

多重环节技术就是把整个发展过程区分为若干环节，讨论每个环节发展的可能方向和需要的条件，讨论在这个环节当事人可以做什么能够让事情向自己期望的方向发展，或者可以做什么来扭转上一个环节带来的不利局面。

7.4.4.2　多重环节技术的步骤

第一步，需要把事情发展过程区分为若干环节或阶段，需要列出具体时间点；

第二步，讨论每个阶段可能的发展方向，和需要具备的条件；

第三步，讨论如何把每个阶段的机会导向自己所期望的结果。

以上面这位失眠教师的个案为例，我们可以把个案的大量联想分为：当晚失眠环节；次日教学效果不好环节；月考成绩不佳环节和高考升学率不佳四个环节。然后，与来访者讨论如果当晚失眠，次日教学效果是否会受影响，受多大影响，以及可以采取什么措施来弥补失眠所带来的影响，按照同样道理讨论月考成绩不佳和高考升学率不佳的解决办法等问题。我们再看一个例子。

离高考只有不到 60 天时间，小张前来昭良心理广州中心求助。小张是本市某重点高中的高三学生，因为最近几次月考（或模拟考试）成绩都不太理想，便开始担心今年高考会考不上理想大学来求助。

小张说，自己来自农村，家庭经济条件不好，母亲在家照顾老人和自己，父亲在外地打工挣钱补贴家用。小张学习成绩还不错，家里对他寄予很高的期望，指望他将来可以出人头地。进入高三以来，他的成绩还可以，但一模考试后成绩停滞不前，眼看其他同学进步明显，小张就感到很焦虑，担心自己将来高考成绩不理想，对不起父母，不能报答父母的付出。

小张认为高考成绩不理想就意味着自己不能报答父母，这个观念是让他感到焦虑的原因。为了消除小张的焦虑心理，咨询师需要矫正这个错误观念，在这里可以应用多重环节技术。

小张的观念是"高考成绩不理想就意味着不能报答父母"。咨询师先从报答父母开始谈起，询问他报答父母的方式，他说报答父母就是，自己将来能够在城里找到一份高收入的工作，在城里买套房，然后把父母接过去住。然后，咨询师询问他什么时候实现目标比较合理，他从网络等方面获取这方面信息，觉得自己 40 岁左右能够实现这一点。（在这里我们通过讨论确定了多重环节的终点。）

咨询师接下来问他，要在 40 岁以前实现目标人生有几个阶段要走，他说，自己需要考上好大学，然后考上研究生，然后读博士，接下来才能留在大城市，找个高收入工作，买房娶妻生子等。

咨询师说，你看你要实现的人生目标，你有六个阶段要走：上大学、读研、读博、留城、找好工作、买房、娶妻生子。咨询师接着说人生的每个阶段都存在变数，如果上个阶段不能实现目标，你可以在下一个阶段想办法予以弥补，把握下个阶段的机会，你还有机会实现自己的人生目标。就像你第一步迈出去往左偏了一点，第二步可以往右偏一点纠正回来一样。

咨询师和小张一起讨论并得出这样的结论：如果高考不理想，没有考上理想大学，他可以在大学里早做准备，多努力，争取考上好大学的研究生；要是考硕士不如意，自己还可以在考博士阶段来实现自己原来考重点大学博士的目标；退一万步讲，考本科、硕士、博士都不如意，自己也仍能争取到留城、买房和娶妻生子的机会。这样讨论下来，小张觉得高考不理想并不是人生的毁灭，自己后面还有机会把人生走好，报答自己的父母，想到这里他的紧张焦虑就有所缓解了。

接下来，小张与咨询师一同讨论了当下该怎么办？他说，既然自己放下了，但还是要争取高考能考出一个好成绩，自己应该反思学习中存在的问题，并努力提高考试成绩。

7.4.5 照见未来技术

7.4.5.1 你戒烟、减肥为何不成功

在营养过剩的时代，很多人发现自己吃太多，身体变胖，不健康美丽了。人们想让自己瘦下来，便向成功人士打听经验，结果得到了6个字"管住嘴、迈开腿"。但自己试了试，却发现做不到这6个字。为什么自己就是管不住嘴也迈不开腿呢？

你为什么减肥不成功？从心理学的角度来解释，先看图7-2。

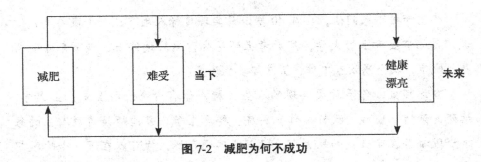

图 7-2 减肥为何不成功

减肥能够让你变得更健康、身材更好、更漂亮，但这个结果是经过长时间减肥之后才能得到的一个未来的结果。但当你减肥的时候，你立刻感到的却是难受，你锻炼身体时会即刻感到累，你管住嘴时却馋虫难耐。这

些消极体验会立刻影响到你减肥的动力和行为。

减肥让自己更健康、身材更好、更漂亮，与当下立刻感到的更难受、更累相比，它就不再重要了。其结果就是你的行为受到当下结果的影响而非远期结果的影响，减肥的行动就此停下来了。

和减肥一样，戒烟也是如此！

相信大家都了解吸烟有害健康，吸烟不仅影响自己的健康，而且影响周围人的健康，国家也明令禁止在公众场合吸烟。于是许多烟民就产生了戒烟的想法，可是他们的戒烟并没有成功。

戒烟又为什么不成功，心理学对此有何解释？我们还是先看一张图（见图 7-3）。

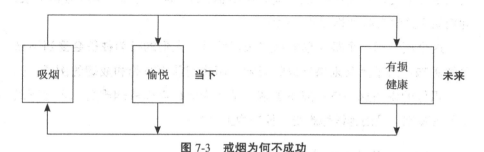

图 7-3　戒烟为何不成功

从这个图中，我们可以看到：抽烟的时候，人们当下就会感到神清气爽，心旷神怡，但长期结果就是损害健康。如果戒烟，虽然长期结果是身体健康，但烟民会立刻感到难受，浑身不舒服。在这种情况下，许多烟民的选择就是要当下开心，未来的事情未来再说吧。

7.4.5.2　即时强化短路模型

戒烟和减肥一样，之所以不成功，都是由于人们受到当下结果的影响，而没有受到长期结果的影响所致。认知行为疗法（特别是行为疗法）对此提出了一个"即时强化短路模型"来解释这样的现象（见图 7-4）。

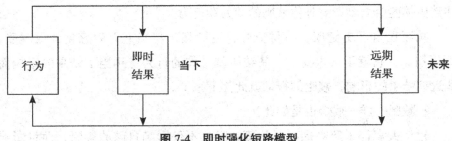

图 7-4 即时强化短路模型

即时强化短路模型，模拟物理学电路图来解释其中强化原理。该模型认为，人的一种行为有两种结果，即时结果和远期结果。即时结果是行为之后立刻发生的结果，远期结果是未来才会出现的情形。人们的行为往往受当下结果的影响而没有受到远期结果的影响，是因为即时结果短路所致，远期结果并没有起到相应的强化作用。

这个模型用一个很简单的话来表述就是，**人们的行为往往会受当下结果的影响，而不太受未来结果的影响**。用我们前面减肥和戒烟的例子，就可以很好的说明这一点：戒不了烟，是因为吸烟爽而戒烟难受；人之所以不能去减肥，是因为锻炼难受，控制馋虫也难受。

7.4.5.3 照见未来技术

那么我们要怎么解决这个问题呢？

解决问题的办法很简单，就是我们把未来的结果呈现在眼前，让当事人清楚地意识到未来的结果，让未来的结果来提醒自己，让未来的结果影响当前的行为（见图 7-5）。

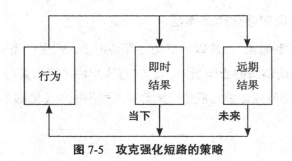

图 7-5 攻克强化短路的策略

照见未来技术就是这样的一种方法，它通过某种技术形式让来访者能看到远期未来，并把远期未来结果与当下行为联系起来，影响当下行为选择的方法。这个技术最重要的部分，就是让来访者能看到当下行为与未来结果之间的关联，把未来的结果呈现在眼前，这样一来，未来的结果就能影响当下的行为。

关于戒烟。如果我们能在吸烟感到愉悦的同时，意识到戒烟正在损害自己的健康，戒烟就容易多了。国外同行的做法就是在烟盒上印上形象的、具体的吸烟损害健康的图片（让人触目惊心的同时，还感到恶心），而国内烟草公司为了自己的利益，仅仅是印刷"吸烟有害健康"的文字提示。文字提示就不如图片来得真切，这样做就没有多大效果。

如果你想减肥，就可以把自己过去身材最好时的服装挂在卧室里，每天都看着它，想着自己减肥成功后就能穿上它，并想象自己减肥成功样子。这样一来，减肥时的难受和减肥成功的样子就在同时影响你的行为。但你只要考虑到减肥成功的样子，你就能战胜减肥时的难受了。

除了减肥和戒烟，有很多事情要想做成也需要如此。例如，**很多人想成功却不愿意面对当下的艰辛**，成功的美好梦想并没有影响到他的行为。而如果人们把对成功的愿景，用具象的方式呈现出来，并放在自己身边随时提醒自己，人们会因此更加努力。

一位来访者告诉咨询师说，她想要自杀。咨询师问她为什么要这样？她说，男友移情别恋，自己死了，就能让他内疚一辈子。咨询师并没有否定她的想法，而是顺着她的话引导，如果真的自杀成功，会是什么样子。

咨询师：如果你真的选择自杀，你会选择什么样方式呢？

来访者：服药吧，会好受一些。

咨询师：你会选择在什么地方服药自杀呢？在家里，还是在外面？

来访者：可以买好药，在宾馆里服药自杀。

咨询师：如果你真的自杀成功了，在宾馆里自杀了，谁会第一个知道这个消息呢？

来访者：应该是父母吧，宾馆的人可能会报警，然后警察会找到我父母。

咨询师：你觉得他们看到你自杀的情景，他们会是什么反应？

来访者：悲痛欲绝吧。

咨询师：你的前男友怎样知道你自杀的消息呢？

来访者：我父母应该会从我的遗书里知道这件事，然后去找他算账。

咨询师：那么你的前男友又会有什么反应呢？

来访者：他应该会很内疚，没想到事情会变成这样。面对我父母，他应该无言以对。

咨询师：假如现在的时间是你自杀以后一个月了，你觉得你的前男友又是什么样的心情呢？

来访者：应该还会感到内疚，他与女朋友有可能也已经分手了，一个人生活。

咨询师：那么你父母他们的心情又会如何？

来访者：应该心情也不太好，毕竟他们只有我一个女儿，也许看到别人的孩子会想起我。

咨询师：假如现在的时间是你自杀的半年以后，你觉得前男友是什么心情？

来访者：他应该已经从中走出来了吧，开始了正常的生活，过着单身的生活了。

咨询师：你父母呢？

来访者：他们心情也应该好多了，只是偶尔会有悲伤。

咨询师：那么假如现在的时间是你自杀一年以后，你的前男友怎么样了？

来访者：也许他开始了新的恋情。

咨询师：你父母呢？

来访者：生活如旧吧，可能变得更老一些了，头上的白发更多了，也许在夜深人静的时候，为失去女儿而有些悲伤。

咨询师：那么现在的时间是你自杀十年之后，你的前男友怎么样了？

来访者：可能已经结婚生子了吧，可能已经忘掉了我这个人。

咨询师：你父母呢？

来访者：他们更老了，一对孤独的老人。也许他们不知道如何面对他们生命的终结，没有人给他们送终。

咨询师：我们刚才把你自杀之后的情形，分别想象了一个月、半年、一年和十年之后你的前男友的反应，你有什么发现呢？

来访者：尽管我的前男友会内疚和后悔，但他最终会开始新的生活。

咨询师：是的。（暂停）对比自杀后不同时期你父母的反应，你有什么发现呢？

来访者：他们可能会从中走出来，但是丧失女儿的悲伤应该是没法消除。

咨询师：说得对。如果是这样的话，你要不要重新考虑一下自杀这种方式呢？

来访者：还是不要了吧，要不我选其他的方式来惩罚前男友？

咨询师：我们可以来讨论一下这个话题。

在上面这个案例中，咨询师顺着来访者自杀的想法，让她去想象自己自杀成功后一个月、半年、一年和十年后的场景。她看到自己的自杀只能让男友悲伤一时，但男友会选择遗忘，开始自己的人生，但父母却不会遗忘，自己的行为会给父母带来永久的伤痛。她明白，自杀并不是在惩罚男友，而是在惩罚自己的父母。当她看到更远的未来时，她就会发现当下的选择是不合理的，故而放弃自杀的想法。

第 **8** 章
核心信念

　　就一般意义而言，自动思维阶段是治标，它是针对来访者存在的具体问题，讨论具体的认知和行为的改变，在个体改变认知和行为的情况下，使得问题情境得到解决和情绪得到疏解。中间信念阶段既有治标也有治本的作用，中间信念修改个体的行为方式，个体能够更好地解决生活中问题，降低了实际生活问题发生的可能性，提升了生活质量。此外，中间信念咨询修正了个体的补偿策略（即行为方式），这就改变了个体的人格特征，而人格正是心理问题的根本所在，因此中间信念也是治本的。

　　核心信念阶段咨询是咨询性会谈的最后阶段，它是治本的，从认知行为疗法的观点看，核心信念是心理问题的根源，只要我们修复了核心信念的问题，个体就变得心理健康了。当然，我们不能从开始就直接针对核心信念开展工作，需要在自动思维和中间信念咨询的基础上再去针对核心信念开展工作，至于为什么会这样，本章我们有详细的分析和说明。

　　本章给大家介绍认知行为疗法关于心理问题的成因、核心信念形成和核心信念机制等问题的理论观点，以增加读者对认知行为疗法理论观点的了解，也便于自我分析和反思。至于如何进行核心信念阶段的咨询，请进一步阅读本系列图书的《认知行为疗法进阶》的相关章节内容。

8.1 核心信念的意涵

8.1.1 核心信念层级

核心信念（Core Beliefs）是认知信念中的最底层，是信念的核心。它决定着具体生活领域的中间信念，具体生活情境中的自动思维。

在自动思维、中间信念和核心信念这三层信念中，核心信念是其他两个信念的基础，它决定其他两个信念的内容。有着不同核心信念的人，对相同的情境会有不同的中间信念和自动思维。例如，对于即将到来的高考，具有"无能的"核心信念的人，可能会担心自己考试失败而被人看扁了；而具有"不可爱的"核心信念的人，则可能会担心自己因考试失败而对不起家长或老师；具有正性核心信念的人则能坦然面对高考，接受可能的失败或成功。

8.1.2 核心信念的类型与内容

核心信念的具体内容涉及三个主题，就是对自我、对他人和对世界的一般性的、概括性的认识。核心信念决定个体如何看待自己、看待他人，如何与他人或世界互动，如何对待自己生活中所发生的一切事情。

核心信念按照其性质分为负性核心信念和正性核心信念。具有负性核心信念的人，实际上就是心理不健康的人，他们对自我、他人和世界的看法负面和悲观；而具有正性核心信念的人，实际上就是心理健康的人，他们对世界的看法是正面和肯定的，尽管世界是不完美的。

关于自我的核心信念，具有负性核心信念的人认为自我是无能的、不可爱的，或者是没价值的。而具有正性核心信念的人则认为自我是有能力的、有爱的，或者是有价值的。

无能的核心信念可以表现为：我不够格，我没用，我是脆弱的，我是个失败者，我是输家，我不够好，我不如别人，等等。

不可爱的核心信念可以表现为：我丑陋，我不受人欢迎，我不讨人喜欢，我是多余的人，我会被拒绝，我会被抛弃，我不值得被爱，等等。

无价值的核心信念表现为：我没有价值，我是个废物，我不配活着，我很危险，我很邪恶，我成事不足败事有余，等等。

在关于自我的负性核心信念中，也有人认为自己是全能的。其实全能也是无能的一种表现形式，所以我们并没有单独列出。

关于他人的核心信念，具有负性核心信念的人认为他人是无能的、全能的，或者是坏的。而具有正性核心信念的人认为他人是有能力的，能力有大有小。

认为他人是无能的核心信念表现为：他人不行、没有能力，他人不值得托付，对交代给他人的事情不放心，他人是不自觉的，需要督促，等等。

认为他人是全能的核心信念表现为：他人太厉害了，他人太有才了，他说的都是对的，应该照他说的去办，我应该听从他人，等等。

认为他人是坏的核心信念表现为：他人贬低别人，他人不关心别人，他人是阴险的，他人喜欢操纵别人，他人欺负别人，他人占别人便宜，等等。

关于世界的核心信念，是对整个人际世界，也就是个体所生活的周围群体的一个整体性的观念。具有负性核心信念的人认为世界是冷漠的、敌对的；而具有正性核心信念的人则认为世界是温暖的、友善的，有人好有人不够好。

认为世界是冷漠、敌对的核心信念的具体表现为：自己遇到问题和困难是不会有人帮助自己的，自己要是遭遇不幸别人会看你笑话的，遭遇困难的时候别人会落井下石，等等。

8.1.3 核心信念与童年

核心信念是个体在成长初期逐步形成的，并在成长过程中逐渐强化或巩固。个体自出生时起便开始与周围的人打交道，特别是与生活中的重要他人（这里主要指养育者，通常是父母）进行互动，个体也会与其他家庭成员（如兄弟姐妹、父辈和祖辈成员等）互动。在互动过程中，个体逐步形成了对自我和他人的核心信念。

随着年龄的增加，个体社会活动的范围扩大。个体开始与邻居有社会互动，这里有同龄的小伙伴，也有与父母祖辈同龄的长者。接着个体会进入幼儿园，开始与小朋友群体和老师的互动，然后进入小学，与老师和同学的互动增多。在社会互动的过程当中，个体会巩固或者修正已经形成的关于自我和他人的信念，并逐步形成关于世界的核心信念。

随着年龄的增长，如果未来没有重大生活改变，这些信念会被逐渐巩固，他会更加深信已经形成的核心信念。

从这里可以看出，认知行为疗法在"过去决定现在"，童年时期的发展为整个人生阶段成长奠定基础方面，与心理动力学疗法的看法是一致的。它们之间不同的是，认知行为疗法从内容角度（社会互动所形成的信念内容）去思考，而心理动力学则从动力角度（欲望是否满足，以及满足的形式）去思考问题。

8.2　心理问题成因

既然认知行为学派是从内容层面而非动力角度思考，那么认知行为疗法是如何看待心理问题的成因的呢？

8.2.1　自动思维是情绪行为症状的直接原因

在心理问题的病因分析方面，认知行为疗法更多的是从当下而不是从过去来寻找原因，更多关注的是问题的情境中的直接影响因素。

第2章给大家介绍的认知疗法的模型（无论是链式模型、环式模型，还是T形模型）就直接说明了这一点。我们以链式模型为例说明认知行为疗法的病因观点。

在链式模型"情境→自动思维→情绪/行为"中，个体的情绪问题、行为问题是情境和自动思维共同决定的结果。在这个模型中，情境是客观存在的，并且情境也不直接决定我们的情绪和结果，只是一个外部因素。俗话说，"天下本无事，庸人自扰之"，这其实就是说明认知或者自动思维才是情绪和行为的原因，这个原因就是情绪或行为问题的直接原因。

基于这个认识，认知行为疗法重点就在于改变来访者的认知（自动思维）。大量的认知行为疗法的咨询结果表明，个体一旦改变其认知，其情绪就能有所缓解，行为也能改变。从另一个角度来看，这也说明了自动思维是心理问题的直接原因所在。

8.2.2 自动思维是受核心信念和情境双重决定的

既然自动思维是心理问题的直接原因，那么为什么在相同的情景下不同个体的自动思维是不一样的呢？

认知行为疗法认为，自动思维其实是受两个方面决定的，一方面是情境因素，另一方面是核心信念。这个观点主要体现在贝克的 T 字形模型里。

我们先说情境因素这一方面，不同情境中自动思维是不同的。例如，参加一个考试，你取得好成绩或差成绩，你的想法会不同。当你取得好成绩时，你可能觉得"我做得还不错"；当你取得差成绩时，你可能会觉得"我还须努力"。这就说明情境是自动思维的决定因素之一。

另一方面，也是最重要的，在相同情景下为什么人的自动思维是不同的呢？主要原因就是人的核心信念不同。一个人为集体做了一件好事，这时有人过来夸奖他，他可能会想："我做得真不错，大家还是喜欢做好事的人。"他也可能会想："这话就是虚情假意，不是出自于真心。"他甚至还有可能想："不知道他心里藏着什么坏心眼，他是不是想利用我为他做事呢？"其实这些想法之所以不同，就是源于不同的核心信念（或补偿策略）。第一种反应的人的核心信念是"我是可爱的"，或者核心信念是"我是不可爱的"但"做好人好事可以让大家喜欢我"（补偿策略），第二种反应的人的核心信念很可能就是"我是不可爱的"，第三种反应的人他的核心信念则很可能是"他人是坏的"。

因此，依认知行为疗法的观点，要从根本上解决来访者的问题，我们需要探究其核心信念，只有修正了核心信念，表层情绪和行为问题才能从根本上解决。未来遭遇不幸或者创伤事件时候，才不会再次引发心理问题。也正是因为这样看问题，现代的认知行为疗法咨询包括了自动思维、中间信念和核心信念三个阶段，而不是仅仅停留在自动思维阶段。

8.2.3 核心信念是幼年时期形成的

既然核心信念是问题的根本原因，那么核心信念是什么时候形成的呢？这个内容我们在上一个部分其实已经给大家介绍了。核心信念是人们小时候形成的。也就是说，问题的根本原因是源自于小时候或者幼年时期。这个观点和心理动力学的观点一致。

8.2.4 补偿策略是为应对负性核心信念而发展起来的

既然幼年时期形成了问题的原因——负性核心信念，那么为什么人们在幼年时期没有出现心理问题呢？这时就需要提到补偿策略。关于补偿策略，我们在中间信念一章里做了详细的介绍，这里只简单说明一下。

实际上，个体在形成负性核心信念的同时，也在发展他的补偿策略。也就是说，个体在意识到自己是无能、不可爱的时候，他就要想办法解决这个问题。例如，被家长批评成绩不理想的时候，他可能会意识到自己的无能，但他不能让自己处于这种无能状态之中。他要想办法解决这个问题，常见的办法是努力。如果他努力学习成绩上去了，家长的批评减少或者表扬他，他就会逐渐形成努力策略，如果这个方法持续有效，那么努力策略就维持下来了。

也许他可能会采取顺从策略——听家长的话，按照家长说的去做，按照老师说的去做。如果成绩上去了，也说明顺从策略是有效的，即使成绩不是特别理想，家长也不会太多挑剔他，因为他按照家长说的去做了。于是，顺从策略就变成一个有效的应对策略。当然，在这个过程中，其他个体可能还会发展出回避策略、警惕策略等其他补偿策略。

一旦成功应用了补偿策略，负性的核心信念就被遮掩了，人就不会显露出明显的心理问题，虽然仍有些不快和消极的情绪，但随着时间的推移慢慢就消失了。成功地应用补偿策略，个体就维持了积极正面的形象。

8.2.5　补偿策略失效导致今天的心理问题

补偿策略实际上是一种环境的产物，它是否有效决定了周围的人（特别是重要他人）的反应。所以，过去有效的补偿策略，在现在未必是有效的；现在有效的补偿策略，在未来也未必是有效的。一旦生活环境发生重大的改变，原来有效的补偿策略可能就变得不再有效了。

随着个体的成长和经历人生的不同阶段，生活环境也发生了巨大的改变。从牙牙学语的宝贝，到幼儿园的小朋友，再到学校的学生，从小学生、中学生、大学生、研究生，一路走来，然后进入社会，期间工作升职、恋爱结婚、养育子女、赡养父母，等等。

这些生活环境的改变，也检验着原来的补偿策略。也许你在人生的某一阶段会蓦然发现，用原来的方法无法解决当今的问题，你的生命中就出现了一个迈不过去的坎儿，心理问题也就出现了——开始怀疑自己和否定自己。

这样一来，负性核心信念被激活了，你处于消极情绪状态和无效问题解决的努力中。你开始怀疑自己、否定自己——自己可能并不像过去想象的那么"可爱"和"有能力"，而是"无能的"或"不可爱的"。

8.3　核心信念的形成

与精神分析让普通人困惑难懂的心理动力分析方式不同，认知行为疗法用幼年时期实际发生的事情来分析其核心信念的形成，这更容易让人理解和接受，也更符合心理科学的研究结果。

8.3.1　基因影响个体反应倾向

个体的核心信念的形成，是建立在先天因素的基础之上的。这些先天因素在过去通常被称之为遗传因素，把它们具体化为基因影响。正是由于这些先天因素差异，使得不同的个体对其相同的刺激有了不同的反应方式。

两个 18 个月大的孩子，凯琳和切莉各自拉着妈妈的手，耐心地等待着进入圣诞老人的商店。一看到这些还在蹒跚学步的孩子，圣诞老人马上走了过去，先弯下腰"呵呵"几声，然后还语带威胁地说："你们这一年都是好孩子吗？"切莉明显受到了惊吓，很害怕，她呜咽地转身跑去抱妈妈，结果差点向后摔了跟头。凯琳虽然也小心翼翼，但是她非常好奇，先是目不转睛盯着圣诞老人，然后转身看着妈妈。妈妈对她说，"对圣诞老人说，'是的，我很乖，我想要圣诞节的布娃娃。'"然后凯琳转身走向圣诞老人，允许圣诞老人把自己抱起来放在膝盖上。[①]

这是戴维·谢弗（David Shaffer）著《社会性与人格发展》（*Social and Personality Development*）中记录的一个场景。这两个宝贝面对穿着红外套、说话声音大、长着大胡子的陌生人时，有着截然不同的情绪反应。切莉显得心烦意乱，感到威胁，想办法寻求母亲的安慰，而凯琳虽然害怕但显得很有兴趣，她先看着妈妈寻求澄清和指导，然后自己开始探索这一情境。

这些先天因素决定的、呈现在婴幼儿身上的情绪和行为反应特点，心理学将之通常称为气质。在第 1 章里，我们曾提及托马斯和切斯在他们的"纽约追踪研究"中，发现 141 名婴儿的大多数可以被归为三种气质类型当中的一种。

容易型气质（约占 40%），容易相处的儿童脾气好，通常会表现出积极心境，追求新奇性和适应性，他们行为习惯有规律且可预测。

困难型气质（约占 10%），儿童活跃、暴躁，行为习惯不规律，对日常生活变化常常反应过度，对陌生人和环境适应慢。

慢热型气质（约占 15%），这些儿童不太活跃，略显忧郁，对陌生人环境适应较慢。但与困难儿童不同，他们对新奇事物的反应迟钝，而不是报以激烈的、消极的反应，他们可能转头来又会拒绝拥抱，而不是踢打或是

---

① 谢弗.社会性与人格发展［M］.陈会昌，译.北京：人民邮电出版社，2012：135.

大叫。

其余儿童不属于上述三种类型，表现出独特的气质类型。

有着不同气质类型的特点的孩子，在与他人互动的过程中有着不同的反应，而这些不同的反应，又会诱使他人采取不同的行为方式。如此一来，相同的父母，与不同的孩子进行互动，便会使孩子形成不同的核心信念。如果孩子是容易型气质，一般就容易抚养，如果孩子是困难型气质，家长就面临挑战了。

脾气大、对新事物难以适应的困难型婴儿和学步儿童，经过较长的时间，可能会变得不太易怒，而且适应性良好，前提是父母在坚持让儿童遵守规则的时候保持冷静，在约束和限制孩子的同时让孩子以一种更快乐的方式对新规则做出反应。但是对于一个好动、易怒且拒绝关注的孩子，家长很难保持耐心和敏感。许多家长会对这样的孩子发火，失去耐心，一味惩罚孩子。孩子对父母的暴力和惩罚，会回以更大的暴躁和反抗。

8.3.2　重要他人的期望或要求

基因、遗传抑或气质指的是个体核心信念形成的先天性基础，而后天的环境方面因素则是与重要他人（甚至是周围人）互动及其结果。具体来说，包括三个方面的因素：重要他人的期望或者要求、社会比较和创伤事件。

这里我们先讨论重要他人的期望和要求。在客体关系理论中，婴儿与母亲互动所形成的关系模式，构成其未来人际关系的基础。在经典的精神分析理论中，俄狄浦斯情结涉及幼儿父亲和母亲的关系冲突。无论是心理动力学的观点，还是一般心理咨询的理论观点，婴幼儿与重要他人之间的关系对其性格的形成都有重要作用。

在认知行为疗法看来，对个体核心信念形成起重要影响的人物，不仅有父母还有老师等其他人。因此认知行为疗法倾向于使用重要他人这个词来描述一切对个体产生重要影响的其他人。这里自然包括父母和其他重要的长辈以及同辈群体。

重要他人对个体核心信念的影响表现在两个方面：一方面是他们对个体的期望或要求本身，另一方面是他们对个体表现的评价。在这里，我们先说前者，后者放在下面的标题中讨论。

生活中，我们经常发现父母对孩子的期望是很高的，远远超出孩子的实际表现。无论孩子有多么杰出和优秀，家长通常都是不满足的。对活泼好动的孩子，家长并不满足，希望他安静一些；而一个安静的孩子，家长希望他活泼好动一些。一个有着文学天赋的孩子，家长却希望他数理化也优秀。一个有着体育天赋的孩子，家长可能希望他文化课也要优秀。

家长的希望有没有错呢？当然没有错。可家长有着这样的希望，而孩子的实际表现又落后于家长的期望的时候，家长常常会感到失落和沮丧。失落和沮丧的表情，乃至于对孩子成绩不如意的指责，都会使得孩子认为自己是无能的，所以自己才不能达到父母期望的水准，也可能使得孩子认为自己是不可爱的，所以才使父母不高兴。当家长在跟孩子表达期望的时候，需要防止孩子将其理解为对自己的否定。

对孩子的期望，除了父母外，老师也是一个重要的存在。老师出于教育孩子的责任感或工作绩效的需求，常常会希望自己班上的学生努力学习成绩好。对某些成绩不理想的学生进行批评，对那些违反纪律的学生予以责罚，即使是成绩好的学生，老师也会提出更高的要求。这些要求的存在也会让孩子觉得自己是无能的、不可爱的。

总体来说，一旦个体经常达不到重要他人的要求，这很容易使得个体形成"无能的"和"不可爱的"负性核心信念。

8.3.3　社会比较

社会比较是社会心理学的一个重要概念。心理学家利昂·费斯廷格（Leon Festinger）于 1950 年提出社会比较理论（social comparison theory）。该理论认为：

（1）人人都有评价自己观念和能力的内驱力，即人都需要确定自己的观念是否正确，需要获得对自身能力的确切评定；

（2）人在对自己的观念和能力进行评价时，因缺乏非社会性的物理标准，就通过将自己与他人进行比较，即社会比较来评价自己的观念与能力；

（3）认为人们倾向于选择与自己特征有共同点的人进行比较。

重要他人影响是核心信念形成的一个方面，但社会比较是个体形成核心信念的另一个重要的方面。个体在成长过程中总是将自己与别人进行比较，获得对自己和对他人的认知，并进而形成其核心信念。

费斯廷格的社会比较理论谈到了人有比较的动力（认识自己），也有比较的标准（与他人相比），和比较的群体选择（与自己同类的群体或个人相比）。在核心信念的形成过程中，个体经常将自己的表现或者所得（从重要他人中得到的肯定和奖赏）与同辈群体相比，这些同辈群体有他的兄弟姐妹、他的邻居、他的同学、他的同伴等，通过比较得出有关自己的认知和有关他人的认识。

例如，学习成绩非常杰出，优于自己的兄弟姐妹的人，就会感到自己是有能力的；相反，如果他有一个杰出的兄弟姐妹，就比较容易形成无能的信念。在同班同学群体中，如果名列前茅则会认为自己是有能力的，如果排名中下则可能会认为自己是无能的。

愿望的满足通常也是比较的重要的参考点，如果家长把好吃的东西或礼物奖赏给某个孩子，其他的孩子因没有得到满足，就可能会认为自己是不可爱的，父母是不喜欢自己的。在学校里也是这样，老师表扬某些学生而并没有表扬另一些学生，对某些学生笑容可掬，对另一些学生不苟言笑，这些会让前者认为自己是可爱的、受人欢迎的，而让后者认为自己是不可爱的、不被老师喜欢的。

与同伴是否相同也是一个比较的点。对许多孩子来说，与同伴不同是一个威胁，它可能意味着自己并不被同伴群体所接纳。所以一些孩子往往希望自己的说话方式、用词用语、着装打扮、行为模式与同辈群体一致。这在青春期的孩子中表现尤为明显。例如，有的孩子青春期发育比较早，他们会显得非常焦虑，因为别人还没发育，他们会掩盖自己的性别特征；如果别人都发育了，而自己还没有发育，这会更加焦虑，他们会觉得自己不正常，别人会为此奚落自己。

8.3.4 创伤事件

创伤事件最能摧毁个体，它易于使个体形成负性核心信念。那些遭遇创伤事件的个体，之所以多年以后都未曾走出来，最根本的原因在于创伤事件形成负性核心信念。这样的核心信念长久地影响个体的自动思维、情绪和行为。他们也许能做到遗忘事情本身，但这件事情给他带来的影响却是无处不在，无法抹去。

生活中，经常能见到的创伤事件有：

- 遭受躯体虐待或家庭暴力；
- 遭受心理虐待或忽视、歧视；
- 罹患慢性疾病或身体残疾；
- 遭受性虐待或强奸；
- 父母离异或死亡；
- 被父母给送走或寄养；
- 频繁搬迁，适应困难；
- 贫困中长大，遭受歧视。

之所以把这些事情称之为创伤事件，是因为这样的事情是幼小的个体无法应对的，它们超出了个体的能力，而且经历创伤事件时没能得到重要他人的支持，个体就只能选择承受。在他们无可奈何承受的时候，他们只能认为，自己是无能的、不可爱的，或者坏的。不然的话，自己为什么要经历别人都不曾经历的这些事呢？

8.3.5 重要他人评价

重要他人对个体核心信念形成的影响，除了前述的"他人的期望和要求"外，对个体表现直接的言语评价也会对个体核心信念的形成产生直接影响。

心理学研究结果表明，15 岁以下的个体往往缺乏客观的自我评价能力，比较容易受到成年人评价的影响。年龄越小的孩子，越是这样。因此，在个体成长过程中父母和老师对孩子进行的评价就会影响孩子的核心信念。

例如，年幼的孩子吃饭的时候没用好饭勺，把碗里的米饭洒得到处都是。这时有的妈妈就会说："看看你，真笨，连吃饭都吃不好，撒得一桌子都是！"有的妈妈会说："看看你，真不乖，不好好吃饭，弄得满桌子都是饭！"也有的妈妈会认为："这孩子，吃饭不好好吃，就知道给妈妈捣乱，让妈妈去收拾这些米饭！"这些语言一方面在表达米饭撒在桌子上的事实，另一方面则包含了对孩子的负面评价，如"笨""不乖"和"捣乱"，这暗含着孩子是"无能的""不可爱的"和"坏的"。

对于孩子，家人和老师经常有一种选择性的负面关注现象，一方面，他们会去注意到孩子的缺点和不足，并对这些缺点和不足评头论足，进行批评指正；另一方面，他们会忽视孩子的优点和长处，对表现好的部分视而不见。如此一来，孩子的耳朵里，经常听到的都是来自于重要他人的负面评价，久而久之，孩子就会形成负性的核心信念。

8.3.6　儿童对早期经历的解读

在认知行为疗法看来，儿童对于发生在外部世界的认知解释才是其核心信念形成的关键因素。对孩子来说，如何看待重要他人的期望，如何看待重要他人的评价，如何看待人与人的差异，如何进行社会比较，如何看待遭遇的创伤事件，这些才是核心信念形成的、内部的直接原因。

如果儿童把重要他人的期望，理解为对自己能力的否定；如果儿童把重要他人的评价，接收并加以认可；如果儿童社会比较时把自己与优秀的人相比；如果儿童把经历的创伤事件，解释成为是自己的无能等造成的，这样的话儿童就会形成负性的核心信念，但如果儿童能对此有别的解释，那就不一样了，结果就不一定了。

因此心理咨询师在搜集个案成长史资料时，一方面要关注来访者经历了哪些事情；同时，也是最重要的，另一方面要了解对于所经历的事情来访者是如何解读的。来访者如何看待他经历的事情直接影响其核心信念的形成。

另外，心理咨询师在核心信念阶段的工作任务之一，就是要去纠正来访者对于早期童年经历的认知歪曲，正确地理解他人的期望和评价，正确地进行社会比较，正确地认知创伤事件，避免来访者从负面角度看待这一切。

电视剧《金婚》里面有这样一个片段，女儿南方即将离家读书，行前与妈妈发生了激烈的争执，在激烈的冲突中她说出了这么几句话：

我在这个家里跟你们没有关系，你一直没有把我当家里人看。

我知道你对我好，对我好得不得了，好得我都不知道在这个家的身份是什么了。

你是我妈妈吗？我是你女儿吗？

燕妮、大宝，他们怎么闹怎么说，你都乐呵呵的，我呢？我说什么做什么，你都觉得我在使心眼儿。

为什么她会这样想呢？是因为她生下来就被送到奶奶家而没有在父母身边长大。对于被送奶奶家这件事，她的解读是这样的：**你们要是爱我，你们怎么舍得。**还说自己“从小到大都没有安全感，每次做梦都会梦见妈妈把我往外推。”

在这个故事里，我们可以看到，南方对于父母把他送到奶奶家，解读成为“父母不爱她”，带着这样的一个歪曲认知，看待妈妈对待自己和其他弟妹的态度的时候，就有了认知的偏差。

当她知晓爸妈实际上是爱她的，而且当年把她送到奶奶家的真正原因是家里没有饭吃，到奶奶家她也许能够活下来，在这个过程中父母每天也都惦记着她。

当她重新解读自己被送到奶奶家的事件后，她的信念得到了修正。

8.3.7 行为方式

人格的形成或者说核心信念的形成，本质上是个体在与周围环境的互动过程中形成的。前面我们介绍了六个方面的因素，其中他人期望、社会比较、创伤性事件、他人评价构成了人际互动的外部因素，而基因和认知解读则是个体的内部因素。

在人际互动的过程，个体会先对外部因素进行认知解读，并在基因的影响下选择某种方式予以应对，而环境中的他人（特别是重要他人）则对这种反应予以反馈，对某些行为可能是接受的、肯定的，而对某些行为则是否定的或拒绝的。再者，在一次一次的人际互动的尝试中，个体会逐步形成某种更为有效的行为方式，而放弃无效或达不到预期目的的行为方式。这种童年时期就形成的行为方式，我们称之为补偿策略或应对策略。

例如，他人期望这个外部因素。许多父母对孩子都有高期望，当孩子的表现不如自己的预期的时候，家长便表现出不高兴或者不满意。这时孩子可能会把家长的不高兴和不满意，解读为对自己能力的否定，即认为自己是无能的。

有些孩子选择了努力策略，通过更加努力学习，花更多的时间去学习，使得学习成绩提高，来达到父母的期望，让父母满意。一旦父母对孩子的成绩感到满意或者其他家长夸奖自己孩子的时候感到自豪，这就表明努力策略是有效的。在未来的日子里，孩子就更愿意选择努力的策略。

也有些孩子会选择回避策略。如果自己努力却没有达到父母的预期，父母没有表示满意，他可能就会想：多一事不如少一事，能回避就尽量回避，能不做就尽量不做。这样一来，父母的抱怨就减少一些，久而久之，他就会形成的回避的策略。他既不追求上进，也不愿意做额外的事情，更不愿意求助同学或请教老师。总体来说，他的信念是既然父母的抱怨不可避免，那么就让抱怨来得少一些。

8.4　核心信念的机制

人一旦形成核心信念，便会产生心理动力，促使个体以维护核心信念的方式运作。

核心信念的心理机制主要包括两个机制，第一个是执行机制，第二是维护机制。执行机制就是按照核心信念的要求去应对生活中的问题，化解来自生活中的挑战，具体来说，就是补偿策略或应对策略。维护机制是对现实生活中发生的事件的信息进行某种筛选，使它能与核心信念一致，让某些信息进入长时记忆之中以增强或巩固核心信念。

8.4.1 补偿策略

在核心信念机制图（见图 8-1）中，我们可以看到童年经历让人形成核心信念。我们知道，一旦核心信念形成，其补偿策略也就形成了（关于这一点，我们在核心信念的形成这一部分就已经讨论过了）。当个体形成核心信念和补偿策略以后，他就会按照已经形成的补偿策略应对生活中的问题。

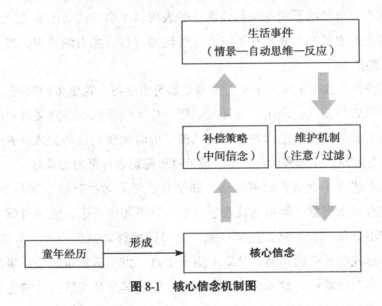

图 8-1　核心信念机制图

例如，个体在家里形成努力的策略，以达到父母对自己生活习惯方面的要求，而努力策略也让他得到了正向的反馈，父母满意或者减少批评。于是，个体就会更愿意在更多的生活领域复制这个策略，学习上努力，工作上努力，甚至在自己未来婚姻家庭中也会付出更多努力。

我们从这里就可以看到，努力策略（也就是补偿策略）本质上就是用来维护其核心信念的，只不过它起到的作用是遮盖负性核心信念，让自己感觉良好而已。

这里还要多说两句，以避免引起大家的误解。并不是所有人都具有负性核心信念，具有正性核心信念的人的策略，被称为应对策略。努力其实也是一种应对策略，不过他的目的是让自己变得更好，而不是去遮盖自己无能的这样一种核心信念。

8.4.2　维护机制

当个体应用补偿策略去处理生活问题时，我们会发现生活中发生的一些事情，与其核心信念是一致的，帮其证明了自己是无能的或不可爱的。但生活中也会发生另一些事情，可能确实与其核心信念相反，表明了个体是有能力的或受人喜欢的。这时，如果个体任由相反的信息进入大脑，并且被个体注意、记忆并组织起来，它们就会威胁到原来已经存在的核心信念。

作为已经占据主导地位的核心信念，自然不会让这样的事情发生，它拒绝与自己相反的信息进入个体的大脑里。它需要扭曲相关的信息，使之与自己一致或者不冲突，完成这个工作的就是核心信念的第二个机制——维护机制。

关于核心信念的维护机制，认知行为疗法专家应用图式理论来解释。一个已经形成的核心信念图式，它就会去选择性注意、记忆和组织生活中发生的各种信息。图式理论主要解释一个图式对信息的注意、记忆和组织方面的选择性的作用，对图式理论感兴趣的朋友，可以阅读相关的书籍。

我们回到核心信念的维护机制上面来。当个体形成"无能的"核心信念的时候，如果他遭遇失败，例如，考试失败、工作失败、恋爱失败、婚姻失败、求职失败等，这些失败的事件与其核心信念一致，这些信息或事件被注意到，进入意识中，进入记忆中，并组织到原有的核心信念之中。"自己是无能的"核心信念增添了新的证据，也就巩固了"无能的"核心信念。

相反，如果说个体获得了成功，例如，考试取得好成绩、加薪、恋爱成功、找到新工作等，这些信息或事件与他"无能的"核心信念相反。这些信息就威胁到其原来的负性核心信念，这时核心信念图式就会动用一些策略来解决这个问题。常见的做法是忽视、否认或者扭曲。

"忽视" 的意思就是对这些视而不见。个体往往会认为，这不是一种能力，不能说明什么问题，因为周围的人都也会有这些。

"否认" 就更极端一些，就是不承认这个事实，例如，个体取得了好成绩，但他不认为自己真的取得了好成绩。又例如，有人表示喜欢个体，但他却不认为这是真的，觉得对方不可能喜欢自己。否认者的口头禅就是"这根本不可能""这是不会发生的"。

"扭曲" 就是把一个正面的、积极的事情，变成一个消极的、负面的事件。考试取得好成绩，首次进入前十名，对他来说无疑是一次成功。但他可能会把这件事解释为运气或者是偶然因素，例如，自己昨天刚好看到了试卷中的某道题，或者别人其实并没有努力而已。又例如，一个人表达对他的喜欢，对于一个具有"不可爱的"核心信念的人来说，他可能会认为对方是客气、虚情假意，或者认为对方是别有所图而已。

上述策略换一种说法就是认知歪曲，核心信念的维护机制也就是通过认知歪曲来实现的，这些认知歪曲通常表现如下。

- **选择性负面关注**：关注那些与负性核心信念一致的信息，而对正面信息视若无睹（忽视）。例如，一个有着"不可爱的"负性核心信念的人，但她性格好、人又长得漂亮，全班 48 个同学，有 42 个人喜欢她，有 5 个人不喜欢她，你们觉得她会关注到哪一部分人呢？是喜欢他的，还是不喜欢的人？很自然她会关注到那 5 个不喜欢她的人，而忽视那 42 个喜欢她的人，这就是典型的选择性关注。
- **低估正面证据**：淡化正面事情的价值和意义。例如，一个学生在期中考试取得了好成绩，他可能会认为，期中考试的成功其实并不重要，期末考试的成功才重要，或者高考成功才重要。
- **拒绝相反解释**：拒绝客观存在的事实，否认与自己意见相反的解释。例如，单位领导因其工作过失处分他，他认为单位领导是针对他。事实上，其他有相同过失的人也大多受到了处分，事后单位领导也对他说明这么做是为了整顿工作作风而并不是针对他个人，但他并不相信这样的解释。

8.5　核心信念的识别与治疗路径

前面介绍了有关核心信念的理论知识，接下来我们给大家介绍如何去识别个体的核心信念，以及纠正负性核心信念的治疗路径。至于具体通过什么样的流程和技术手段去纠正核心信念，鉴于篇幅太长我们放在《认知行为疗法进阶》一书中讨论。感兴趣的朋友可以阅读那本书。

8.5.1　识别核心信念

识别核心信念有多种方式，最简单的一种方式就是从自动思维中去识别，比较有技术含量的方式，就是通过箭头向下技术进行识别，当然，咨询师也可以发挥自己的智慧，通过归纳来访者的自动思维来判断其核心信念是什么。

方法一：从自动思维中识别核心信念

有些来访者在报告与情境相关的自动思维的时候，连带地会把自己的中间信念和核心信念都报告出来。因此，我们有可能从自动思维中识别出其核心信念。

因为核心信念是对自我、他人和世界的最概括的、最一般的认知，因此句型有着如下特点：（1）主语是关于我、他人和世界的词语；（2）谓语是表语结构，是判断性的。例如，"我就是一个笨蛋""我是无能的""我很无用""没有人会喜欢我的"（即我是不被人喜欢的）"别人太强大，我太笨""这个世界很冷漠"……

因此，我们可以依据来访者的自动思维报告的内容来识别，如果出现关于自我、他人和世界的一般性认识的时候，我们就可以判断其核心信念了。

例如，迈克尔有着公众演讲的焦虑，因而回避演讲。咨询师问他当他想到演讲的时候自己在想什么？他回答说："每个人都会注意到我脸红，当他们注意到的时候，就知道我是没有能力的。"在这个自动思维中，"我是没有能力的"就是其核心信念，虽然这个自动思维表现出来的是别人认为他没有能力，但是这其实是一种投射，个体认为自己是没有能力的，才会认为别人会这样看他。

再例如，来访者告诉咨询师，一个朋友要去国外旅游，因家里宠物狗没人照看，于是托她代为照顾几天，其实自己是想拒绝的，因为自己讨厌狗在家里掉毛，这会弄得家里很脏。咨询师问她："你最终没有拒绝，当时你在想什么呢？"来访者回答说："我是她的好朋友，人家出国没法照顾宠物，我应该帮忙的。要是我不帮她的话，她就会生气，自此以后不理会我这个朋友了。我也就成孤家寡人了，没有朋友了。"在这里"我也就成孤家寡人了"的意思就是"我是不可爱的"，不被人喜欢的。

方法二：通过归纳自动思维来识别核心信念

除了从某个自动思维去识别核心信念以外，我们也可以从多个情景的自动思维中进行归纳，从众多自动思维的内容中去分析，个体的负性核心信念涉及什么样的类别。

在这里，我们举一些例子好了。

情景一，师姐在实验室夸师兄长得帅，来访者的想法是：我形象不好，其他方面很不好，真差劲。

情境二，和师兄一同去吃饭，师兄突然在路上碰见好几个外系的人，他们看起来很熟悉。来访者的想法是：我熟人少，人际交往能力差，这对未来的事业发展肯定很不利。

情境三：和同学打乒乓球，状态不好，打得不好。来访者得想法是：我乒乓球打得不好，我不行，其他方面也不行，对未来没有信心。

我们从这三个情景的自动思维中，可以发现一个共同的内容是对自己能力的否定，例如，形象不好、人际交往能力差、乒乓球打得不好。从这里，我们其实可以归纳出他的核心信念是"我是无能的"。因为他认为自己是无能的，对未来就显得很悲观了。自动思维中有两句话显示出他对未来的悲观，第一句是"对未来的事业发展肯定很不利"，第二句是"对未来没信心"。

方法三：应用箭头向下技术来识别核心信念

箭头向下技术是一种提问技术，它从个体最表面的具体想法开始，探索决定这个想法背后的深层想法，然后再探索决定这个深层次想法后面更为深层次的想法，这样一步一步探索下去，逐步深入，最后就能发现决定个体所有想法根源的核心信念。

箭头向下技术主要是应用提问方式来促进当事人进行探究，探究想法背后的想法。当个体对这个提问做出回答后，我们在新的回答基础上继续提问，直到触及核心信念为止。它主要的提问模式是："如果你的想法是对的/真的/真的发生，它意味着什么/会怎么样/是什么意思？"

正前方有一个美女走过来，这时你也许会想："这个女人真漂亮。"换个人也许会想："她要是我的女朋友就好了。"有人也许会想："红颜祸水。"还有人会这样想："这么漂亮有什么了不起，是爹妈给的，又不是自己努力的结果。"当然也会有人想："要是我有那么漂亮就好了。"如此等等。

我们对这位看到美女就想到"红颜祸水"的人，应用箭头向下技术提问。

咨询师：你说漂亮女人是红颜祸水，是什么意思？

来访者：那些追求漂亮女人或者和漂亮女人保持密切关系的人，都没有好下场。

咨询师：要是你说的真的发生，就是和漂亮女人发生关系的人都没有好下场，这意味着什么呢？

来访者：人不要追求外表漂亮，应该看一个人的内心世界好不好。

咨询师：如果你的说法是对的，这对你意味着什么？

来访者：我们应该提升自己的内涵，不要去追求外表漂亮。

咨询师：如果人们都像你期望的那样，对你意味什么？

来访者：人们就会喜欢我。

咨询师：如果人们喜欢你，是什么意思？

来访者：就说明我是一个受欢迎的人。

在这里我们发现，当事人希望自己成为一个受欢迎的人，而他自己又没有别人所具有的美丽外表，因而产生了对具有这个特质人的嫉妒和敌意，试图通过敌视漂亮转而强调重视内涵的诉求。我们也就可以发现，隐藏在表面说辞背后的真实意涵是："我是个不可爱的人。"

一位高考生在既往考试中经常名列前茅，但因为3月份全市第一次模拟考试失利，就对未来的高考感到担忧。他在后来的考试中出现了考试焦虑现象，做题的时候出现手抖、心慌、手心出汗等症状，考试中他经常想别的事情，看到别人翻卷子自己也会感到着急。这种考试焦虑的状态严重影响他的复习和应试，在老师的建议下他来寻求心理咨询的帮助。

咨询师了解到：在上周举行的模拟考试中，他走进考场的时候，他的自动思维是："我不能在数学上失败了，再次失败的话，高考就没有希望了。"并体验到紧张的情绪。

为什么患者会产生"我不能在数学上失败了，再次失败的话，高考就没有希望了"这样的想法，这样的想法背后的核心信念是什么呢？

咨询师：你刚才说："我不能在数学上失败了，再次失败的话，高考就没有希望了。"这句话是什么意思？

来访者：高考失败的话，我就没有未来了。

咨询师：要是你真的高考失败，会怎么样？

来访者：我就考不上理想大学，考不上理想大学，我就找不到好工作，也就没有好的未来了。

咨询师：如果你说的情况真发生了，这意味着什么？

来访者：我就不能报答父母的养育之恩。

咨询师：如果你真没办法报答父母的养育之恩，这对你意味着什么？

来访者：意味着我是一个不孝顺的人。

咨询师：如果你真的成了不孝顺的人，这又是什么意思？

来访者：我就是一个不受人欢迎的人。

我们在这里可以看到，来访者对于考不上理想大学的担心，源于他对于不能报答父母的担忧，而这个担忧的背后是他认为"自己是一个不受人欢迎的人"（即自己是不可爱的）的核心信念。

8.5.2　治疗路径

通过前面的学习，我们了解到，贝克将认知信念分为自动思维、中间信念和核心信念三个层级。自动思维是患者的情绪问题和行为问题的直接原因，而核心信念又是自动思维的决定性因素。

在上述三层信念的关系中，存在两种治疗路径的选择。

第一种是先解决核心信念，再解决中间信念，最后解决自动思维。这种方法认为，问题根本解决了，问题的症状也就自然而然地解决了。这是一种从治本到治标的路径。

第二种路径是先解决自动思维，再解决中间信念，最后搞定核心信念。先把造成患者症状的直接原因（或表层原因）解决了，然后再来解决引发症状的根本原因。这是我们通常说的从治标到治本的路径。

理论上存在上述两种治疗路径。但在实际的临床实践中，认知行为疗法专家基本都遵循第二种路径，即从治标到治本的路径，即从自动思维开始，再处理中间信念，最后解决核心信念的路径。第一种路径费时费力，效果也不好。

为什么我们不能从核心信念入手呢？

核心信念之所以称为核心信念，就说明它是强大而牢固的，是多年负面经验累积而形成的（你可以回过头去看看核心信念的心理机制这部分的内容），短时间所积累的一些正面经验和素材是无法与之对抗的，也是无法撼动它的。

从"三层信念机械图"中（见图8-2），我们可以看出，核心信念用最大的齿轮来表示。它是不可以凭借你的力量去撼动的，我们所能转动的只能是自动思维，通过小齿轮，带动中等齿轮，最后带动大齿轮转动。

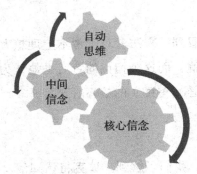

图 8-2　三层信念机械图

因此，从这个观点来看，我们就能理解为什么传统的精神分析需要耗费数年，费时费力且效果不一定好。这是因为传统的精神分析法直接处理过去，处理创伤本身。这种做法就如同认知行为疗法直接处理核心信念一样。虽然每次会谈都能带来一点感悟，但对于当下并没有什么直接的效果，需要长期的坚持才能看见改变。俗话说，冰冻三尺非一日之寒，要想改变过去，就需要耗费漫长的时光。

但是如果我们从改变现在开始，就会轻松省力一些，虽然这需要的时日也不短，但是也要比直接从过去开始处理要高效，也会节约相当多的时间。

认知行为疗法专家又是如何看待从治标到治本的路径呢？

（1）自动思维和中间信念要比核心信念更容易改变

自动思维是有关情境的一些想法，而这些想法是否正确是容易得到验证的，也就容易改变了。例如，你担心考试排名下滑而感到焦虑，一旦考试结果出来，你就可以发现自己的担心是否正确。又例如，你在讲话的时候某个人咳嗽，你以为对方是在暗示你说了不该说的话。如果我们去询问对方，他可能会告诉你他感冒了，事实上在其他的时候他也咳嗽不止，那么你的想法也就得到了验证或者说纠正。

中间信念虽然不如自动思维那么容易验证，但还是要比核心信念容易验证得多。中间信念的本质是一种心理策略，我们可以通过检验一种心理策略是否有效来验证这个策略是否有道理（见图8-3）。

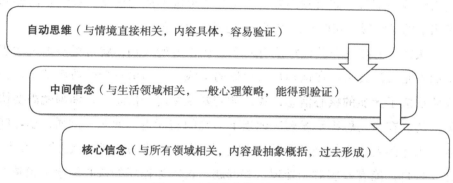

图8-3 三层信念的验证难度

例如，有人觉得求助就是无能的，所以自己要独立思考而不要求助。这个说法是不是正确的呢？我们可以进行验证。我们指导来访者如果遇到自己无法解决的问题就找合适的求助对象，并使问题得到解决。这个时候，他就会发现，较之不求助，求助后他的绩效表现要好得多。他自然就会认识到，求助并不是"无能的"表现，而是一种"有能力的"表现。

（2）认知行为治疗方面的咨询更关心症状而不是病根

来访者之所以前来求助，是因为他存在实际的情绪问题、行为问题和工作生活等实际问题。这些问题的解决，也就是症状的解决，虽然对病因他也感兴趣，但是限于时间和精力，他可能更感兴趣的是问题的解决。

一个来访者，如果他因为某个问题困扰了一个月或者两三个月，但他不会为了这个问题去花两三年或更长的时间去解决问题的核心——核心信念。一个比较合理的预期是，那些病程长达数年和十数年的个体，其心理问题的影响范围广泛且严重，可能会愿意花更长的时间去解决疾病的深层次问题。尽管如此，他们还是希望能够先见到效果，能够让他们的症状有所缓解。

所以，无论症状的轻和重，通常且明智的选择就是先治标再治本，先解决症状再解决病根，先从自动思维开始，再解决中间信念，最后处理核心信念。

（3）认知行为疗法的干预策略是"用现在的经验去修正过去的经验"

认知行为疗法认为，负性核心信念是个体在童年时期形成的，是基于过去经验的结果，如果我们要去修正过去经验形成的信念，我们就需要基于当下的经验形成新信念，用新信念去取代旧信念。

认知行为疗法和其他疗法有一个比较重要的区别，就是更多地关注当下而不是关注过去。在认知行为疗法的实践中，如果一个来访者基于过去经验形成了无能的核心信念，我们就需要改变这个信念，咨询师就需要协助来访者在自动思维阶段解决他当下面临的实际生活问题，例如，学习问题、工作问题、婚姻问题和子女教育的问题，在解决这些问题的过程中，他发现自己能有效应对和处理这些问题，这就为他新的核心信念"我是有能力的"积累了正面的经验和相应的证据支持。

随后心理咨询进入中间信念阶段，来访者修正补偿策略，发展更多有效应对问题的策略，也就能解决更多的实际问题。"我是有能力的"的证据和经验也就越来越多。当这些经验积累够多，对新信念的相信程度比较高（通常相信程度应该高于60%）的时候，才到了处理负性核心信念的时期。到了这个时候，咨询师会引导来访者进行新旧信念对决，用新信念去替代旧信念。

相反，我们直接处理童年时期的经验，去了解他核心信念是基于过去经验而形成的，去处理创伤，修正童年经验。但这些处理和经验，无法帮助他应对当前存在的问题。更糟糕的是，这些问题的存在实际上是再次提醒他"自己是无能和不可爱的"，再次激活了他的负性核心信念。这就说明，我们关于童年经验的处理是劳而无功的。

第 **9** 章
健康人格

第 8 章给大家介绍了认知行为疗法关于心理健康的理论观点。本章将应用第 8 章的理论知识给大家介绍：如何维护自己的心理健康，如何让一个不健康的自己变成一个健康的自己，以及我们可以养成哪些心理健康的思维方式。如果你有孩子，自然会关心教育孩子的过程当中，如何做能够培养心理健康的孩子，这也是我们本章要讨论的内容之一。

9.1 健康人格的内涵

健康人格是基于对自己、他人和世界全面的、客观性的认识，也就是说，健康人格是建立在人格经验的完整性上的。由于人格初始于幼年时期，幼童心智水平有限，不能处理人格经验中相互对立和矛盾的各个侧面，因此选择了保留某些人格经验而放弃（忽视或遗忘）另一些人格经验，这样一来，他们形成的人格就是有偏差的，也就是不健康的。

人格经验按照中国人的分类方式，其实可以分为做人与做事。做人就是处理与周边的人的关系，其结果就是有人喜欢你，或者说接纳你、认可你；也有人不喜欢你，或者是讨厌、拒绝或鄙视你。做事就是处理一些客观的事物，例如，学习、工作，家务等这些事情。这些事情的结果就是，有些事情你搞定了，成功了，达到了预期；有些事情你搞砸了，并没有成功，也就是失败了。

这种情形无论是幼年、成年还是老年都是存在的：有些事情你能做成，有些事情你做不成，有些人喜欢你，有些人不喜欢你。但这些相互矛盾的经验和信息，对心智水平尚不成熟的儿童和少年来说就比较难以处理了。

如果是基于自己做不成的事情的经验，自己就是无能的；相反，如果基于自己能做成的事情的经验，自己就是全能的。那么自己到底是无能的还是全能的呢？少年儿童就只能从中选择其一了。

如果挫败经验比较显著和突出，人就更易于形成"自己是无能的"信念，放弃与忽略做成事情的经验；如果成功经验比较突出，就更易于形成"自己是全能的"信念，放弃或忽略做不成事情的经验。

关系层面其实也是如此，无论你以怎样的方式与人交往，做出何种努力都会有人喜欢你，也都会有人不喜欢你。如果基于别人不喜欢你的经验，你将形成"自己是不可爱的"信念；如果基于别人喜欢你的经验，你将会形成"自己是可爱的"这样的信念。但事实上既有人喜欢你，也有人不喜欢你，那么你到底是可爱的还是不可爱的呢？对儿童少年来讲，他们只能从中选择其一。结果和上面一样，少年儿童要么觉得自己是可爱的，要么觉得自己是不可爱的。

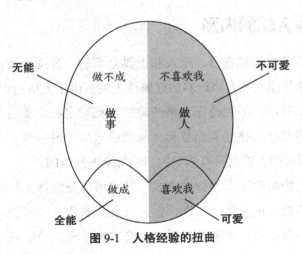

图 9-1　人格经验的扭曲

其实从健康人格的角度来讲，无论你认为自己是无能的和不可爱的，还是认为自己是全能的和可爱的，这都不是事实，都是对人格经验的歪曲，都是不健康的（见图 9-1）。健康的人格是基于全面人格经验建立起来的。它需要包括你做成事的人格经验，也要包括你做不成事的人格经验，包括有人喜欢你的人格经验，也要包括有人不喜欢你这样的人格经验。

因此要想拥有健康的人格，我们需要在无能和全能的基础之上，建立上层的人格结构，我们也需要在不可爱和可爱的人格经验基础之上，搭建一个上层的结构。这个人格结构就是"我是有能力的和有爱的"（见图 9-2）。

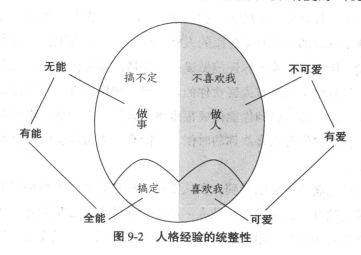

图 9-2　人格经验的统整性

"有能力的"和"有爱的"这样的人格结构包含了人格的所有经验，它既包含成功的经验，也包含着挫败的经验。

在这个"有能力"和"有爱"的表述中，我们可以发现，人和人之间的区别，不是全能和无能，也不是不可爱和可爱，而是程度上的区别，是能力程度和可爱程度的区别。

即使一个杰出、卓越的人，他也不可能是全能的，世界上的所有事情他不可能都会，他只是比我们会得更多一些；一个做事常失败的人，他也不可能是无能的，他也会做一些事情，只不过比我们普通人要少一些。即使一个非常受人欢迎的大明星和领导者，喜欢他的人很多，但是也有人不喜欢他；一个不受人欢迎的人，尽管不喜欢他的人很多，但是爱他的人也依然是有的。

基于上述的观点，从认知行为疗法的角度来看，健康人格包括三个方面：

- 认知自己；
- 悦纳自己；
- 发展自己。

认知自己就是要认识到人格经验的全部。

这就是前面讲到的：有些事情你能做，有些事情你做不成；有人喜欢你，也有人不喜欢你。如果你有意无意地忽略了人格经验的另一方面，你都是心理不健康的，具有不健康的人格。例如，当你意识到自己做不成某事的时候，你可能忘掉了你还能做成一些事情；当你注意到有人不喜欢你时，你可能忽略了还是有人喜欢你的。当然，相反的表现其实也是不健康的。例如，你可能意识到你能做成很多事的时候，可能会忽略你有做不到的地方；你去关注有人喜欢你的时候，可能有意无意地忽略到有人不喜欢你的事实。

我们从上面分析可以看到，在认知行为疗法看来"人都是不完美的"。所有人都是这样，无论是杰出的人，还是普通的人，都是如此。作家林清玄说，当你与他人打交道感到自卑和不自在的时候，就默念五字咒语"大家都是人"。"大家都是人"这五个字就包含了"人都是不完美的"意思，如果我们能认识到自己是不完美的，别人也是不完美的，内心就会更平和一些，也能够轻松自如地去与他人交往。

悦纳自己就是要肯定自己。

尽管我们会的不多，喜欢我们的人不多，我们还是要接纳自己，肯定自己。健康人格，是建立在自我肯定的基础之上的。

虽然我们会的不多，但我们不需要全会。我们只需要通过我们会的技能，为社会做贡献，体现自己的价值就可以了。人不需要证明自己是全能的，人只需要证明自己是有能力的就可以。曾有一个电视报道，一个青年花了许多的精力参加劳动部的职业资格技能考试，在他的抽屉里有二三十张职业资格证书。其实这些证书并没有起到什么作用，因为他并没有去从事这些证书所涉及的职业，他只是将这些证书放在抽屉里，证明自己的能力而已。

当然，我们也不需要所有人都喜欢自己，只要有人喜欢自己就可以。"相识满天下，知心能几人？"你能有三五个知心朋友就足够了，你没有必要去追求自己成为"万人迷"。

发展自己是健康人格的人生追求。

认知自己，就是承认人都是不完美的，自己也是不完美的；悦纳自己，就是把自我的价值建立在肯定的人格经验部分（我有能做成的事和有人喜欢我）之上。发展自己是健康人格的人生追求，那是一种希望自己变得更加完美，希望自己的潜能得以更好发挥的冲动、动力或者欲望。

我们知道我们不完美，我们知道我们会的不多，那么我们活着可以做点什么呢？我们能不能把学习提升一些？能不能把工作做得更好一些？能不能让喜欢我们的人更多一些呢？这些追求，这些努力，都是发展自己的表现。

一个具有健康人格的人，也就是具有正性核心信念的人，一定是一个勇于探索的人，愿意去探索未知的世界，愿意去探索未知的自己，愿意接受失败，愿意承受挫折，愿意享受成功，愿意看到进步。

发展自己，这是一种开放的心态、进取的心态、向上的心态。

上面我们谈到健康人格的三个方面，你可以检视一下自己是否做到了这些？如果你都做到了，那么你就拥有健康的人格，如果你还没有做到的话，那么就要去修炼。我把上面的这个内容写成了一首诗《你本来不完美，为何要担心不完美》，供大家学习参考。

你本来不完美，为何要担心不完美

认知自己，

你本来就不完美，何必担心不完美。
有人喜欢你，
也有人不喜欢你，
你不可能让所有人喜欢，

你没必要让所有人喜欢你!

有些事情你能做好,
有些事情你做不好,
你不可能做好所有的事情,
你也没有必要做好所有的事情!

悦纳自己,

相比你不会的,你会的实在太少;
相比不喜欢你的人,喜欢你的人实在太少;
尽管如此,你也要悦纳自己。

你不靠无能立于人世,
你靠才能世间行走。

你不靠他人赞美活着,
你活着本身就值得赞美。

对孩子的不认可,就是对自己的不认可;
贬低你的配偶,就是贬低你自己。

所有人际关系的核心,
就是人与自己的关系。

悦纳自己,才能悦纳他人。

悦纳不完美的自己,
才能悦纳调皮捣蛋、成绩不理想的孩子。

悦纳不完美的自己，

才能悦纳脾气不好、能力有限的爱人。

发展自己，

示弱者更强。

承认有人不喜欢你，

才会让更多人喜欢你。

承认自己有能力不及之处，

才能让自己更强大。

承认自己的不完美，

才能让自己更完美。

"认知自己，悦纳自己，发展自己"是构筑你健康人格的基石。人不靠无能和不喜欢你的人活着，人靠才能和爱你的人活着；你不需要一个完美的自己，你只需要肯定你自己。

9.2 养育健康的孩子

9.2.1 不要试图做完美的家长

9.2.1.1 你有需求，我有要求

教养方式领域里最广为人知的研究，要数戴安娜·鲍姆林德（Diana

Baumrind）对学前儿童及其父母所做的早期研究[①]。对样本中的每个儿童，她都在幼儿园和家庭的多种情境中进行观察，评价儿童在社交、智力成就、情绪稳定性和自我控制等多个方面的表现。鲍姆林德还对儿童的父母进行访谈，并观察父母在家庭中与孩子的互动。他发现每个家长都会用到下图（见图 9-3）中三种教养方式之一（因为没有一个家长属于冷漠型）。

接纳/反应性

		高	低
要求/控制性	高	**权威型** 要求合理适当 执行始终如一 对孩子敏感、接纳	**专制型** 规则、要求繁多 却很少做出解释 对孩子需求、观点不敏感
	低	**溺爱型** 规则、要求很少 对孩子过于纵容 给他们过多的自由	**忽视型** 规则、要求很少 对孩子需求漠不关心 感觉迟钝

图 9-3　四种类型的家长

研究结果显示，不同教养类型的家长，教育出的孩子性格类型也有所不同。

"权威型"，即**"高要求、高反应"**型。此类父母在对孩子的要求方面有适当的"高"和"严"。有明确合理的要求，会为孩子设立一定的行为目标。他们能主动关爱孩子，能够耐心地倾听孩子的述说，激励孩子自我成长。在这样的教导下，孩子会慢慢养成**自信**、**独立**、**合作**、**积极乐观**、**善社交**等良好的性格品质。

"专制型"，即**"高要求、低反应"**型。这类父母在会拿自己的标准来要求孩子；他们不能接受孩子的反馈，对孩子缺乏热情和关爱，要求孩子无条件服从，不能及时鼓励和表扬孩子。在这种"专制"下，孩子容易形成**对抗**、**自卑**、**焦虑**、**退缩**、**依赖**等不良的性格特征。

---

① 谢弗.社会性与人格发展［M］.陈会昌，译.北京：人民邮电出版社，2012：354-355.

"溺爱型"，即"低要求、高反应"型。这类父母对孩子充满了无尽的期望和爱，无条件地满足孩子的要求，他们很少对孩子提出要求。这些孩子会随着年龄的增长，变得**依赖、任性、冲动、幼稚、自私，做事没有恒心、耐心**，缺乏创新能力，影响儿童的创造性思维和个性发展。

"忽视型"，即"低要求、低反应"型。这类父母不关心孩子的成长，他们不会对孩子提出要求和行为标准，对孩子冷漠，缺少对孩子的教育和爱。这类孩子的**自控能力差**，对一切都采取**消极的态度**，学习缺乏专注力，如果得不到有效的引导将会荒废学业。

这个研究结果有两层含义。

其一，家庭教养方式的确影响孩子性格的形成，家长对待孩子的方式不同，孩子养成的性格就会不同。这个观点也得到了许多国内外有关教养方式的研究证实，成为家庭教育专家和心理学家的共识。

其二，也是更重要的。希望大家能够了解到，在家庭教养方式中，父母与孩子的互动存在两个维度，一种是对孩子需求欲望的满足响应或者是满足，被称为接纳/反应性，另一种是家长对孩子的要求或者控制，也就是家长希望孩子按照自己的愿望去执行去完成的部分，这里被称为要求与控制性。

这就是说，家长教育孩子的过程，或者说孩子在与家长互动的过程，主要体现在孩子需求的满足和家长要求的执行上。家长对于孩子需求的满足和家长对孩子的要求程度直接影响孩子性格的形式。这个结论其实在精神分析学派的理论中也能找到相应的观点。

在弗洛伊德的人格结构理论中，本我其实代表着个体的欲望和要求，而超我则代表外部的要求和规范，本我与超我之间的矛盾，其实就是需求与要求之间的冲突。在客体关系理论中，"好我——好妈妈"关系代表着欲望的满足，而"坏我——坏妈妈"的关系则代表着愿望的否定和不满足。

其他更多理论的相关观点，我在这里就不做分析和说明了，总体来说，家庭教育影响孩子性格的形成，取决于孩子的需求和家长的要求这两个因素。这两件事其实也体现在家庭教育的日常生活中。

例如，孩子放学后想看动画片，妈妈则要求孩子先写完作业才能看。

又例如，孩子想去旅游或购买昂贵的玩具，爸爸则要求孩子期末要考到多少分才能达成心愿。

可见，家长常常把孩子的需要满足，与孩子是否符合自己的要求联系起来。

9.2.1.2　母亲通常是孩子心理问题之源

在深圳工作的一个女孩从妈妈来的电话里得知奶奶去世了，自己匆匆赶回家参加奶奶的葬礼，回来后心情低落了好长一段时间。奶奶是她在家里最亲的人。要不是因为有奶奶，自己可能都不会来到人世。

她说，自己生下来后，父母一看自己是个女孩就打算遗弃自己，还是因为奶奶的阻止与坚持，自己才活下来了。在后来的成长过程中，父母经常表露出对女孩的轻视和对男孩的重视，自己也经常被妈妈指责和呵斥。心情不好的时候，还是只有奶奶呵护自己。奶奶有时候还会偷偷地给自己一些好吃的零食等。自己和奶奶的感情最深，奶奶的离世，让自己失去了心灵的依靠。

大学毕业后到深圳工作，刚参加工作，妈妈就打电话来要求自己给家里寄钱。但自己刚工作还没有挣到钱，妈妈就说："奶奶对你那么好，你给奶奶寄点钱不应该吗？"自己想想也是，于是每个月都给家里寄钱回去，让奶奶买好吃的东西吃。

参加完奶奶的葬礼，她就回了深圳，自己的生活也渐渐恢复平静。可昨天妈妈的一个电话让她愤怒不已。

妈妈打电话来质问自己为什么不给家里寄钱了？她回复妈妈说："奶奶已经去世了，自然就不用寄钱了，因为这个钱是寄给奶奶花的。"妈妈显得很生气："没有奶奶，你还有爹妈呀？没有爹妈养你！你能长大！你能上大学！你能自己挣到钱吗！"妈妈的这些话，让她感到更加愤怒，她想起小时候爸妈对她的轻忽。妈妈坚持要她寄钱回家，但自己过不了这个坎。

对于父母，自己有太多的委屈和不满。

现代人对心理学的知识了解越多，就会越发意识到自己的心理问题乃至于生活幸福等方面都与父母的养育有关。父母不当的养育方式是造成孩子心理问题的主要来源。由于我国传统的"男主外女主内"的社会分工，养育孩子更多的是母亲的责任，这样一来，母亲自然而然就成了心理问题的主要来源。这个观点可以从心理动力学派的客体关系理论中得到佐证。

母亲之所以会成为孩子心理问题之源，主要是两个方面决定的：一是孩子需要的满足往往是母亲提供的；二是社会对孩子的要求通常也是由母亲来执行的。

在客体关系理论中，当母亲满足孩子需求的时候，妈妈就是好的，自己也是好的，形成"好我——好妈妈"的关系模式，当母亲忽略或者不满足孩子的需求的时候，妈妈就是坏的，自己也是坏的，这就形成了"坏我——坏妈妈"的关系模式。可见，孩子关于"我是好的还是坏的"的自我概念是和母亲如何对待他的需求直接相关的。我们从这里也可以看到，家长忽视或者有意压制孩子愿望的满足会带来消极影响。

家长为了把孩子培养成才，自然需要对孩子的成长提出各种各样的要求。这些要求也是孩子需要着力加以应对和努力实现的。如果家长的要求超出孩子的能力水平，或者孩子经过长期努力不能达到，又或者虽然能达到家长的要求但家长总有更多更高的要求，这些都会让孩子形成自己是无能的、不可爱的或者没有价值感等负性核心信念。给孩子提要求的任务，往往是母亲来完成的，这样一来，给孩子造成负性核心信念的直接责任人是母亲也就不奇怪了。

在前面这个女孩的故事中，父母的重男轻女观念，其实是社会文化传统的反映，是社会对男婚女嫁、养儿防老的社会制度和传统文化的折射。也就是说，父母重男轻女的观念，不全是父母的过错（当然如果父母能够开明一些，平等对待儿女，就更理想一些，毕竟现在已经是新时代了）。但是，父母更少满足女儿的需要，更多满足儿子的需要，使得女儿形成了负性核心信念，产生了心理问题，父母对此就是有直接责任的。

女儿生活得不开心，抱怨父母也是正常反应。

9.2.1.3　家长的局限

孩子长大了，做父母的希望孩子"感恩"，而孩子却觉得父母欠自己一个"道歉"。

父母抚养孩子耗费的时间、心力、财力巨大，竭尽所能地希望自己能让孩子健康成长。

现在心理咨询有一个不好的倾向：认为父母是孩子问题的罪魁祸首，把孩子的心理问题都归咎于父母。这种思维方式就是典型的"做得多、错得多"的思想，父母为孩子付出得多，所以也就错得多。

实际上，这种思维方式是不可取的。

我愿意相信：所有的家长都希望做好家长，所有的母亲都希望做好母亲。每个人都只是做了自己认为对的事情，父母（特别是母亲）都是爱自己的孩子的，只不过他们有自己的局限，没有能够完美地爱自己的孩子而已。

这些局限可以是养育经验方面的。每个人就如何养育孩子都有着经验方面的局限，母亲养育孩子的经验可能来自于自己父母是如何养育自己的，也可能来自书本知识，也可能来自养育上一个孩子的经验或者其他家长的育儿经验。这些不同经验造就了母亲育儿方式的不同，尽管她们也希望能把孩子教育好，但其育儿方式选择实际上是受限的。在权威型教养方式下的父母，倾向于采取权威型的教育方式；在忽视型教养方式下长大的家长，就有可能忽视自己的孩子，或者选择相反的方式——溺爱自己的孩子。

这些局限可以是社会经济方面的。不同社会经济阶层的家长能够给孩子提供的成长条件就是不同的。有些父母经济条件好，自然能够给孩子更多物质层面上的满足；有些父母文化程度高，自然能够给孩子更多精神层面上的满足。例如，孩子进入学校读书后，就会发现有些同学的穿着打扮比自己好，这些是父母社会经济地位造成的，并不是孩子自身原因所致。

这些局限也可以是心理层面的。虽然父母都爱孩子，可父母还是有能力的差异，有些父母能力强，能够给到孩子更多肯定、支持和辅导，有些父母可能连保障孩子温饱都是问题，自然难以留意孩子的精神层面。父母还是有性格差异的，有些父母对孩子是温暖的，有些父母对孩子是冷峻的；有些家长是接纳型的，有些家长是拒绝型的。父母也有心理健康程度的差异，有些父母心理比较健康，能够正常地对待孩子；有些父母自身就有心理疾病，无法像正常人那样对待自己的孩子，打骂、体罚、忽视孩子等也就不奇怪了，甚至出现性侵这样令人发指的事情。

这些局限可以是社会或时代的。不同时代有着不同的教育理论和观念，"棍棒之下出孝子"的教养方式就是过去时代的主要教养形式，也是那个年代家长的共同信仰；"民主、平等、尊重"等教育观念则是现代的教育价值观。过去存在的"重男轻女"和现在的"生男生女都一样"这些时代差异所造成的冲突在今天依然存在，特别是在一些现代化程度不够高的乡村、小城镇尤为明显，它造成了亲子两代人之间的严重对立。

如果我们能够设身处地去理解自己的父母，理解他们的那个时代、那种社会经济地位、他们所具有的心智水平、拥有的养育经验，我们对父母就会多一分理解和宽容。

再者，当你对父母不满意的时候，你的知识经验同样也是被局限的，你也受到你所处的时代、社会经济地位、你的心智水平和生活经验的局限。

9.2.1.4　家长要及时、充分地满足孩子基本需求

通过前面的讨论，我们知道孩子的心理健康水平与需求的满足直接相关。如果家长希望孩子能够保持心理健康，形成正性核心信念，就需要尽可能地满足孩子的需求。

心理学认为孩子的需要可以分为两个方面：一是生理方面的需求，就是对食物、温饱、健康、舒适等方面的需求；二是关系方面的需求，就是与人待在一起，保持爱、支持、肯定等方面需要。

在这两种需求中，关系的需求尤其重要。心理学家哈里·哈罗（Harry Harlow）和罗伯特·齐默曼（Robert Zimmerman）的研究说明了关系需要的重要性。他们把刚出生的猴子从母猴身边带走，分别交给"铁丝网妈妈"或"绒布妈妈"抚养。"铁丝网妈妈"实际上是一个母猴的模型，它的身体是由铁丝网缠绕而的，上面挂着一个奶瓶，猴子饿了的时候可以爬上去吸

奶。而绒布妈妈，也是一个母猴的模型，与铁丝网妈妈不同的地方就是它的身体里边由塑料填充、外面则用绒布包裹而成，其身体是柔软的。实验结果发现，不管是由"铁丝网妈妈"抚养的，还是"绒布妈妈"抚养的猴子，他们都喜欢"绒布妈妈"，待在"绒布妈妈"身边的时间超过 15 个小时，而待在"铁丝网妈妈"的时间只有 1 个小时左右（这些时间大部分用在了吃奶上）。研究说明了生理需求（吃奶）和关系需求相比，关系需求重要得多。

生活中我们也可以发现这样的现象，孩子愿意和妈妈在一起。他们愿意妈妈和自己一起玩游戏，他们愿意参与妈妈正在从事的活动，如家务劳动等。在睡觉前，孩子希望妈妈（或者其他家长）给自己讲故事，这都是关系需求的一个具体表现。

在家长与孩子的互动过程中，有时孩子不听话，不按照自己的意思去做，有些家长就会威胁孩子："你再不听话，妈妈就不要你了！""你要不听话的话，妈妈就把你送人了！"听到父母这么说，孩子会感到自己受了威胁，于是顺从了父母。家长发现这句话管用好使，于是就越发经常使用这样的话。

为什么这样的话会管用呢？这是因为孩子对关系的需求胜过对生理的需求。孩子都知道，没有这个亲子关系，生理需求其实也就无从满足。因为担心关系的终结，于是他们屈从了。

但家长这样做，会给孩子留下心理阴影。

这样的孩子长大以后对关系往往并没有安全感。他们觉得自己的关系可能会在突然之间结束，例如，婚姻关系、职场关系和朋友关系等。许多人对婚姻没有安全感，实际上就是他觉得对这个关系自己没有掌控的感觉，这个关系是被别人决定的，就像小时候，她与父母的关系是由父母决定的一样。

当我们讨论家长要尽力满足孩子的需求的时候，有些家长可能会有疑虑，如果我们尽力去满足孩子的需求，这样会不会溺爱孩子呢？

家长其实可以放心，因为尽量满足孩子的需求，并不意味着我们溺爱孩子。前面我们讲教养方式类型的时候提到决定家庭教养方式有两个要素：

需求和要求。

溺爱的教养方式只是满足孩子需求，对孩子并没有要求。家长一方面要满足孩子的需求，另一方面也要给孩子提出一些其力所能及的要求，这样的教养方式其实就是权威型教养方式。

及时充分满足孩子的需求，并不意味着我们需要满足孩子的所有需求。我们想要的结果是：（1）孩子的基本需求应当得到肯定，这是他成长所必需的；（2）需求被满足的时候多，需求被拒绝的时候少，这样他才可以形成正性的、自我肯定的经验。

9.2.2 肯定是健康人格的基石

9.2.2.1 肯定是前进的动力

肯定是正性核心信念的基础，是健康人格的基石。

一个孩子无论天赋水平如何，实际表现如何，家长都应当肯定孩子，因为肯定是一个孩子成长发展的基础，也是前进的动力。

肯定孩子是孩子成长的基础和动力，这实际上是教育的基本常识。在学校德育的工作中，许多班主任老师都有一个共同的心得：转变差生要从发现学生的闪光点开始。老师总是尽力去找到学生的优点，并把这一优点反馈给学生，学生得到老师的肯定，也愿意得到更多的肯定。于是，他们愿意去表现，让自己变得更好，这样一来，优点就越来越多，进步就越来越快。

有一个语文老师被安排教授一个班级，这个班级的学生的语文成绩都非常差。他的第一个举动就是给所有学生的作文都打了高分，每个都在 80 分以上。对这些学生来说，他们从没有得到过这么高的作文分数，于是对作文产生了兴趣，也愿意写。老师在后续的教学中继续给学生高分，并给学生一些指导，学生在作文上投入的精力越来越多，他们的写作也就变得越来越好了。

有一个教育心理学实验想证明表扬和批评的作用。研究者把学生分为三个组，连续一周时间都做相同类型的数学作业。第一组每天完成作业以后，研究者会予以表扬；第二组每天完成作业之后，研究者会找到瑕疵予以批评；第三个组既不给予表扬，也不给予批评，被称为对照组。实验结果发现：（1）表扬组成绩逐步提高，这是因为小组成员被肯定之后，他们有更大的动力想表现更好；（2）对照组成绩则没有变化，这是因为他们并没有动力去钻研和学习，他们的成绩只是维持原有的水平；（3）批评组的成绩则是先升后降。这是因为他们不希望受到批评，有努力的动机，但持续受到批评后，他们的学习动力下降，在他们看来无论怎么做自己都会受到批评，那么自己还不如不做。这个是实验说明：表扬才是一个人能持续进步的动力，而批评只有短期的效果。

教育中有些做法其实是违反肯定原则的。

有不少老师在给学生批阅作文的过程中，从不给学生满分。他们担心如果学生一旦得了满分，就会骄傲。其实，如果总是得不到满分，学生就会认为缺陷是必然的，就会放弃努力。我们给学生满分，他会觉得这是对他的肯定，他们会有更多的动力，希望得到更多的满分。正如我们在比赛中取胜一场，还想取胜第二场，胜了第二场还想胜第三场，有了三连胜，我们会希望六连胜以及更多的胜利一样。所以，苛求并不会导致进步。

有些学校的高考模拟考试的难度设置也是有问题的。有不少学校把3月份的一模考试难度设定在与高考大致相当；4月份的难度则设定得高一些，他们觉得这样做能发现问题，避免学生骄傲；5月份的难度就低一些，希望学生们都考得好一点，增强学生的信心。其实这大可不必，作为模拟考试，它应当始终保持一个难度水平，这样学生可以从三次考试的成绩上升中，看到自己的进步。

9.2.2.2 肯定是前进的基础

对孩子的成绩，你也许希望他考95分，但孩子目前可能只能考60分，在这个时候，孩子怎样从考60分到考95分呢？最好的办法就是肯定。

当你对孩子考60分给予了肯定，孩子就希望更好，会更努力地学习；当他考65分的时候，你也去肯定他，他就会希望自己能考70分；当他考到70分，你还是肯定他，他就会希望自己考到80分；当他考到了80分，他就希望自己能得90分；考到了90分，他就希望自己能考到95分。

追求进步、追求成长是所有人的心理动力。这也是人本主义学派的一个核心思想之一。

但如果你以95分来否定和批评他的60分，他在努力之后依然没有达到你的期望，尽管他在进步，批评就会挫伤他的积极性和进取心，于是他会选择消极和懈怠，自甘堕落。

对于家长来说，要用一双肯定的眼睛去看孩子，前面提到的评估零点技术就是一个很好的方法。如果家长希望孩子取得进步，最好的办法就是不要把孩子和别人比，不要和成功的人比，家长应当让孩子和他自己比，和他的过去比。在这样的比较方式下，家长就可以看到孩子的进步，孩子在你眼中就不再是问题一大堆，一无是处了。家长把自己看到的进步反馈给孩子，让孩子也看到自己的进步。孩子看到自己的进步，收到父母的肯定信息，他才愿意更加进步。

在家庭教育咨询中，我们经常建议家长，也训练家长去看到孩子的优点，让家长把自己看到的孩子的优点反馈给孩子。每次会谈，家长都会向咨询师汇报自己看到了孩子的哪些优点，咨询师对家长的这些转变予以肯定。经过几个月的练习，家长会看到孩子更多的优点，孩子也会受到家长的更多肯定，家长也会得到咨询师更多的肯定。这样一来，孩子就会有巨大的改变，也会越来越变成家长所期望的样子了。

9.2.2.3　希望为孩子成长指明方向

家庭教养方式中有两个因素需求和要求。对于孩子的需求，我们讨论的结论是应当及时充分地满足孩子的需求。但是我们的家庭教育不能停留在对孩子需求的满足之上。我们还需要对孩子有要求，把他培养成社会所需要的人，成为社会的有用之才。把孩子培养成为社会所需要的人和有用之才的过程中，肯定是第一位的。但仅有肯定是不够的，我们还需要对孩子提出我们的希望，为孩子的成长指明方向。

对于一个粗心的孩子，你希望他细心一些；对于一个写作业拖拉的孩子，你希望他完成作业及时一些；对于一个缺乏耐心的孩子，你希望他多一些耐心；对于一个胆小的孩子，你希望他勇敢一些。这些希望都反映了孩子成长的方向，也是他成为社会的人、有用的人的必修课。

只是对于家长而言如何表达希望却是大有学问。如果期望表达的方式不当，就变成了对孩子的否定。例如，你有一个活泼的孩子，你希望他安静一些，你告诉他说："你安静些好不好？"或者"你能不能像某某一样安静地坐在那里？"当你这么说的时候，孩子会认为：活泼好动是不好的，那个安安静静坐在那里的某某是好的，自己是不好的。这样一来，家长的希望就变成了对孩子的否定。其实家长并没有认为活泼是不好的，只是孩子过分活泼，而希望他适当收敛一些而已。

家长需要注意一个原则"表达希望应当肯定在前"。就是你向孩子表达希望的时候，应该先肯定孩子然后再来表达对他的希望，这样就可以避免他把你的希望理解为对他的否定。例如，遇到上面这种情况，家长可以说："小孩子活泼一些挺好，但如果你在必要的时候让自己保持安静就更好了。"这样的话，既对他的活泼保持了肯定，但同时也告知了他努力的方向——必要的时候学会安静。

又例如，就我们前面提到的孩子写作业拖沓这个问题，我们应该如何对孩子及时完成作业表达期望呢？家长需要先找到一个肯定的点，然后对他表达期望就会比较好。你发现尽管孩子拖沓但他作业还是完成了，这样的话，你就可以这样说："你能完成自己的作业，就是一个好学生。妈妈不希望你把所有的时间都用在写作业上面，要是你能够用更短的时间完成作业，你就可以有些时间做自己喜欢的事情了。"

9.2.2.4　表扬和批评都应该具体

对孩子行为习惯的塑造离不开表扬和批评，表扬和批评的时候我们应当尽量具体，不要去贴标签；不要把孩子的任何行为都归因于某个特质（能力、性格、品格等）。标签无论是好的还是不好的，对孩子都是不利的。

给人贴标签是我们很多人会不假思索地做出的一种冲动，家长教育孩子时应当尽力避免。例如，当孩子很好地完成了作业时，我们有家长会说"真勤快"；当孩子没完成作业时，有家长就会说"真懒惰"。当孩子出色地完成了某项任务时，有家长就会夸孩子"真聪明"；当孩子没完成任务时，有家长就会说孩子"很笨"。当孩子没考好时，有家长就会给出"不努力""不认真""态度不端正""笨"等一大堆标签来。

贴标签，本质上是成年人对孩子的评价。由于少年儿童缺乏客观的自我评价的能力，成年人对他的评价具有重要的影响力，他们往往会接受成年人的评价。负面的标签过多，他们就会认为自己是不好的，最终导致他们放弃努力，不再积极进取。正面标签虽然是正面的，能给人带来正面的评价，但人为此会担心失败，不敢探索和追求进步。这是因为，如果失败了，头上的光环也就是正面的标签，就会黯然失色。所以标签无论是正面的还是负面的都是不好的。

曾经有一位家长，去听了某知心姐姐的讲座。知心姐姐的中心思想就是："告诉孩子，你真棒！"这位家长听完讲座以后，感触颇深，反思自己的教育发现了太多问题，于是决定改变自己的教育方式。

回家后，看到儿子正在桌前写作业，妈妈还没走到儿子跟前，就对儿子说："儿子，你真棒！"儿子并没有搭理她，妈妈以为儿子没听见，于是又走到儿子身旁，趴在儿子写字的桌子上，重复对儿子说："儿子你真棒！"儿子抬起头看看妈妈，愣了几秒钟后，对妈妈说"你有病吧！"又过了几秒，儿子似乎明白了什么，接着跟妈妈说："你又学了什么招对付我呀！"

从前，妈妈给孩子的都是负面标签，这让孩子觉得自己是负面的。现在妈妈又给孩子贴正面标签，这个时候孩子自然会怀疑妈妈说的这句话不是真的，怀疑妈妈说这句话的动机，是不是有什么阴谋。

其实在家庭教育中我们不需要贴标签，当孩子做出一个行为，你认为好就直接表扬；当孩子做了一件事情，你认为不好就直接批评，让他改了就好。例如，当孩子把房间收拾干净时，你就只需要告诉他："看你把房间收拾得很干净，妈妈很喜欢！"这就可以了，你并不需要在后面再加上一个"我儿子真勤快"的标签。当然，如果看到孩子的房间很乱，你可以直接对他说："你的房间太乱了，你现在把它收拾了！"这就可以了，你也犯不着在后面再加上一句"你简直太不爱清洁了"的表述。

9.2.3　相信孩子的能力，陪伴孩子成长

9.2.3.1　相信孩子的能力，把主导权交回给孩子

不少家长对孩子管得太多，操心得太多，效果还不太好！作为妈妈，经常安排孩子生活中的一切，吃饭睡觉、人际交往、学习作业，等等。但孩子往往对于妈妈的规范和要求并不积极执行，而且经常趁妈妈不注意钻空子。如果妈妈一旦忘掉某项任务没有布置，孩子也不会自觉去完成。

家长对孩子管太多，实际上是对孩子的控制，孩子被家长控制的时候，就只能是一个执行者。家长忘掉发布指令，孩子不主动执行，就是很自然而然的事情了。对他而言，他只负责执行，不会站到一个组织者的角度来思考。

家长对孩子管太多，这个做法是不明智的，这既耗费自己的心力和时间，孩子也得不到成长。从教育观点看，"教是为了不教""成长就是一次一次的放手"。家长在教育孩子的时候，应当尽量培养孩子的能力，解决问题的能力，这样，当孩子具备这样的能力的时候，家长就可以不用操心这样的事情了。随着孩子会的越来越多，家长操心的事情就越来越少。

家长要对孩子放手，让孩子去做孩子自己的事情。但有些家长并不敢这样做，这是因为他们相信孩子没有这样的能力，尽管孩子实际上有这个能力，或者通过学习可以具备这样的能力。那么到底孩子有没有这样的能力呢？其实家长不妨把这样的事情交给孩子，让他试着去做做看，看他能不能做好，或者说在你的指导之后，他能不能做好这样的事情。毕竟对于孩子来讲，这些事情早晚都是需要学习和学会的，如果能够早一天学习和学会，对他的成长自然有更多的正面作用。

当家长把孩子的事情交给孩子自己，而不是你替他掌管的时候，孩子就成了自己发展的主人，他开始主宰自己的人生。尽管在这个过程中孩子

会遇到这样和那样的问题，但因为有父母在，能够有父母的协助和指导，他就能够获得成长。

我们成年人都知道，越小越早的失败，其代价就越小；越长大越往后的失败，损失和代价就越大。儿童和青少年时期，就是体会成功和失败的最佳时期，也正是成长的关键时期。

9.2.3.2　陪伴孩子，协助其解决成长烦恼

把孩子的发展权交回孩子，并不意味着家长就可以甩手不管，家长还是要协助孩子，帮助孩子解决他所面临的问题的。许多关于教育孩子的书籍都谈到了亲子关系的正确姿势：**不要站在孩子的对立面，要和孩子肩并肩站在一起**。不要站在孩子的对立面就是不要以势压人，不要指手画脚，不要批评否定孩子；家长要和孩子站在一起就是家长要去理解孩子，用孩子的视角看问题，与孩子肩并肩，协助孩子解决他所面临的问题。在这个过程中，让孩子获得成长和发展。

我们以孩子写作业这件事为例来说明如何陪伴孩子和协助孩子的成长。当孩子表示要看动画片的时候，家长往往会说先写完作业才能看动画片。在这里，家长安排了孩子写作业的时间和看动画片等娱乐活动的时间，家长控制孩子的活动，孩子没有主导权。如果我们采取新的教育方式——把孩子的主导权交还给孩子，让孩子来安排自己娱乐时间和作业时间。孩子可能会按照她的心愿去做事——先看动画片后写作业。这样下来，今天的作业可能就没有完成。这个时候家长并不用着急，你只需要在第二天写作业以前，和孩子一起反思昨天的安排及其作业没写完的结果，并询问孩子如何优化安排今天的任务，并鼓励孩子按照今天的计划去执行。也许孩子做出了某些改变，但并没有改变未完成作业的结局。这个时候家长依然不用着急，你需要在第三天写作业之前，和孩子一起进行一个总结，并让孩子提出一些新的实验方案，看怎么做能确保完成作业和看动画片兼顾的结果，然后让孩子实践最新的方案。

其实经过几天的混乱，孩子会不断地反思每日活动的结果，他就能从中找到一个可以兼顾的方案——既能把动画片看了，也能够把作业写完。

如果在这个过程中，孩子实在想不出比较好的办法解决这个问题时，家长可以提出一些设想，和孩子共同去做设计，并最终帮助孩子达成这个理想的结局。

一旦孩子能找到这样一个既能完成作业又能看完动画片的时间方案，家长剩下的任务就是鼓励孩子继续执行这个方案，并养成习惯。一旦孩子养成这样的习惯，并能够有效地安排时间，孩子就能够根据每天作业的多少，调整时间的安排，那么家长就可以不用操心孩子写作业这件事情了。

在上面的孩子养成作业习惯的过程中，家长的态度是陪伴，允许孩子去探索各种时间的解决方案，在探索作业时间的解决方案中，家长陪着孩子进行反思，从错误当中学习，必要的时候，予以一定的指导，特别是在孩子已经无路可走的情况下。当然，在这个过程中，来自家长的鼓励和肯定也是必要的。

9.3 心理健康的十种思维方式

若说健康是一种生活方式，就是要做到饮食有节起居有常，适量运动、心态平衡。那么，心理健康则是一种思维方式，面临各种不利境遇时，做到"看开点，想开点"。所谓"灾难是化了妆的祝福""一切都是最好的安排"，这些统统都需要人透过健康的思维方式才能理解。

认知行为疗法的技术本质是一种思维方式，如果你能把本书中提到的这些技术自觉应用到生活中，成为应对生活中所发生事情的一种思维习惯，你就能够维护到自己的心理健康，减少心理疾病的发生。

9.3.1 从相反立场思考——学习控辩方思维

俗话说，"偏听则暗，兼听则明"，你可以从相反的两个角度思考。假如你被心中的某种想法困扰，例如，认为"自己很笨"或者"配偶从不关心家里"的时候，试着思考相反的想法"自己有能力"或者"配偶也关心家"的想法是否有道理。从相反的立场思考，自然能够让你获得更为客观的结论，例如，"自己有某些能力"或者"配偶也是在一定程度上关心家的"。

控辩方思维对那些容易自我否定的人来说尤其重要。他们经常否定自己，说自己这不行、那不行——能力不行、性格不好、形象不好、不讨人喜欢、社会经济地位低，等等。如果你常这么想，那么你就可以试试控辩方思维，想想问题的反面是什么？通过控辩方思维，一定能够得到一个客观的事实——自己可能和大家一样，是一个普通人——比上不足比下有余，有优点也有缺点。

9.3.2 看到不一样的未来——学习可能区域思维

焦虑情绪和抑郁情绪都和对未来的预期直接相关。焦虑者往往觉得未来的结果是不确定的并且担心糟糕的结果。例如，考试焦虑的人往往会担心自己会考不好。而抑郁的人，则对未来的事情往往会显得悲观，预判糟糕的局面。例如，失恋的人会觉得不会有人再爱她了。

对那些经常感到焦虑和抑郁的人来说，学习可能性区域这个思维就显得尤其重要。对于焦虑者而言，虽然事情有糟糕的可能，但也有顺利的可能；有些事不在掌握之中，但有些事也在自己的掌控之中，自己需要学会的心态是"面对糟糕，争取最好"，把在自己掌握之中的部分做好就可以了。所谓"尽人事知天命"就是这个意思。

对那些感到抑郁的人而言，当你想到糟糕的可能的时候，也不妨想想最美好的结果的可能，从过去的经验中想想最有可能的结局是什么。从悲观中看到乐观，再从悲观和乐观中看到更现实的可能。

9.3.3 你能阻止毁灭——学习多重环节思维

俗话说，"千里之堤，溃于蚁穴"，有些人往往会担心一个不好的苗头就意味着糟糕的结局，实际上这需要经过一系列过程或环节，事情也不一定会发展到这个地步。另外，你可以在每个阶段或环节采取一些能阻止事情恶化，或者争取事情向好的方向发展的措施。

大家需要知道，没有什么东西是一步决定生死的。所有事情的发展都有一个过程，你输了开头不意味着你赢不了最终的结局。前面的事情没处理好，你还可以在后面想办法去解决。所谓"输在起跑线"其实就是一句骗人宣传语。输在起跑线只对百米短跑有用，而对漫长如人生的马拉松而言，最初出发的几分钟又能算什么呢？

有家长觉得，若要孩子上重点大学，就必须上重点高中；要上重点高中就必须上重点初中；上重点初中，就必须要上重点小学；要上重点小学，还必须要上重点幼儿园。

实际上，已有的实证结果发现，如果孩子要上名牌大学，高中时期是最直接的相关因素。如果他上不了重点高中，他就很难考上重点大学。但他是否上重点初中、重点小学和重点幼儿园，与他上重点大学并没有什么直接的关系。

9.3.4 你选择相信观念——学习代价收益思维

没有什么东西是绝对正确的，也没有什么东西是绝对错误的，正确中有错误，错误中有正确，凡事有利就有弊，有弊就有利。客观世界是如此，人的想法也是如此。对不同的想法，我们需要从代价和收益两个角度进行思考和比较，选择代价收益高的观念和行为。

生活中，有些人会说大道理我都懂但自己做不到。如果他能从不同想法的代价和收益角度来思考，就能促使他做出相应的改变。

例如，对于强迫性洗涤的患者，他原本的想法是"不洗干净会被传染疾病"，这个想法的好处是可以让自己免于疾病，代价就是自己会花费太多时间在洗涤上并影响自己人际关系和社会生活，替代性想法是"适度洗涤也能保障健康"，这个想法的好处是节约洗涤时间，代价就是有可能生病。但过往暴露实践证明，适当洗涤实际上也没有导致疾病。因此两者比较，选择替代性想法，既可以节约时间也没有使自己罹患疾病。这样的想法更合适。

9.3.5 幸福是个比较级——学习评估零点思维

半杯牛奶是一个非常好的隐喻。你对半杯牛奶感到开心还是沮丧，取决于你把它和什么标准相比，如果你把它与满杯牛奶（完美点）比较，半杯就意味着缺陷和不足，你会感到沮丧；相反，如果你把它和空杯（零点）

相比，你会感到满意和开心。生活中，我们经常将现实与自己的愿望期待或者他人（完美点）相比，其结果就是失望和不快乐。如果我们能够学会和自己比，和自己的过去比，看到自己的进步，你就会感到开心些。

生活中有句话叫"知不足也要知足"，所谓知不足，就是人要知道自己的差距和存在的问题。所谓虚心使人进步，看到自己不足就愿意让自己变得更好。但如果总是看到自己的不足，人就会否定自己，怀疑自己，进而形成负性核心信念。我们在知不足的同时，我们还要知足。所谓知足，就是要去肯定自己，看到自己的进步，看到自己的成长，看到自己的成就。我们前面讲到，人只有肯定自己才会发展自己，所以知足才是知不足的前提。

学会评估零点技术，学会肯定自己，学会知足。

9.3.6 站在两极之间——学习认知连续体思维

成功与失败、有钱与没钱、聪明和愚笨，我们的生活中处处充满非黑即白的二分法思维。非黑即白的二分思维实际上是我们众多心理问题的来源。生活中有很多事情并不是二分的，它可以放在一个连续体上进行描述。

一个学生在参加西安交大少年班考试之前，无论是在学习考试还是参加各种活动中总是拿第一，她认为自己就是成功的和有能力的。但在准备少年班考试的过程中，她发现题目太难自己不会，但这些题对她的名校好友来说，却是轻而易举的。于是，她把朋友归到有能力的范畴中，则将自己划分到没有能力的范畴中。

这是典型的黑白思维的表现，其实能力是一个程度大小的问题，是一个从无能到全能的连续体，不是有无的二分问题。对她而言，过去的经验可以证明她自己是有能力的，不过她的朋友更有能力或者能力更大一些而已。她朋友的能力并不能否定她本人的能力。

9.3.7　真相和你想的不一样——学习发散思维

你给朋友打电话，结果对方没有接听，也许你会认为对方是故意不接。到了放学回家的时间孩子却还没有到家，你担心孩子是不是遭遇了车祸或者被坏人骗走了。对于生活中发生的事情，有时我们会控制不住自己往坏处想。

如果你能学习发散思维，想一想这些事情是不是还存在其他的可能，你的情绪就会好一些。例如，对方没有接听电话不是故意不接，而是没有听见，或者当前不方便接听。又例如，孩子到点没有回家不是被坏人骗走了，而是堵在路上，或是和好朋友玩去了，或是学校组织活动因此放学晚了。

9.3.8　担心是多余的——学习行为试验思维

担心闹钟叫不醒自己，担心自己的讲话会让别人会看扁自己，担心自己没有检查煤气阀而会出现漏气以致毒死家人。这些想法是否正确，我们需要证据来证明和反驳。如果过去没有相应的支持或反驳的证据，最好的办法就是去试验一下，看看结果是否真如你所想象的那样。

例如，有位来访者担心自己设置的早上 6:10 的起床闹钟不能叫醒自己，于是每天早上基本都是在 5:00 左右就醒来，然后不再睡觉。但他没有等到闹钟响铃的时刻，也就无法验证闹钟能否叫醒他了。他可以做行为试验，让自己醒来后继续睡，看自己在闹钟响铃时，自己是否能够醒来。当然行为试验需要进行多次。根据我们的经验，闹钟是可以叫醒人的。但我们要说服来访者，他需要亲自试验来证明了。

9.3.9　这事儿该赖谁——学习饼图思维

自责和指责是人们遇到糟糕事情时的常见反应方式。实际上，一个糟糕的事情发生并不仅仅是自身原因造成的，也不纯粹是他人原因造成的，而是多个因素共同造成的。我们需要从多个方面来客观分析影响因素和权重。如果遇到事情你能这么想，就可以避免过度自责的内疚或推卸责任时指责他人的愤怒。

9.3.10 你能看到未来——学习照见未来思维

有很多人无法成功地戒烟或者减肥，主要是因为他们当下的行为受到即刻结果的影响，没有让远期结果影响自己的行为。如果他们看到行为的长期结果，就能成功戒烟或减肥了。照见未来就是一个很好的方法。在吸烟感到爽的时候，能够觉察到这会导致自己未来罹患肺癌，并让自己看到肺癌的结果（例如，参观肺癌患者的现状，或者察看有相应症状的图片），自然就能减少吸烟的欲望。又例如，当你想减肥但自己又不能控制自己进食欲望或者不想锻炼时，你可以照见减肥成功的未来（能够穿上漂亮的服装）的样子，你可以把这件服装放在卧室里，每个星期试穿一下，看自己离目标还有多远。

"塞翁失马焉知非福"这句话其实就说明了照见未来思维的重要性。丢失马匹在当下就是损失，是财产的损失，可对于未来也许它就是一个好处，是一种福分，因为万事万物祸福相倚。"多个朋友多条路，多个冤家多堵墙"这句话讲的其实也是同样的道理。你交一个朋友在当下可能并没有什么好处，得罪一个人在当下可能也并没有什么损失；可你并不知道在未来的某一天，这个朋友可能会给你帮助，帮你渡过危机走向成功，这个冤家则会在你成功的路上给你制造障碍，让你遭遇失败。可见，一个人学会思考当下和未来的关系是多么的重要。

第**10**章
结束会谈

天下没有不散的宴席，而人生中最痛苦的莫过生离死别。心理咨询也一样，既有开始也就有结束，整个心理咨询过程就是咨询关系从建立到巩固，再到分手和结束的过程。在结束的时刻不免出现分离焦虑和不舍。本章给大家介绍咨询结束的相关知识和内容，以及相关问题的处理方法和技巧。

10.1 结束的安排

10.1.1 结束的时机

咨询的结束可能是因为达成咨询目标而结束，也有可能是因为咨询没有取得预期的进展而中止，还有可能是因为客观原因无法继续进行咨询而结束。

具体来说，发起会谈结束有以下几种情况。

第一种情况是，既定疗程之内实现了咨询的目标而顺利结束。例如，咨询师与来访者一同制订了两个疗程的执行计划，在两个疗程即将结束的时候，发现咨询的目标能够实现，因此在既定的时间安排下结束咨询会谈。

第二种情况是，来访者在一个疗程即将结束之前，咨询师询问来访者是否继续咨询，因来访者决定不再继续而导致的咨询结束。

第三种情况是，来访者生活的偶发状况导致心理咨询不能继续下去。例如，突然生病住院，突然要被外派出差，等等。

10.1.2 安排结束会谈的时间

咨询的结束应当是一个渐进的过程。当然结束的过程与结束的方式有关。如果疗程正常做完，结束就要自然和从容一些；如果是终止疗程，结束就会急切些；如果是突然终止咨询，结束就仓促些。

如果是做完疗程后结束，结束过程就从容一些，咨询师可以在剩下 4 次的时候开启结束的过程。首先可以做的事情就是加大咨询间隔，由来访者主动布置家庭作业等。

如果是因为终止疗程而结束，咨询师可以安排 2 次会谈时间来结束会谈。在这个过程中，咨询师就需要与来访者一同回顾总结和讨论未来应对方案。

如果是因为意外终止而结束，咨询师也应当安排 1 次时间来做总结，重点与来访者讨论如何用学到的知识来应对生活中继续发生的困难。

10.1.3 结束会谈的内容

无论是因为哪种方式结束，结束会谈的核心内容都差不多。时间充足一点，讨论就要透彻一些，时间紧凑一点，讨论就要简洁一些。

结束会谈的内容大致可以用"回顾"和"展望"两个关键词来描述。

所谓回顾就是重新审视整个心理咨询的历程。我们可以将最初咨询时的情形和咨询结束时的情形进行对比，看到来访者所取得的进步。此外，我们还可以来分享咨询过程中学到了什么样方法和技能，这些技能可以用在其未来的生活中。

所谓展望就是讨论咨询结束之后的未来，就是讨论如何应用咨询中所学到的方法和知识来解决未来生活当中会遇到的问题。这些问题可能是咨询遗留或残留的问题，也有可能是疾病复发的问题，还有可能是生活中的新问题。

10.1.4 应对分离焦虑

加大时间间隔是处理分离焦虑的有效方法。从之前每周一次会谈可以逐步改成两周一次，三周一次或一个月一次的会谈。

虽然增加时间间隔是一个好主意，但是这有可能会让某些来访者产生焦虑。如果出现这种情况，咨询师可以应用代价收益技术与来访者一同讨论加大时间间隔的利弊是什么，以及应对弊端办法。咨询师还可以运用概念化的方法处理这种担忧的自动思维，让来访者在未来的实践中去检验这种自动思维是否正确。

在一周一次变成两周一次后，来访者还能表现良好时，我们可以继续加大时间间隔。可以把增加时间间隔看成一次实验，以此来检验来访者能否独立面对生活。

临近结束时，引出来访者的自动思维是非常重要的。治疗师在引出来访者自动思维后，与来访者讨论自动思维是必要的。无论如何，治疗师既要承认来访者的感受，同时也要帮助他们应对任何的曲解。

10.2 咨询效果评估

10.2.1 回顾咨询过程

在结束咨询环节，最基础的工作就是咨询师与来访者一道对整个心理咨询过程进行系统性回顾，并对取得进步和成功的原因进行分析和总结。这个部分主要包括两个方面的内容。

回顾咨询过程和阶段。咨询师与来访者一起回顾：第一次来咨询时来访者处于什么样的状况，在咨询过程的每个阶段来访者有哪些改变，对于这些改变来访者做出了哪些努力，来访者的问题是如何随着咨询的进程而变好的，等等。

总结成功经验和心得。与来访者探讨，来访者是怎样做之后才取得这样的进步，询问来访者对此有什么样的心得，咨询师可以从旁强调咨询改变的关键之所在。从 CBT 的角度说，需要强调认知改变和行为改变的重要性。

这里有个建议，就是在进行正式咨询总结前给来访者布置一个作业，让他事先回去复习咨询笔记，回复咨询的历程，思考一下，自己在咨询中的收益。这样的总结就会更深刻一些，更有效果一些。

10.2.2 咨询的收益

从成长的角度来看待咨询收益，这也许才是心理咨询的真谛。从心理咨询的角度来说，咨询师的关注点并非来访者问题的解决，咨询师关心的是来访者的成长。来访者具体问题的解决，在咨询师看来其实是心理成长的结果。

来访者付费来咨询希望自己的问题得到解决，如果通过心理咨询，来访者不仅将自己面临的问题解决了，还获得了某种技能或能力，能够将其应用于生活中的其他方面，或者有助于自己应付未来生活中的困难，那么这样的收益就是超值的。

因此，心理咨询师在结束咨询的时候，应当花一些时间来拓展咨询的收益，提升来访者所学到的东西。在具体操作方面，咨询师在拓展提升时可以从这些方面来思考。

心理咨询收益成长化：把心理咨询的收益从实际问题的解决转移到来访者所获得的成长方面。例如，一个来访者因为闹离婚而前来咨询，希望咨询能够挽救婚姻。咨询的目标可以放在来访者处理夫妻关系的能力有所提升上。

心理咨询收益技能化：让来访者来回顾自己通过心理咨询都学到了些什么。例如，学会从他人角度思考问题或者是凡事都往好处想，等等。

心理咨询收益广泛化：把来访者的收益拓展到生活的其他方面，例如，处理夫妻关系的收益可以拓展到与朋友同事相处上。

10.3 应对未来生活

10.3.1 问题并没有完结

咨询结束了，可仍会有问题存在。这里可能还有三种问题。

第一，残留症状：在许多情况下，咨询并不是在完全解决来访者问题之后结束的，而是在某些残留症状的情况下结束咨询的。在结束咨询的时候咨询双方就需要讨论，如何应用咨询中所学到的方法来应对残留的问题和症状，也就是说来访者还需要继续自我治疗的工作。

第二，复发问题：许多的心理疾病还有复发的问题（例如，抑郁障碍、焦虑障碍、强迫症等），也就是说即使结束了心理咨询，问题还有可能复发，因此在结束咨询的时候也需要来讨论如何应对复发的问题。

第三，新问题：生活每天都是新的，旧的问题解决了，目前恢复心理健康了。如果遇到新的问题，他应付得不好的话，也可能会出现心理问题。因此，这里就需要讨论如何应用咨询所学的知识技能应对这些新的问题。

10.3.2 应对问题的策略

应对上面三类问题的基本策略如下。

如果是残留症状的问题，来访者应当继续应用会谈中所采取的技术方法。例如，焦虑障碍来访者在残存部分焦虑的情况下结束咨询。结束咨询之后，来访者依然要使用咨询期间所应用的技术方法（如暴露技术），给自己安排家庭作业，直到全部残留症状消除。

如果是症状复发的问题，咨询师需要与来访者讨论症状复发的标志，也就是说当症状复发的时候，来访者需要及时意识到。再者，咨询师要与来访者讨论症状复发的时候的应对办法。也就是要让来访者应用在咨询过程当中所学到的应对症状的一些技术。例如，抑郁障碍的行为激活，焦虑障碍的暴露技术等内容。

如果是新问题，来访者就需要用过去所学会的方法，举一反三地来解决这些问题。例如，自动思维阶段的各种认知技术、行为试验和行为激活技术等。

为了让来访者能够比较好地应对生活中的各种问题，在咨询过程中，咨询师应当尽早让来访者来主导会谈的进程。具体包括议程的设置、家庭作业的布置、自动思维的认知技术应用，等等。

如果来访者能够在咨询师比较少参与的情况下，也能较好地处理这些问题，这无疑会增强他的自信心，也会为他独立面对结束咨询之后的问题奠定了坚实的基础。

10.3.3　预告巩固性会谈

尽管我们讨论了结束咨询以后各种问题的应对办法，但在实际生活中，来访者依然有可能无法有效地应对这些问题。为此，咨询师需要告诉来访者在结束咨询之后的一段时间里要回来见咨询师以便进行巩固性会谈。

预告巩固性会谈，也会在一定程度上缓解来访者的分离焦虑。他知道有问题的时候咨询师还会帮助他，从而减少了他独立面对问题时的孤独感和无助感。

巩固性会谈一般安排 1~3 次，首次应当安排在 3 个月以后，第二次安排在 6 个月以后，第三次安排在一年以后。

如果来访者在进行巩固性会谈之前出现问题复发而自己无法应对的时候，可以提前来见咨询师，以便及时地应对和处理。

10.4　为结束会谈早做准备

第一次治疗的时候，就要开始为来访者结束治疗做准备。

你告诉来访者治疗的目标是治疗尽可能在短时间内完成，治疗的目的是让来访者成为自己的咨询师。一旦来访者开始好转，与其讨论康复的进程就是十分重要的。你需要让来访者了解在治疗过程中会出现停滞、波动和病情反复的情况，让来访者有心理准备，增强坚持完成咨询进程的信心。

咨询期间的某些技巧可以为结束会谈奠定良好的基础。

（1）把进展归功于来访者

每一次治疗中，咨询师都需要敏锐地把握机会，强化来访者所取得的进步。咨询师要与来访者分析取得进步的原因，有可能的话从"改变认知和行为，所以改变了情绪"的角度进行总结，强化认知行为疗法的基本原理。

如果来访者把治疗的进展归功于咨询师，咨询师者就需要强调是来访者自己的改变促成了这样的成功。这样的做法会强化来访者的自我效能感。

（2）传授和使用在治疗中学会的工具／技术

当你在给来访者传授认知方法和技术工具时，你要对他说，这些工具对来访者一生都有帮助，他们可以在现在以及将来的很多情境中都运用这些方法和工具。让他能够有意识地从技术和方法层面认识到自己所取得的进步。这样一来，他在未来就更有可能去使用这些技术和方法。

（3）为治疗期间的病情反复做好准备

一旦来访者开始感到好转，咨询师就要让他想象如果他开始感到更加糟糕时，他会怎样想。通过这样的想象，让来访者为有可能出现的病情反复做好准备。病情反复的时候，来访者可以提醒自己，"这仅仅是一次病情的反复，这是正常的、暂时的。"只有能更好地应对问题的反复，他才能够继续走下去。因此，对问题反复的自动思维处理就显得非常重要。

（4）自我治疗会谈

认知行为治疗有一个很重要的目标，就是帮助来访者成为自己的咨询师。在常规的会谈逐渐减少的时候，咨询师可以鼓励来访者尝试进行自我治疗会谈。在结束治疗之后，来访者更要坚持进行自我治疗的会谈。自我治疗会谈是一个标准的问题清单（如思维记录表、RET 自助表之类），来访者只需要按照清单上面的问题进行处理就可以了。

（5）为结束治疗之后的病情反复做好准备

随着治疗将要结束，咨询师可以鼓励来访者做一张应付卡，上面写下如果出现病情反复，他将要做什么。对于来访者来说，在给咨询师打电话预约下次咨询之前，自己能尝试独立解决困难是最好的。

好书推荐

基本信息

书名：《心理学入门》（第 3 版）

作者：［美］麦格劳·希尔编写组

（McGraw-Hill Editors）

译者：王芳

定价：69.00 元

书号：978-7-115-49602-7

出版社：人民邮电出版社

出版日期：2018 年 11 月

推荐理由

★ 心理学"杂志书"，大 16 开印刷，图文并茂、通俗易懂。

★ 北京师范大学心理学院倾情推荐，北京师范大学心理学院院长许燕教授亲自审校并作序推荐。

★ 美国心理学会、美国加州大学、美国夏威夷大学、美国马赛诸塞州立大学、北京师范大学心理学通识课推荐用书。

各方评论

一本好书，让人在开卷时悦然、肃然；在阅读时知其然，也知其所以然；在合上时了然，并深以为然。《心理学入门》是一本写给渴望了解或学习心理学的朋友们的好书！

——北京师范大学心理学院

我买了许多心理学方面的书，相比之下，这本是最赞的！杂志书的版块式设计，却以科学的体系系统梳理了心理学基础知识，希望还有更多的类似心理学读物继续出版，我一定会继续买！

——当当网读者 小书柜

啥都不说了，强推！如封面介绍的一样——一本心理学"杂志书"。内容包含普通心理学、生理心理学、发展心理学、健康心理学、心理障碍与治疗、社会心理学。不管是专业人士还是心理学爱好者，都可以愉快地进行阅读。每个章节之后还有笔记和自测题，配图清晰，在专业理论中穿插着生活实例，编者还附加了许多电影中的心理学及适宜的设计，供读者学习思考。值得国内的心理学教材借鉴！

——当当网读者 雨色天使

编辑电话：010-81055646　　读者热线：010-81055656　010-81055657

好书推荐

基本信息

书名：《幸福的科学：积极心理学在教育中的应用》

作者：曾 光 赵昱鲲 等

定价：65.00 元

书号：978-7-115-47879-5

出版社：人民邮电出版社

出版日期：2018 年 4 月

推荐理由

★ 清华大学积极心理学研究中心推荐读物。

★ 近百位教育者联合推荐。

★ 中国积极心理学领军人彭凯平、清华大学心理学系咨询心理学教授樊富珉、北京大学学生心理健康教育与咨询中心主任刘海骅推荐作序。

★ 清华大学积极心理学研究中心 5 年实践，全国近百所中小学超 15 000 课时验证的积极教育方案。

作者简介

曾 光

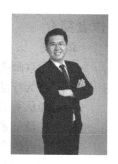

◎ 清华大学 – 美国加州伯克利大学联合培养在读博士，国际积极教育联盟中国区特别代表。美国宾夕法尼亚大学积极心理学应用硕士，清华大学积极心理学中心积极教育课题组组长。国家教育部"十二五"教育研究课题积极教育子课题负责人。

赵昱鲲

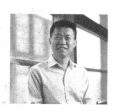

◎ 清华大学积极心理学研究中心办公室主任，国际积极心理学协会驻华代表，美国《积极心理学日报》专栏作家。清华大学 – 美国加州伯克利大学联合培养博士，宾夕法尼亚大学应用积极心理学硕士。

编辑电话：010-81055646　　读者热线：010-81055656　010-81055657

好书推荐

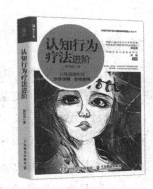

基本信息

书名:《认知行为疗法进阶》

作者:郭召良

定价:89.00 元

书号:978-7-115-53561-0

出版社:人民邮电出版社

出版日期:2020 年 5 月

推荐理由

★ 中国心理卫生协会常务理事、北京高校心理咨询研究会理事长郑日昌,中国社会心理学会前任会长、北师大心理学部博士生导师许燕推荐。

★ 心理咨询实践步步详解,拿来即用,概念化、结构化、认知评估和干预策略重点讲解,自动思维、中间信念和核心信念深度解读。

★ 本书特色——

(1)讨论有关心理咨询设置的讨论;

(2)探讨认知、情绪、行为和客观效果的认知评估及其方法;

(3)提出接纳与改变、认知和行为改变的总体干预策略;

(4)讲解中间信念与其他疗法的关联,中间信念咨询实务的流程与技术;

(5)剖析核心信念与人格的关系,阐述认知行为疗法的人格观。

作者简介

郭召良

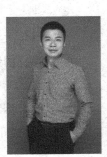

◎ 北京师范大学心理咨询与心理测评博士,著名认知行为疗法专家,昭良心理创始人。

◎ 师从著名心理学家黄希庭教授、郑日昌教授,受到广泛、系统、深度的心理学专业培训。

◎ 国内少有的学院派实战专家,整合各家认知行为疗法、行为疗法、正念疗法、精神分析理论等学术观点和咨询治疗技术方法,对认知行为疗法进行规范化和标准化。

◎ 从 1988 年开始心理咨询实践,2003 年成为劳动部心理咨询师职业资格培训首批培训专家,2004 年成为卫生部心理治疗师考试命题组专家,2008 年开始认知行为疗法培训,自 2015 年起在全国 20 个城市开展认知行为疗法中级班和高级班培训,数量达 120 期,培训人员超过 7000 人次。

编辑电话:010-81055646 读者热线:010-81055656 010-81055657